German Quernheim

Spielend Anleiten

German Quernheim

Spielend Anleiten

Hilfen für die praktische Pflegeausbildung
mit einem Vorwort von Christel Bienstein

mit 73 Abbildungen und 48 Tabellen und Checklisten

Urban & Schwarzenberg
München – Wien – Baltimore

Anschrift des Verfassers:

German Quernheim, Krankenpflegeschule der Barmherzigen Brüder,
Peterstorstr. 12, 56410 Montabaur
Lektorat: Annette Heuwinkel, München
Redaktion: Bernd Bretter, Denise Karch, München
Herstellung: Ulrike Urban, München
Zeichnungen: Thomas Braun, Mengeder Str. 545, 44359 Dortmund

Die Deutsche Bibliothek – CIP-Einheitsaufnahme

Quernheim, German:
Spielend anleiten : Hilfen für die praktische Pflegeausbildung ; mit 48 Tabellen und Checklisten / German Quernheim. Mit einem Vorw. von Christel Bienstein. [Zeichn.: Thomas Braun]. – München ; Wien ; Baltimore : Urban und Schwarzenberg, 1997
ISBN 3-541-17101-4

Satz: Typodata GmbH, München
Druck: Appl, Wemding
Bindung: Großbuchbinderei Monheim, Monheim
Printed in Germany

ISBN 3-541-17101-4

Vorwort von Christel Bienstein

„Sie wissen schon, wo das steht. Das nehmen Sie dann und geben es Herrn Schimansky!"
Die Aufforderung einer Krankenschwester, gerichtet an eine Schülerin im ersten Ausbildungsjahr. Zurück bleibt eine Schülerin, die völlig verdutzt aus ihrem Kittel schaut und nichts, aber auch gar nichts verstanden hat. Was soll sie, womit, wem tun?
Wie sollte sie auch diese Krankenschwester verstehen können, die aus ihrem Gedankenkontext nur eine Aufforderung herausnimmt und den Hintergrund nicht erläutert. Ging es Ihnen nicht häufig auch so, daß es nicht verständlich war, was die anderen von Ihnen wollten?
Diese Situation habe ich häufig erlebt. Ich fühlte mich dann den Anforderungen nicht gewachsen, aber es war keiner da, der mir etwas erklärt hätte.
„Heute habe ich eine Patientin (Frau Berger) gefragt, wie denn ihr Bein bisher von den anderen gewickelt wurde. Sie hat es mir dann auch gezeigt. Ich fand sie sehr nett." (Auszug aus meinem Berichtsheft vom 16. Juni 1969)
Häufig mußten Patienten herhalten, mir etwas zu erklären, oder ich mußte durch Versuch und Irrtum eine Lösung finden. Vielen wird es ähnlich ergangen sein.
Inzwischen ist viel Zeit ins Land gegangen, und die Pflege hat sich verändert. So durften 1970 viele Schüler/-innen nicht in die „Kurve" eintragen. Das Mitgehen zur Visite war eine Auszeichnung, und die Nachtwache bei 90 Patienten war keine Seltenheit. Es hat sich viel getan. Besonders wertvoll ist die Veränderung des Bewußtseins von Pflegenden im Umgang mit Schülern und Schülerinnen. Heute ist vielen klar, daß Informationen weitergegeben und Hintergründe erläutert werden müssen, daß Schüler/-innen Anleitungssituationen erhalten müssen und Raum für die Übung gegeben sein muß.
So ist es sehr zu begrüßen, daß endlich ein Buch auf dem Tisch liegt, welches Hilfestellung bei der Gestaltung der praktischen Ausbildung gibt.
Trotzdem: **Das Buch kommt zu spät!** Für alle, die gerne etwas mehr darüber gewußt hätten, und für die, die schon anders ausgebildet worden wären.
Das Buch kommt zur richtigen Zeit! Für alle, die jetzt mehr über die praktische Ausbildung wissen wollen, und für die Schüler/-innen, die ab jetzt eine Ausbildung erfahren.
Das hohe Interesse des Autors an professionellen Pflegekenntnissen und einem professionellen Pflegeverhalten der Mentorinnen und Mentoren durchzieht das gesamte Buch. Anleitungssituationen, die mehr Zeit beanspruchen, werden ebenso erläutert wie Alltagssituationen, die wenig Zeit für eine gezielte Anleitung lassen, aber dennoch Lernmöglichkeiten bieten.
Das Buch bietet vielfältige Aspekte der Wahrnehmungsschulung und der Entwicklung der eigenen Kreativität. Diesem wesentlichen Auftrag kann in der praktischen Ausbildung besonders Rechnung getragen werden.
Wahrnehmung ist nur durch Erkenntnis möglich.
Erkenntnis ist jedoch nur durch Wahrnehmung möglich.
Beide bedingen einander.

Hierzu kann der Mentor/die Mentorin eine große Hilfe leisten.
Ich wünsche den Lesern und Leserinnen ein drängendes Bedürfnis, die Inhalte des Buches in die Praxis zu übertragen und die Erkenntnis, daß

Lehren nicht das Füllen eines Fasses mit Wissen ist,
sondern das Entzünden einer Flamme! (nach Heraklit)

Christel Bienstein

Vorwort des Autors

Während meiner Dozententätigkeit im Rahmen von berufspädagogischen Fachseminaren und Tagesfortbildungen zur Thematik „Lernen und Anleiten in Pflegeberufen" habe ich u.a. zwei Dinge festgestellt:

1. Die wenigsten Teilnehmer (Krankenschwestern und -pfleger, Kinderkrankenschwestern und -pfleger, Altenpflegerinnen und -pfleger) haben im Rahmen ihrer Pflegeausbildung die entsprechenden pflegepädagogischen Grundlagen erlernt bzw. geübt. Trotzdem wird die Fähigkeit Anleiten zu können erwartet.
2. Es gibt meiner Ansicht nach leider keine ausreichende Literatur zum Thema, in der die Praktiker die wichtigsten Inhalte nachlesen bzw. sich erarbeiten können.

Das fehlende Wissen bezüglich des ersten Punktes kann zukünftig nur behoben werden, wenn das Thema „Lernen und Anleiten" curricularer Bestandteil in allen Pflegeschulen wird.

Um das Defizit unter Punkt zwei zu beheben, habe ich dieses Buch geschrieben.

Zielgruppe dieser Arbeit sind Pflegepersonal und Oberkursschüler ohne anleitungsspezifische Vorkenntnisse. Idealerweise soll dieser Leitfaden als Ergänzung zur Unterrichtseinheit **„Anleitung"** bzw. zu inner- und außerbetrieblichen Seminaren verwendet werden.

Vorbild waren mir die Werke von Hilbert Meyer. Insbesondere mit dem „Leitfaden zur Unterrichtsvorbereitung" beweist er, daß pädagogische Fachbücher verständlich, heiter beflügelt und doch prägnant in den Aussagen sein können.

Die von mir im Kapitel 1.7 eingeforderten Grundsätze des Lernens (z.B. rechte Gehirnhälfte durch Bilder stimulieren) versuche ich selbst durch die Einbindung von Karikaturen, Diagrammen etc. zu erfüllen. Dabei wählte ich einen Zeichner, der auch Krankenpfleger ist.

In bezug auf Lehrer und Professoren, die starr auf althergebrachten didaktischen Modellen und Methoden beharren, schreibt Hilbert Meyer in seinem Buch „Unterrichtsmethoden":

„Denken Sie daran: Wer vom Herkömmlichen abweicht, steht unter erhöhtem Rechtfertigungszwang. Dies ist zwar ungerecht, aber leider Fakt. – Es wäre gerechter, denjenigen unter Druck zu setzen, der trotz sich fortwährend wandelnder Lebens- und Lernbedingungen der Schüler über Jahre und Jahrzehnte alles beim alten beläßt." (Meyer 1989, S. 409)

Mein Dank gilt den Kollegen und natürlich auch den Schülern der Krankenpflegeschule und des Krankenhauses der Barmherzigen Brüder in Montabaur für die vielen Möglichkeiten des Ausprobierens und den Freiraum, kreative Ideen umsetzen zu können. Ganz besonders danke ich Harry Krawinkel und Dieter Rosenkranz für ihre Unterstützung des Projektes. Im weiteren Thomas Braun für die detailgetreuen Zeichnungen und die gute Zusammenarbeit, Elisabeth Drerup und Prof. Winfried Wittstruck von der Katholischen Fachhochschule in Osnabrück für die Beratung während der Entstehungsphase und natürlich auch Frau Annette Heuwinkel vom Verlag Urban & Schwarzenberg, die von Anfang an die Idee des Buches unterstützt hat und eine Realisation ermöglichen konnte.

Nicht zuletzt danke ich Christel Bienstein. Ich bezeichne sie als die „Mutter des Gedankens“. Hätte sie ihr Berufspädagogisches Fachseminar nicht entwickelt, wäre dieses Buch niemals entstanden!

Montabaur, im Februar 1996 German Quernheim

Hinweise für den Leser

Dieser Leitfaden wurde für die Kollegen im Pflegedienst geschrieben und illustriert. Er soll Hilfe und Anregung für die Pflegenden sein, die sich mit der praktischen Ausbildung von Pflegeschülern „nebenamtlich“ beschäftigen. Deshalb habe ich die Berufsgruppe der erfahrenen Praxisanleiter und Lehrer für Pflegeberufe weniger berücksichtigt. Im Mittelpunkt steht die gezielte Anleitung.
Dieser Leitfaden kann auch im Pflegeunterricht für die Schüler im dritten Ausbildungsjahr zur Anwendung kommen, damit diese nach dem Examen mit dem wesentlichen Hintergrundwissen selbst Schüler anleiten, beraten und begleiten können. Wenn im Text die Bezeichnung „Pflegeschule“ verwendet wird, so steht diese stellvertretend für Krankenpflege-, Kinderkrankenpflege- und Altenpflegeschulen. Ebenso verstehe ich unter examinierten Pflegekräften: Krankenschwestern und -pfleger, Kinderkrankenschwestern und -pfleger sowie Altenpfleger und -pflegerinnen.
Der Schreibstil ist flott und locker. Fremdwörter werden, sofern sie unvermeidbar sind, sparsam verwendet. Pflegebezogene Fachbegriffe werden benutzt, sofern die Indikation dafür gegeben ist.
Der eilige Leser, der sofort Informationen zur Anleitung benötigt, kann unmittelbar im entsprechenden Kapitel (zweiter oder dritter Teil des Buches) starten. Durch Querverweise erhalten Sie Angaben zu weiteren Fundstellen.
Checklisten und Arbeitsblätter wurden so gestaltet, daß Sie diese als Kopiervorlage weiter verwenden können.
Wie Sie unschwer erkennen, habe ich dieses Buch als Mann geschrieben. Bitte gestatten Sie mir, daß ich aus diesem Grund überwiegend die männliche Wortform verwende. Ich hoffe, daß mir dies die Leserinnen nicht verübeln.
An dieser Stelle versuche ich, den Begriffswirrwarr der Tätigkeitsfunktion zu klären. Im deutschsprachigen Raum werden die Begriffe

- Praxisanleiter
- Mentor
- Tutor

unterschiedlich, teilweise sogar synonym verwendet. Meinen Entwurf zur Begriffsdefinition stelle ich hiermit zur Diskussion. In einigen Bundesländern sind bereits oder werden derzeit Weiterbildungsordnungen und Gesetze vorbereitet. Es bleibt zu hoffen, daß die staatliche Anerkennung eine Festlegung der Berufs- und Tätigkeitsbereiche zur Folge hat.
Weil sich das Tätigkeitsfeld „Anleitung“ auch mit den Pflegelehrern überschneidet, führe ich diese Berufsgruppe zur Abgrenzung mit auf. In der folgenden tabellarischen Übersicht (siehe Tab. 1 bis 3) werden Anleitungsarten und Aufgaben genannt, die im zweiten Teil des Buches erklärt und erläutert werden.

	Tutor	Mentor	Praxisanleiter	Lehrer für Pflege
Wortstamm	älterer Student als Ratgeber für jüngere Studenten, Pate oder Vormund	griechische Antike: Name des Erziehers des Telemach. Erzieher, Berater, väterlicher Freund und Ratgeber	*Praxis:* praktische Anwendung, Berufsausübung, Berufserfahrung *Anleitung:* Unterweisung, Richtlinien *Praxisanleitung:* planmäßige Vorbereitung auf den Beruf, mit dem Ziel, berufsbezogene Kenntnisse und Fähigkeiten zu erlernen und anwenden zu können	*Lehren:* jemanden unterrichten Berufsbezeichnung nach Tarifrecht: Unterrichtsschwester, Unterrichtspfleger; Pflegepädagoge
Stelleninhaber und Tätigkeitsbereich	Oberkursschüler, welche sporadisch Unterkurs- oder Mittelkurs-Schüler anlernen, bzw. Krankenschwestern/-pfleger ohne berufspädagogische Kenntnisse	Krankenschwestern/-pfleger, die sich im Stellenplan der Station „nebenamtlich" um Schülerbelange kümmern. Mentoren begleiten die Schüler als Bezugsperson auf ihrer Station	Praxisanleiter arbeiten außerhalb des Stellenplanes der Station. Sie leiten die Schüler ihrer Arbeitsbereiche „hauptamtlich" punktuell an. Wenn möglich, sollten sie nur auf Station(en) einer Fachdisziplin tätig werden	Neben dem Pflegeunterricht in der Krankenpflegeschule leiten sie Schüler punktuell in der Praxis an und übernehmen den fachübergreifenden praktischen Unterricht

Tab. 1

	Tutor	Mentor	Praxisanleiter	Lehrer für Pflege
Prozentualer Anteil der Praxisanleitung auf die gesamte Arbeitszeit	vereinzelt, je nach Zufallsprinzip. Jede Anleitung muß mit Krankenschwestern/-pfleger abgesprochen werden *Vorteil:* keine Angst vor Schule. Tutor ist in ähnlicher Position wie Schüler *Gefahr:* Vermittlung falscher Lerninhalte	DKG-Empfehlung: 20% meistens hausindividuelle Regelung Einteilung im Dienstplan (Mentor – Schüler) sollte möglichst synchron sein	100%	je nach Schulorganisation und Anzahl der zu erbringenden Theoriestunden Hinweis: Abnahme von praktischen Prüfungen kann nicht als „Klinischer Unterricht" bezeichnet werden
Fachaufsicht Dienstaufsicht	Krankenschwester/-pfleger bzw. Stationsleitung	Stationsleitung	hausindividuelle Regelung: a) Schulleitung b) Pflegedienstleitung	Schulleitung

Tab. 2

	Tutor	Mentor	Praxisanleiter	Lehrer für Pflege
Anzahl der Stunden, Ort und Art der Qualifizierung	je nach Umfang der Unterrichtseinheit Empfehlung: mindestens 16 Stunden Krankenpflegeschule Ausbildungsstand: möglichst Oberkursniveau	16 bis 440 Stunden Weiterbildungsinstitut/Innerbetriebliche Fortbildung Grundlagen der Berufspädagogik Berufserfahrung mindestens ein Jahr, weil hohe Fachkompetenz in stationsindividuellen Arbeitsabläufen notwendig ist	mindestens 440 Stunden Weiterbildungsinstitute Berufspädagogisches Fachseminar Berufserfahrung mindestens zwei Jahre, um disziplingebundenes Fachwissen vermitteln zu können (Stand 1996)	mindestens 2000 Stunden Weiterbildungsinstitut/Hochschule Stundenanzahl von „Pädagogik/Didaktik der praktischen Schüleranleitung“ je nach Institut: 0 bis ca. 30 Stunden Somit müssen Lehrer für Pflegeberufe Transferleistung von allgemeiner Unterrichtsdidaktik auf konkrete Praxissituationen erbringen

Tab. 3

Wegweiser durchs Buch

Um Ihnen das Lesen und Bearbeiten zu vereinfachen, finden Sie hier eine Übersicht über häufig verwendete Symbole, Definitionen und die spezielle Schriftgestaltung in diesem Buch.

Kernaussage:
Wichtige Grundlage

Diese Inhalte sind mit anderen Textstellen aus diesem Buch vernetzt.

Versuch:
Probieren Sie es aus. Hier geht es ums Experimentieren.

Beispiele:
Von Situationen aus Alltag und Berufspraxis.

Kursiver Text:
Erläuterungen oder teilweise satirische Anmerkungen, die sowohl Sie als auch den Inhalt auflockern sollen.

Folgende Individuen werden Sie in diesem Buch begleiten (s. folgende Seite). Ähnlichkeiten mit lebenden oder verstorbenen Personen wären rein zufällig und sind nicht beabsichtigt.

Ulli (Abb. 1) ist Krankenpfleger und möchte demnächst eine berufspädagogische Weiterbildung absolvieren. Er hat während seiner Ausbildung erfahren, welche Unterschiede oder „Welten", wie er sagt, zwischen den zwei Anleitungsformen liegen:

- Schüler wird mitgenommen und schaut zu
- Gezielte Anleitung

Als Oberkursschüler lernte er im Unterricht die Grundlagen der „gezielten Anleitung". Durch die Lektüre von Pflegefachzeitschriften und den Besuch von Fortbildungen fühlt er sich „auf dem Laufenden".

Krankenpfleger **Karl-Heinz** (Abb. 2) hält von „dem ganzen neumodischen Kram" recht wenig. Er ist bereits seit 18 Jahren Krankenpfleger, liest keine Pflegefachzeitschrift und nimmt auch nicht an Fortbildungen teil.
In seiner Ausbildung mußte er sich „alles alleine aneignen". Wie er sagt, habe ihm dies aber nicht geschadet, und er hält spezielle Praxisanleitung für übertrieben. Sorgenvoll blickt er in die Zukunft der Pflege, wenn er sagt: „Also man hört ja immer mehr von den Pflegeprozessen. Die Gerichte sind ja völlig überlastet ..."

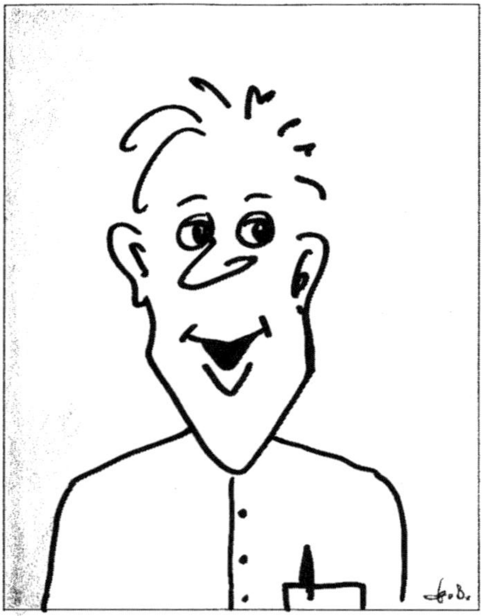

Abb. 1

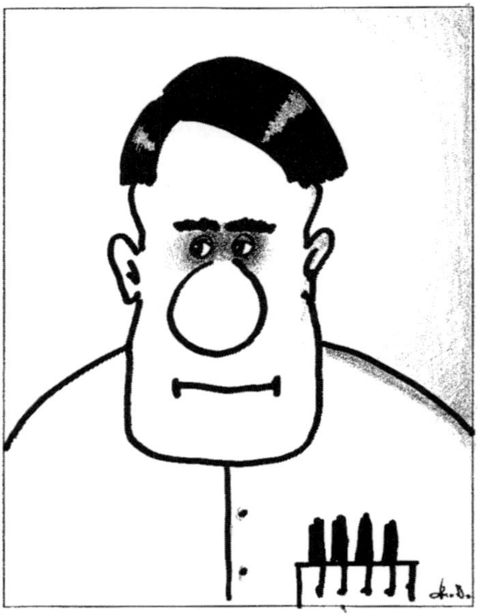

Abb. 2

An Schülern mangelt es nicht. Sie als Leser werden die Eigenarten, Vorlieben, aber auch Probleme des Lernenden noch kennenlernen. In den vielen Praxisbeispielen und Episoden dreht sich alles um Schüler **Franz** (Abb. 3), Schülerin **Petra** (Abb. 4) und Schüler **Ali** (Abb. 5).

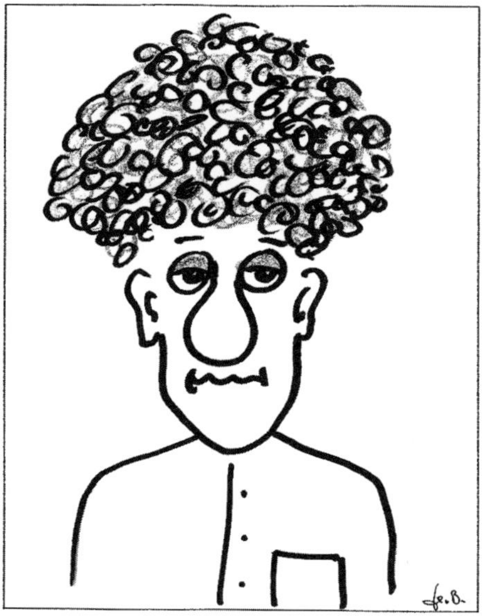

Abb. 3

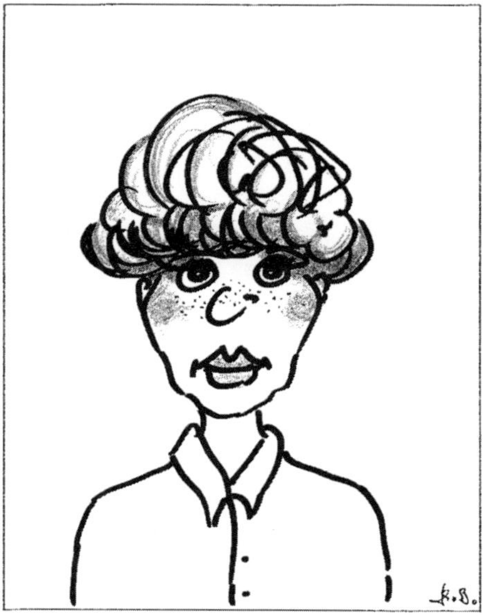

Abb. 4

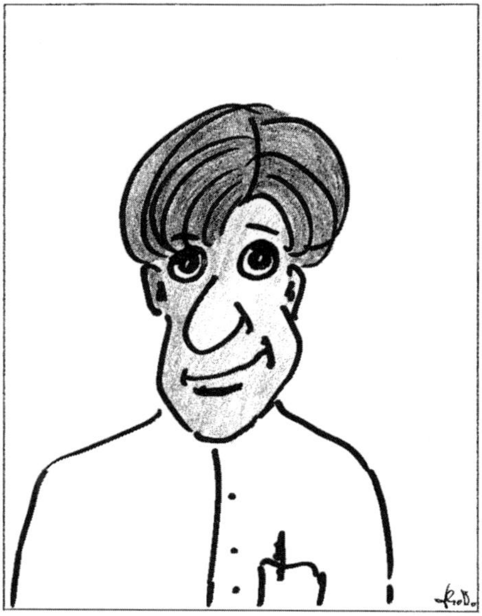

Abb. 5

Abschließend bleibt mein Wunsch, Sie mit diesem Leitfaden *zu kontaminieren und zu infizieren,* damit auch Sie den Spaß und die Spannung entdecken, die sich während der Anleitungssituationen auf Schüler und Anleiter (manchmal sogar auf die Patienten) übertragen können. Denn: Professionell erlernte und trainierte Anleitung macht Freude.

Inhaltsverzeichnis

Übersicht: Formulare zur Anleitung

1 Grundlagen des Lernens

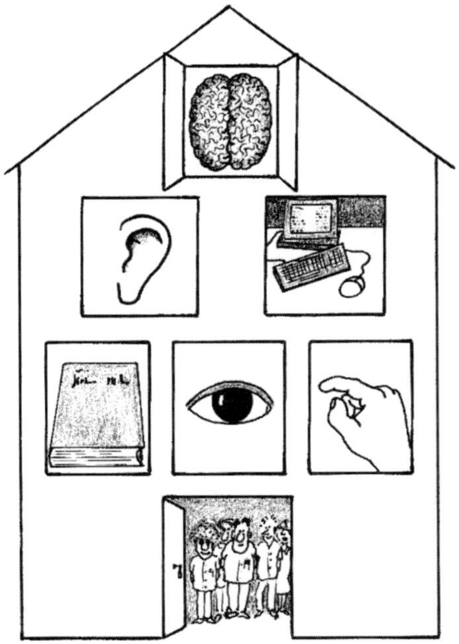

Es war einmal in junger Mensch, der Interesse an der Pflege hatte. Nach einigen Überlegungen und dem Vorsprechen bei einflußreichen und wichtigen Personen durfte er sein Geschick auf einer Station beweisen. Gerade in der ersten Zeit war er besonders auf die Hilfe des Pflegepersonals angewiesen. Zwar beobachtete dieser Berufsanfänger mit großem Interesse die verschiedensten Pflegemaßnahmen, aber viele (für ihn unverständliche) Tätigkeiten blieben ihm ohne weitere Erläuterungen fremd.

Erkennen Sie sich wieder? Vielleicht erinnern Sie sich noch an Ihre anfängliche Abhängigkeit vom Wohlwollen der „Erfahrenen"? Vielleicht entdeckten auch Sie den Unterschied zwischen dem Lernen durch Beobachten der anderen (manches konnte imitiert werden) und dem richtigen Zeigen und Erklären von Pflegemaßnahmen, die Ihnen abschließend auch wirklich einsichtig waren?
Wenn Sie diese Fragen nicht überwiegend bejahen, würden Sie kaum dieses Buch lesen. Somit bringen Sie eine der wichtigsten Voraussetzungen für erfolgreiche Anleitungen mit, nämlich die

> Einsicht, daß Krankenpflege nicht allein durch Beobachten und Zuschauen erlernt werden kann.

Wäre dem so, bräuchten wir keine dreijährige Pflegeausbildung. Dann könnten unsere Schüler, wie Zivildienstleistende und Praktikanten, ein paar Monate den Pflegealltag begleiten und abschließend ihre Prüfungen machen. Wollen wir uns aber statt dessen von unausgebildeten Kollegen unterscheiden und auf unsere pflegerische Eigenständigkeit pochen, so sollten wir in aller Konsequenz eine professionelle praktische Ausbildung anbieten, denn:

- Schüler spiegeln die Pflege wider, die sie selbst erlebt haben.
- Schüler sind unsere Kollegen von morgen.

Was unterscheidet z.B. eine Ganzkörperwaschung, ausgeführt von einem Zivildienstleistenden, von der Waschung durch eine Krankenschwester mit zweijähriger Berufserfahrung?
Sollten bei diesem Vergleich keine Unterschiede festgestellt werden, könnten sich Krankenpflegeschüler zu Recht fragen, warum sie überhaupt eine Ausbildung machen müssen.
Während dieser dreijährigen Ausbildung absolvieren sie den überwiegenden Teil in der Pflegepraxis (3000 von 4600 Ausbildungsstunden). Hier dürfen die Schüler das von der Schule vermittelte Wissen umsetzen. Hier sollen sie sich qualifizieren, um später den Berufsanforderungen entsprechen zu können. Hier lernen sie die eigentliche Pflege. Aber wie definiert sich dieses Lernen?

1.1 Lernen

Unter dem Begriff „Lernen" werden umfassende geistige, emotionale oder auch körperliche Vorgänge verstanden, durch die sich der Mensch entfalten kann. Wir eignen uns dafür **neues Verhalten, Ansichten und Fähigkeiten** an, um uns an die Erfordernisse des Lebens anzupassen. Damit emanzipieren wir

uns, befreien uns aus der Abhängigkeit unserer Lehrer, Anleiter, Eltern etc., um uns schließlich mit ihnen gleichstellen zu können.
Somit soll der Schüler in der Pflegeausbildung lernen, eine Berufspersönlichkeit zu entwickeln und sich Stück für Stück in seinen Handlungen verselbständigen.
Dies ist die eigentliche **Lernmotivation.** Kaum ein Schüler strengt sich des Lernens wegen an, sondern er hat das Ziel, sich mit dem Examen auf die gleiche Stufe zu stellen, auf der seine Praxisausbilder (Kranken-, Alten- und Kinderkrankenpfleger) heute schon stehen.
In den folgenden Kapiteln werden wir uns schrittweise von den Grundlagen des Lernens hin zu den Lernmodellen der Pflegepraxis bewegen. Beziehen Sie sich während des Lesens weniger auf Ihre Schüler, sondern setzen Sie sich zunächst mit Ihrem eigenen Lernen auseinander.
Wie war es da?

1.2 Pflegepädagogische Begriffsdefinitionen

Die nun folgenden Kurzdefinitionen können bei Interesse durch die angegebene pädagogische Literatur aus dem Anhang vertieft werden.

1.2.1 Erziehung

Die Grundannahme der Pädagogik lautet:

> Der Mensch ist ein erziehungs- und lernbedürftiges Wesen.

Erziehung ist das Formen der Persönlichkeit des jungen Menschen nach bestimmten Vorstellungen oder Gesichtspunkten.
In unserer Gesellschaft haben ausgebildete Erzieher und Lehrer die Aufgabe, den jungen Menschen für seine Rolle in der Gesellschaft „fit" zu machen (siehe Abb. 6).
Pflegekräfte klagen manchmal, daß die derzeitige Schülergeneration ganz besonders unmotiviert, aufrührerisch oder gar opportunistisch (auf eigenen Vorteil aus) sei. Auch wenn im einzelnen konkrete Begründungsbeispiele geschildert werden, sind diese pauschalen Anschuldigungen uralt.
„Die Klage über die Verderbnis der Jugend ist so alt wie der Mythos vom goldenen Zeitalter. Sie ist in jeder Epoche zu vernehmen, ebenso wie der Ruf nach Erziehung." (1)
Aus dem 16. Jahrhundert wird berichtet, daß in Horden umherziehende Jugendbanden gewalttätig „ehrenwerten und achtbaren erwachsenen Bürgern" Unheil angetan haben. Sie mordeten, raubten und brannten ganze Schulen nieder. Der seßhafte Jugendliche ist ein Phänomen der Neuzeit.
Aber wie gesagt, das Verhalten der Jugend wurde in jedem Jahrhundert bemängelt und sagt nichts über die Qualitäten der einzelnen und ihrer Erziehung aus.
Das Thema „Erziehung" ist aber in der Krankenpflegeausbildung wichtig, da in diesem Berufsbild auch die Patienten „erzogen" bzw. beraten werden müssen.

- Schüler und Pflegende arbeiten in einem Teamberuf. Deshalb sollten alle

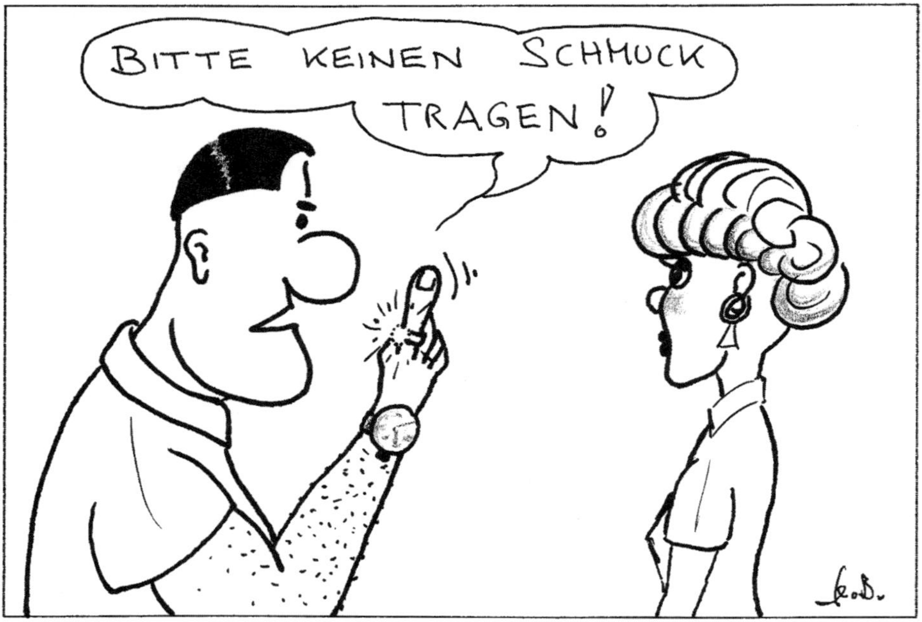

Abb. 6

Mitglieder lernen, teamgemäß miteinander umzugehen. In diesem Fall bedeutet dies, daß alle sich zur Disziplin erziehen, bzw. erziehen lassen müssen.
- Der Schüler muß sich mit dem Führungs-(Erziehungs-)stil einer Station auseinandersetzen.
- Bei dem Ausbildungsinhalt „Gesundheitsberatung" spielt der erzieherische Aspekt eine wichtige Rolle.
- Oberkursschüler sollten lernen, Pflege zu organisieren, anzuleiten und Verantwortung anderen gegenüber zu übernehmen. Damit bewegen sie sich permanent im Bereich der „Erziehung".

1.2.2 Pädagogik

Die deutsche Bezeichung für den Begriff Pädagogik lautet „Erziehungswissenschaften".

Die junge Disziplin **Pflegepädagogik** beschäftigt sich mit dem **Lernen, Lehren und Anleiten** im Kontaktbereich zwischen Patient und Pflegepersonal sowie im Feld der Aus-, Fort- und Weiterbildung sowie der Forschung.

Gegenüber Wissenschaftsdisziplinen wie Chemie oder Nuklearmedizin kämpft die Pflegepädagogik, wie andere Wissenschaften auch, mit einem besonderen Problem:

Jeder, der in irgendeiner Weise mit Pflegeschülern zu tun hat (vom Oberarzt über die Reinigungskraft bis zum Labormitarbeiter), meint hier mitreden zu müssen. Mit anderen Worten: Diese Personen können es sich gar nicht leisten, ihre pädagogische Inkompetenz einzugestehen. Ärgerlich wird es nur, wenn pflegefremde Berufsgruppen, zudem ohne pädagogisches Hintergrundwissen, maßgeblichen Einfluß auf die Pflegeausbildung nehmen.

Beispiel:
Der Chefarzt, der einer Schülerin kündigen will, oder der Verwaltungsleiter, der Pflegepersonal auswählt und einstellt.

Im großen Bereich der praktischen Pflegeausbildung kommt es häufig zu Überlastungen innerhalb unserer Berufsgruppe. Pflegekräfte fühlen sich überfordert, wenn sie ohne pädagogisches Hintergrundwissen differenzierte Beurteilungen formulieren oder gezielt anleiten sollen. Ohne Frage sind die Grundlagen der Kommunikation wesentlich. Da sich dieses Buch aber schwerpunktmäßig mit dem Anleiten beschäftigt, empfehle ich Ihnen zur Vertiefung der Gesprächsführung die Standardwerke der pädagogischen Psychologie. Dem Literaturverzeichnis können Sie nähere Angaben entnehmen, z. B. zu den Büchern von Friedemann Schulz von Thun und Ruth Cohn.

1.2.3 Didaktik/Methodik

Unter **Didaktik** wird die **Lehre vom Unterricht** verstanden.

Sie hat die Aufgabe, das Lernen durch verschiedene Methoden zu optimieren.

Weiteres zu Methoden und Methodik im Kap. 1.6.

Die anleitende Pflegeperson kann z. B. die Methode des mündlichen Erklärens wählen.

Beispiel:
Erläutern Sie dem Schüler in der konkreten Anleitungssituation, was z. B. Kontrakturen sind. **Methode:** mündliches Erklären:
Anleiter spricht, ist aktiv, der Schüler hört zu, ist passiv.
Eine andere Methode für dieses Thema ist der gezielte Literaturhinweis. Dem Unterkursschüler wird die genaue Fundstelle im Lehrbuch genannt. Bis zum Anleitungstermin soll er sich unklare Zusammenhänge und Verständnisfragen notieren. Im Vorgespräch werden diese dann vom Anleiter beantwortet und bei Bedarf illustriert. **Methode:** Schüler recherchiert aktiv und formuliert Fragen, die ihn wirklich interessieren.

1.2.4 Anleitung

Anleiten bedeutet, jemandem etwas zu zeigen, beizubringen oder ihn zu unterweisen.

Das Ziel der Anleitung ist es, dem Schüler den Lerninhalt **verständlich** zu machen, damit ihm die Tätigkeit **einsichtig** ist und er diese nach einer Übungsphase selbständig vornehmen kann. Dabei soll er zum Beispiel die neue gelernte Maßnahme mit eigenen Worten beschreiben können.
Die eigentliche Aufgabe der Bereiche Erziehung, Pädagogik, Didaktik, Methodik und Anleitung besteht darin, nachzuweisen, welche Fähigkeiten (Ressourcen) der Schüler hat, und nicht (oberlehrerhaft) aufzuzeigen, wo noch Lücken vorhanden sind.

1.3 Lernziele

Lernziele beschreiben, welches **Verhalten** der Schüler nach der Anleitung zeigen soll. Pädagogen unterscheiden hier drei Arten. Am Anleitungsbeispiel „intramuskuläre Injektion" werden die Unterschiede aufgezeigt.

Kognitive Lernziele beziehen sich auf **Wissen** und **Denken.**

> **Beispiel:**
> Der Schüler soll die korrekte Kanülenlänge zur ventroglutäalen Injektion bei normalgewichtigen Erwachsenen nennen.

Affektive Lernziele beschreiben die **Veränderungen von Interessenlagen,** beziehen sich auf die Entwicklung von dauerhaften Werthaltungen oder auf die Bereitschaft, etwas zu tun.

> **Beispiel:**
> Der Schüler respektiert die Angst des Patienten vor der Injektion und kann diese durch individuelles Eingehen reduzieren oder sogar abbauen.

Sensomotorische Lernziele beziehen sich auf die **motorischen** Fähigkeiten des Schülers.

> **Beispiel:**
> Der Schüler tastet beim Patienten sicher:
> - Spina iliaca anterior superior (vorderer oberer Darmbeinstachel)
> - Crista iliaca (Darmbeinkamm)
> - Trochanter major (großer Rollhügel)

Obwohl der Anleiter die drei verschiedenen Lernziele (bzw. Lernzieldimensionen) unterschiedlich vermitteln kann, gibt es für den Schüler immer nur einen Lernprozeß. Ihm ist es egal, ob das Thema affektiv oder sensomotorisch ist.

Lernziele sind eine gute Sache

Der Anleiter spart viel Zeit und Energie, wenn er weiß, wohin er möchte. Eindeutige Lernziele machen die Anleitung schlüssig und transparent. Schließlich kann anhand der geplanten Ziele überprüft werden, ob die Anleitung erfolgreich war und ob der Schüler das Ziel erreicht hat. Die Erfolgskontrolle wird dadurch objektiv. Eine klare Zielformulierung erleichtert dem Schüler zudem das Begreifen.

Wenn es da nicht eine extreme Lernzielorientierung gäbe:

Nämlich dann, wenn das erwartete Schülerverhalten nach der Anleitung haarklein beschrieben werden muß.

> **Beispiel:**
> Der Schüler soll nach dreimaligem Üben, innerhalb von 30 Sekunden, ohne weitere Hilfsmittel, bei einem Patienten mit Idealgewicht, der im Bett auf der linken Seite liegt, nach den hygienischen Regeln und der Crista-Methode eine intramuskuläre Injektion selbständig vornehmen ...

Dieses detaillierte Aufführen des zu erwartenden Schülerverhaltens ist praxisfern und für Anleitungen irrelevant.

> Lernzielkataloge für die praktische Ausbildung beschreiben, was der Schüler auf der Station lernen soll. (Siehe auch zweiten und dritten Teil des Buches)

1.4 Lerninhalt

Der Lerninhalt ist der eigentliche **Lernstoff,** also die Informationen, die der Schüler haben muß, um das Ziel der Anleitung zu erreichen.

Bei erwähntem Beispiel „intramuskuläre Injektion – Kanülenlänge“ ist der Lerninhalt: Das Wissen, was normalgewichtig ist und mit welcher Kanülenlänge das Medikament ventroglutäal gespritzt wird: 55 bis 60 mm.

Pflegemaßnahmen unterscheiden sich oft sehr stark von:
- Krankenhaus zu Krankenhaus,
- von Abteilung zu Abteilung,
- von Station zu Station,
- von Dienstschicht zu Dienstschicht,
- von Pflegekraft zu Pflegekraft.

Prima! Da kann doch wirklich kein Schüler über Eintönigkeit klagen.

Für die Erstellung von Anleitungen beschäftigt man sich häufig zeitintensiv mit dem Zusammenstellen der Lerninhalte. So müssen verschiedene Literaturquellen gelesen und ausgewertet werden. Später sitzen Sie dann vor einem Berg Kopien und werden sich entscheiden, welche Informationen Sie dem Schüler geben. Das heißt, was soll der Schüler lernen – und welchen Stoff lassen Sie weg.
Sie wählen also selektiv das Lernangebot aus.
Wenn in ihrem Hause verbindliche Pflegestandards vorliegen, die gemeinsam mit der Pflegeschule abgestimmt wurden, können Sie auf fertig ausgearbeitete Lerninhalte zurückgreifen.

1.5 Wahrnehmungskanäle

Zum Zeitpunkt der Geburt ist unser Gehirn anatomisch zum größten Teil ausgebildet. Sie als Leser verarbeiten diese Buchstaben mit den gleichen Hirnzellen, im gleichen Gehirnabschnitt, mit dem Sie am ersten Lebenstag Ihre Umwelt wahrgenommen haben (siehe Abb. 7).
Einige Autoren vergleichen das Gehirn eines Neugeborenen mit der Hardware eines Computers (siehe Abb. 8).
Während die angelegten Hirnstrukturen des menschlichen Embryos noch relativ identisch sind, entwickeln sie sich in der Fetalzeit individuell.
Die Wahrnehmungen des Ungeborenen differenzieren sich kontinuierlich. Psychische Zustände der Mutter übertragen sich ebenso wie Erschütterung, Musik, Bewegung oder Wärme.
In diesen 40 Wochen der Schwangerschaft bilden sich täglich etwa 4000 neue Nervenzellen. Jede dieser Zellen sendet Tausende kleiner Ärmchen (Axone) aus, die in entfernten Hirnarealen nach geeigneten Zielzellen suchen.
Am Geburtstag geht es dann aber richtig los!
Nun strömen angenehme und unangenehme Einflüsse ungefiltert auf den neuen Erdenbürger ein. Geräusche, Ansprache, Hautkontakt, Helligkeit und Dunkelheit, Formen, Umrisse, Schmerz, Wärme und Kälte usw.

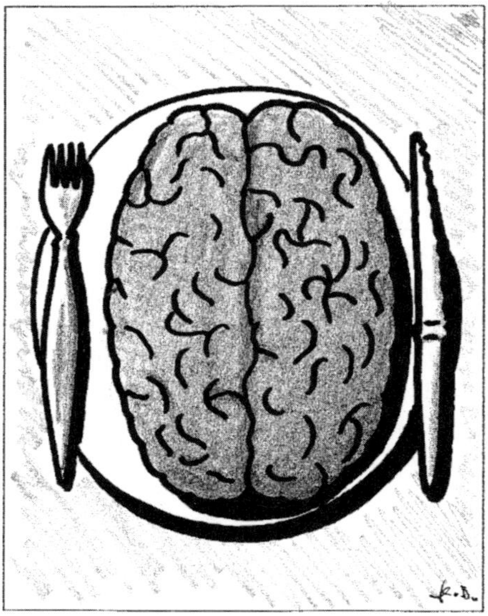

Abb. 7

Noch bis zur Mitte des Jahrhunderts glaubte man, die Wahrnehmung von Säuglingen sei stark reduziert. Die Kinder benötigten daher nur Essen, frische Windeln und eine Körperpflege um diese Lebensphase durch- oder besser zu überstehen. Heute weiß man jedoch, daß Neugeborene schon sehr viel können und deshalb mehr sinnliche Angebote brauchen.

Die Art und Vielfalt der Wahrnehmung in den ersten Lebensmonaten prägt entscheidend die spätere Lernfähigkeit.

Geräusche, Gerüche, Einsamkeit, Nähe und andere Faktoren werden im Gehirn verarbeitet. Dabei geschieht, wie Frederic Vester es beschreibt, etwas ganz Besonderes:

„Die Zellen wachsen je nach der vorhandenen Umwelt anders! Es ist dies die

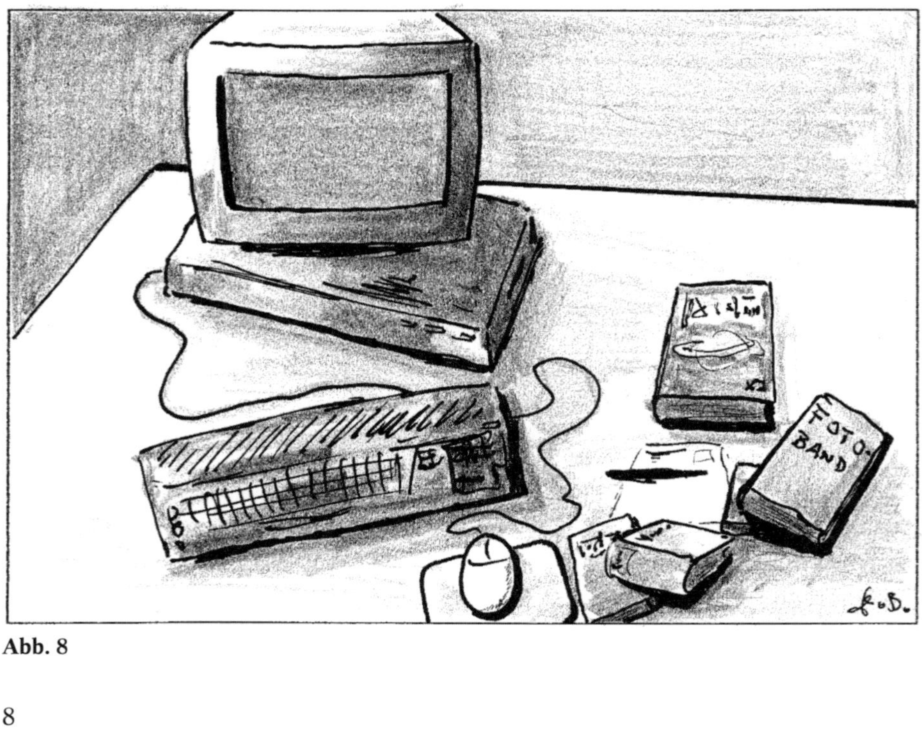

Abb. 8

einzige Zeit, in der sich äußere Einflüsse, wie die Wahrnehmung durch das Auge, die Nase, den Geschmack, Hören und Fühlen, in der Ausbildung des Gehirns direkt niederschlagen können, das heißt in anatomischen Veränderungen, in festen Verknüpfungen zwischen den wachsenden Zellen." (2)

In diesen Verdrahtungen bilden schließlich rund 100 000 000 000 000 (das sind einhundert Billionen) Nervenverbindungen das komplexeste Gebilde des Universums, die organische Substanz **unserer Persönlichkeit.**
Das Säuglingsgehirn macht der Außenwelt zunächst ein regelrechtes Angebot. Die im Übermaß produzierten Hirnzellen warten auf entsprechende Stimulationen. Kommen diese nicht zustande, gehen Nervenzellen wieder zugrunde. Hoimar von Ditfurth schreibt 1985 darüber:
„Mindestens dreißig, nach manchen Schätzungen sogar bis zu fünfzig Prozent der im Augenblick der Geburt im Kopf eines Säuglings vorhandenen Gehirnzellen sterben in den folgenden Monaten und Jahren ab und lösen sich auf." (3)
Das heißt, zu unserer eben beschriebenen „Hardware" entwickelt sich die individuelle „Software" des Menschen (siehe Abb. 9).

Die Intensität der Vernetzung hat nur eine geringe Aussage über die Intelligenz, ist aber um so wichtiger beim Lernen. Je nach Lernangeboten und -reizen während der Entwicklung, bilden sich bei jedem Menschen unterschiedliche Wahrnehmungskanäle aus. Somit ist es nicht verwunderlich, daß jeder Schüler auf seine individuelle Art und Weise lernt.

> Geben Sie Ihren Schülern oder Kollegen einen Text, den diese noch nicht kennen. Im günstigsten Fall verwenden Sie etwas, das sowieso gelernt oder gelesen werden soll, z. B. die Bedienungsanleitung eines neuen Gerätes.
> Setzen Sie einen nahen Termin, etwa eine Stunde, zu dem der Inhalt möglichst vollständig und korrekt wiedergegeben werden soll.
> Beobachten Sie, wie Ihre Kollegen lernen.

Vielleicht erleben Sie am Beispiel Bedienungsanleitung folgendes:
Eine Schülerin liest das Manuskript zweimal und „hat es kapiert". Ein anderer muß darüber diskutieren oder nachfragen, und Ihrer dritten Schülerin „bringt das Lesen überhaupt nichts", sie beschäftigt sich mit dem Gerät, drückt

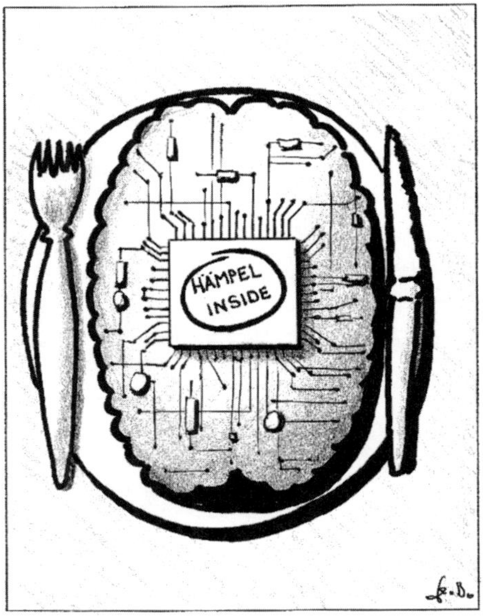

Abb. 9

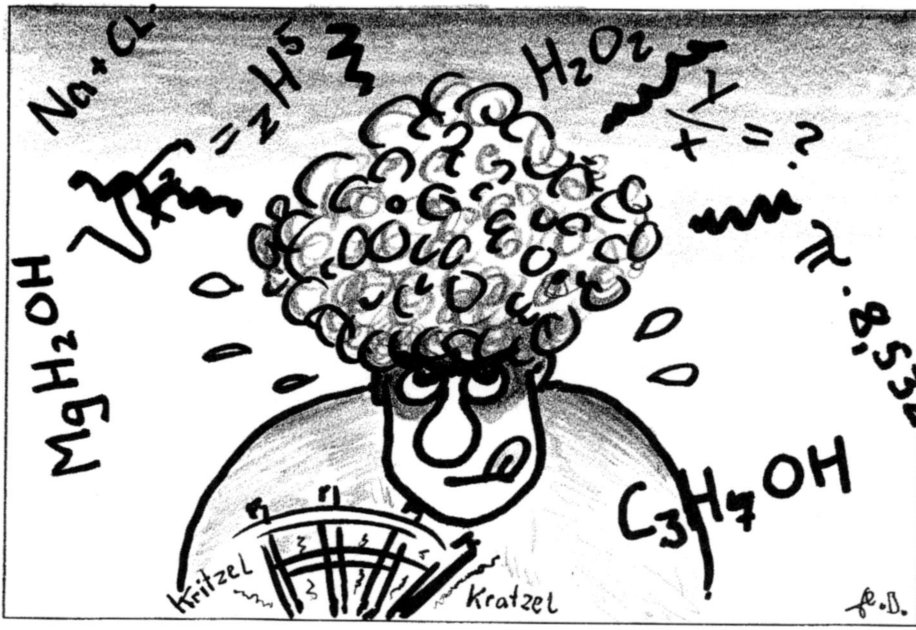

Abb. 10

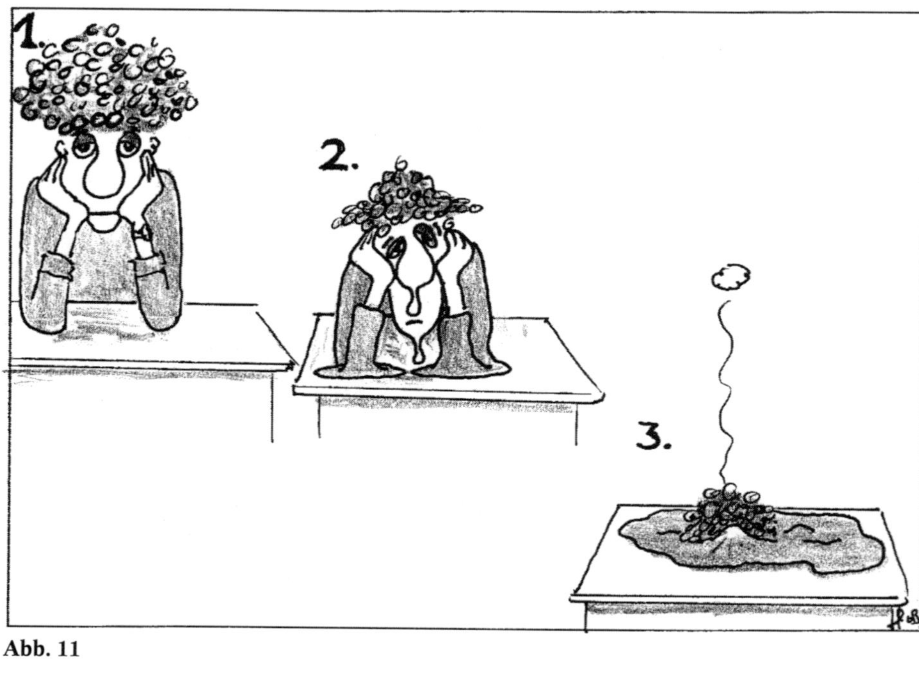

Abb. 11

auf die Tasten und testet die Funktionen. Vorausgesetzt, alle „Versuchspersonen“ können anschließend das Gerät vorschriftsmäßig bedienen, so haben alle das Lernergebnis durch Aufnahme und Verarbeitung über verschiedene Wahrnehmungskanäle erreicht.
Und wie lernen Sie? Wichtig wird dieses Grundmuster, wenn es um die Aufnahme von neuem Wissen geht.
Schauen wir uns Schüler Franz an, der eine Vorliebe für das Zusehen hat. Er beobachtet gerne, vergleicht Bilder und Skizzen und liest häufig etwas nach.
Im Unterricht schreibt er, wie er sagt, „feste mit“ und muß zu allem Übel die Thematik für Klausuren nochmals schriftlich ausarbeiten (siehe Abb. 10, S. 10).

Pfleger Ulli möchte ihm das Anlegen einer Patientenkurve zeigen. Franz freut sich, denn er wünschte sich dieses The-

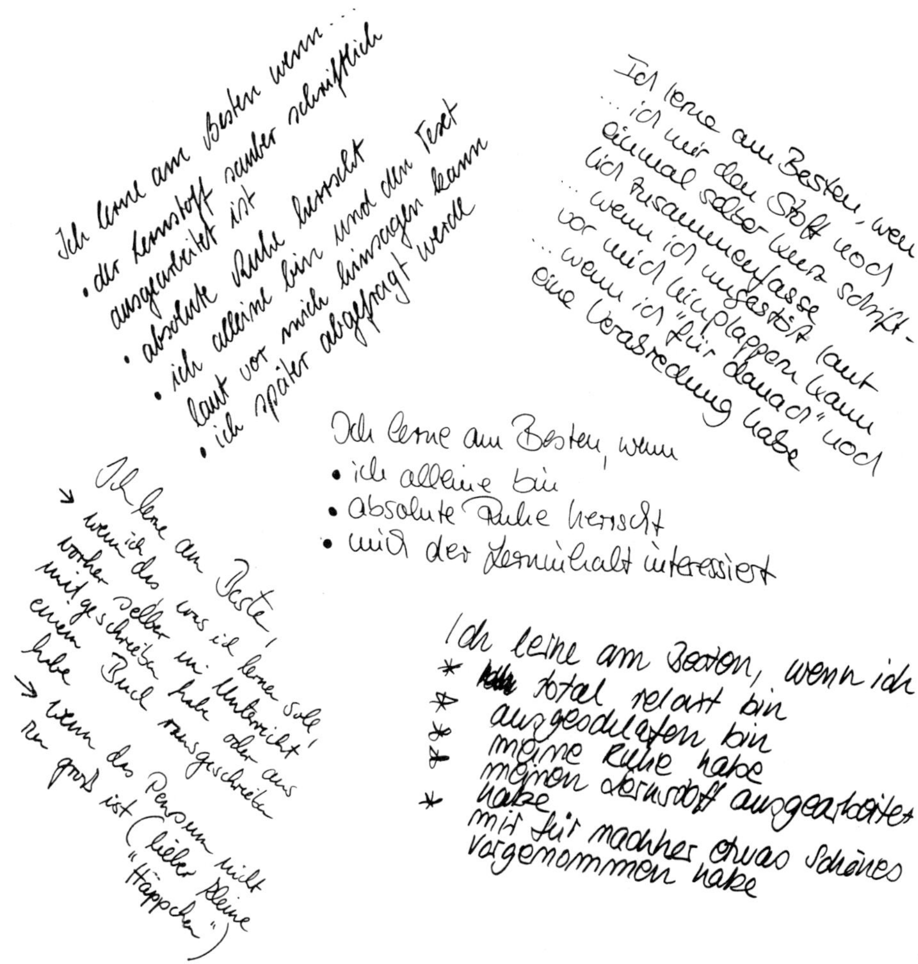

Abb. 12

ma. Doch Ulli hat ein anderes Grundmuster. Bedingt durch seine Vorlieben für bestimmte Wahrnehmungskanäle **erklärt** er sehr genau, **bespricht** vieles ausführlich, und verzichtet dabei auf schriftliche Informationen. Während seiner Ausbildung genügte es völlig, wie er stolz berichtet, wenn er dem Unterricht konzentriert folgte. Somit kam er in seiner Schulzeit nahezu völlig ohne Mitschriften aus. Seine schriftlichen Überbleibsel beschränkten sich auf die vom Lehrer verteilten Arbeitsblätter und Kopien.
Sicherlich vermuten Sie schon, was geschieht:
Ulli startet freudig mit einem Schwall voller Erklärungen, Begründungen, Hinweisen und vielen vielen Worten. Und Franz? Siehe Abb. 11 (S. 10).

Bei extremer Ausprägung des „visuellen“, sehenden Wahrnehmungskanals wird Franz wenig von dieser Anleitung haben. Obwohl es Ulli doch so gut meinte. Also:

> Stellen Sie sich **individuell** auf Ihren Schüler ein.
> Keine einseitige Favorisierung eines *(häufig Ihres Lieblings-)*Wahrnehmungskanals, sondern gestalten Sie die Anleitung so, daß möglichst **alle** Wahrnehmungskanäle stimuliert werden.

Wieviele Lernarten gibt es? Fragen Sie mal? In Abb. 12 (S. 11) sehen Sie Auszüge einer Befragung von Oberkursschülern einer Krankenpflegeschule. Die Frage lautete: Wie lernen Sie am effektivsten?

Die „klassischen“ vier Wahrnehmungskanäle sind:

Auditiv: Hören, im Gespräch erklären (Abb. 13)

Visuell: Sehen, Beobachten, Zuschauen (Abb. 14)

Haptisch: Anfassen, Ausprobieren, Fühlen (Abb. 15)

Intellektuell: Formeln, abstraktes Denken (Abb. 16)

Glücklicherweise hat jeder von uns eine Mischform entwickelt. Zum Beispiel sind bei einem Lernenden der auditive und visuelle Wahrnehmungskanal stärker ausgeprägt als der haptische. Glücklicherweise deshalb, weil ansonsten die meisten Schüler ihre Schulkarriere abbrechen müßten. Gerade im theoretischen Unterricht kommt es häufig zu extremer Einseitigkeit. Hier sei nur an die

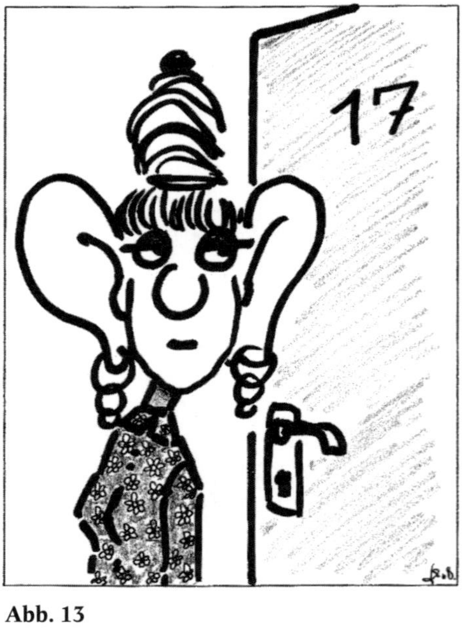

Abb. 13

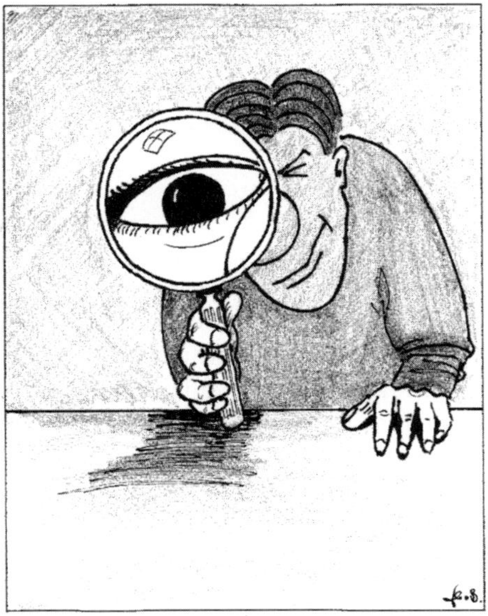

Abb. 14

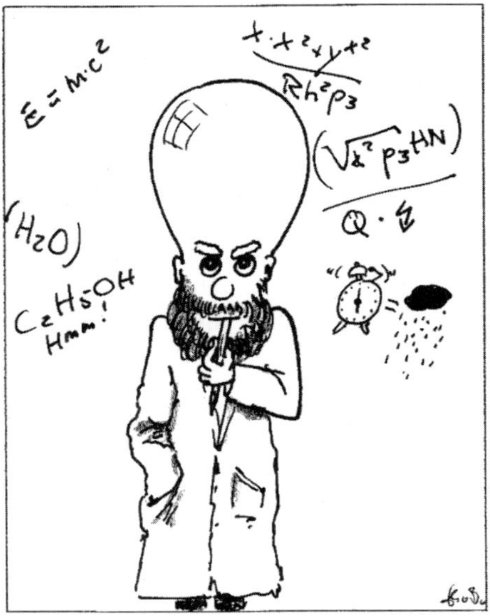

Abb. 16

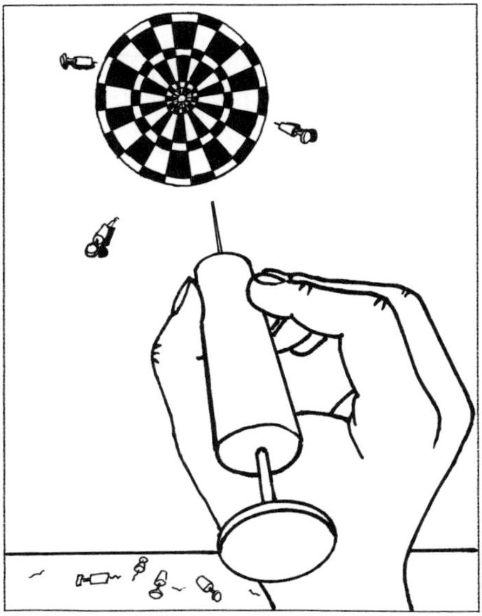

Abb. 15

vielen Lehrerreferate beim Schulunterricht erinnert.

Wenn Sie eine Anleitung konzipieren, die Sie später für **mehrere** Schüler verwenden möchten, planen Sie **verschiedene Wahrnehmungskanäle** ein.
Planen Sie allerdings eine Anleitung nur für **einen** bestimmten Schüler, so können Sie sich auf **seinen favorisierten** Eingangskanal beschränken.
Je mehr Sie über **Ihren eigenen** Lerntyp wissen, desto besser können Sie anderen Wissen vermitteln.
Im Buch „Denken, Lernen, Vergessen“ von Frederic Vester können Sie mit einem Test Ihren Grundtyp ermitteln. Auszüge daraus im Kap. 2.1.2.

Im pflegerischen Alltag dominieren das mündliche Erklären (auditiv) sowie das Demonstrieren (visuell). Alternativ dazu können Sie durch bestimmte Hilfsmittel andere Wahrnehmungskanäle stimulieren.

1.6 Medien und Methodik

Medien haben die Aufgabe, den Inhalt der Anleitungen an den Schüler zu **vermitteln.** Wobei hier angemerkt werden muß:

- **Sprache,** ob in gesprochener oder gedruckter Form, ist das meist benutzte Medium und
- das **wichtigste Medium** ist der **Anleiter** selbst.

  Beispiele für Medien sind:

  Patientenkurve mit Pflegeplan, Pflegebericht oder die Bewohnerbiographie
- Pflegeutensilien: z.B. verpackter Katheter, Kissen, Körperlotion
- Skizzen, Bilder, Kopien, Fotos, Lehrbücher, Fachzeitschriften
- OP-Präparate wie Gallensteine
- stations- oder abteilungsinterne Mappen und Ordner
- patienteneigene Materialien wie Glasaugen oder Prothesen
- Mitschriften aus dem Unterricht

Die **Methodik** beschreibt die Art der Vermittlung. Während der Anleitung kann der Schüler beispielsweise das hygieni-

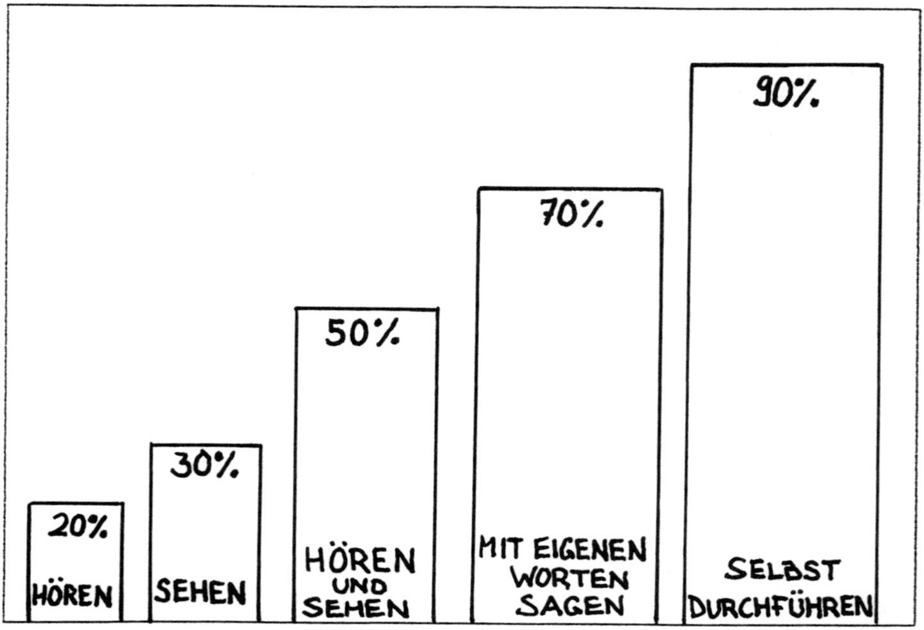

Abb. 17

sche Öffnen einer Einmalspritze und das Aufziehen eines Medikamentes **üben,** oder im **Selbst**versuch das Einreiben mit Franzbranntwein und Abklopfen zur Pneumonieprophylaxe **„erleben“.**

Andere Möglichkeiten der **Eigenerfahrung** sind:

- **Lagerungsmittel** im Bett anwenden
- Ausfüllen der **Personalbögen**
- Liegend das **Essen** angereicht zu bekommen
- **Verbände** zu spüren
- **Desinfektionsmittel** ohne Vorinformation auf die eigene Haut gesprüht zu bekommen usw.

Die Grenzen des Medieneinsatzes zur Eigenerfahrung sollten verständlicherweise bei Anleitungsthemen wie Reanimationsmaßnahmen, Katheterismus etc. liegen.

Das Diagramm in Abb. 17 (S. 14) schildert anhand von Mittelwerten, wie lerneffektiv der Medieneinsatz sein kann.

Nachdem die Grundmuster der Informationsaufnahme klargeworden sind und daraus Konsequenzen bei Anleitungen gezogen werden können, steigen wir nun in die interne Verarbeitung ein (siehe Abb. 18).

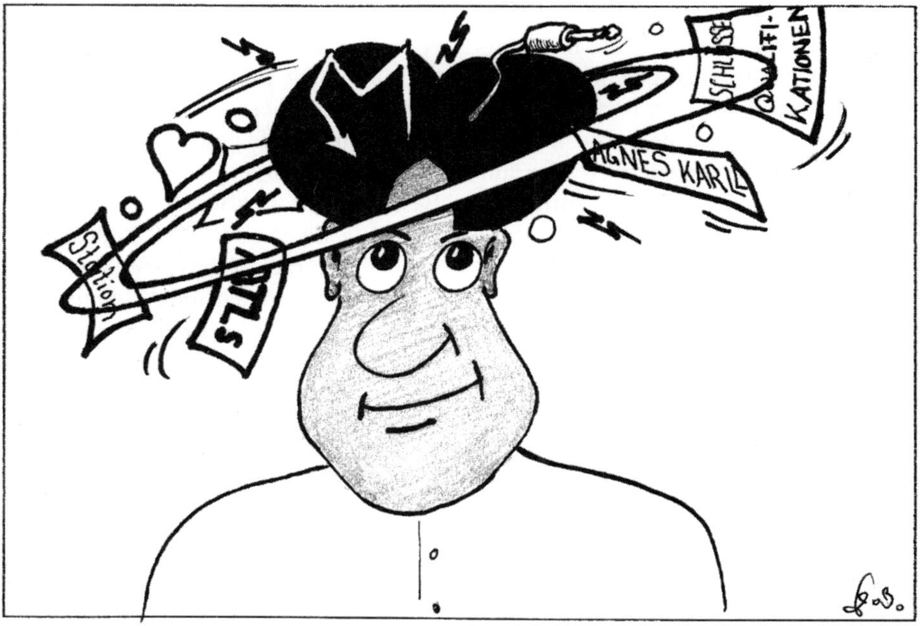

Abb. 18

1.7 Verarbeitung

1.7.1 Gedächtnisarten

Alle Informationen, die wir – über welche Kanäle auch immer – wahrnehmen, kreisen zunächst für 5 bis 18 Sekunden im **Ultrakurzzeitgedächtnis.** Wir können uns dies in Form einer runden Bahn vorstellen. Ein neuer Reiz rotiert darin als punktförmiges Signal. Anfangs stark leuchtend und schnell, im Verlauf langsamer und matter, bis er nach etwa 18 Sekunden verlöscht.
Auch wenn wir uns selbst vielleicht als gewissenhaft, überlegt im Handeln und konzentriert bei Beobachtungen einschätzen, vergessen wir einen Großteil unserer Wahrnehmungen, die im Ultrakurzzeitgedächtnis gespeichert waren: der kreisende Reiz verlöscht. Darum wird dieses Gedächtnis gerne mit der **„Pförtnerfunktion"** bezeichnet. Hier fällt die Entscheidung, welche Informationen aufgenommen und weiterverarbeitet werden bzw. welche unwiderruflich verloren sind.

> Wissen Sie noch, wie viele Bücher neben dem Computer der Abb. 8 liegen?

Die Auswahl des Pförtners hat durchaus seine guten Seiten. Wir würden wahnsinnig, wenn wir jedes kleinste Detail registrieren würden und im Bewußtsein hätten. Zur Abschreckung ein Beispiel von Christof Fasel.
„Der Patient konnte kein noch so winziges Detail, keinen Namen, kein Bild, Gefühl, Geräusch etc. jemals vergessen. Im Gehirn liefen die Impulse wie in einer Endlosschleife Amok. Trotz dieser enormen Fähigkeit war der Patient nicht in der Lage, logisch abstrakt zu denken oder ein Buch zu lesen." (4)

Die erfahrene Pflegekraft erkennt in der Notfallsituation die relevanten Informationen sofort (Beispiel: Hautfarbe und Vitalzeichen), registriert zwar auch Nebensächlichkeiten (Beispiel: Zimmer ist nicht aufgeräumt, Patient hat Dessert noch nicht gegessen), vergißt diese aber wieder, weil sie nicht entscheidend sind.
Damit wir wichtige Handlungsketten fast automatisch ausführen können, wie Notfallverhalten, Spritze aufziehen, Patient mit allen Unterlagen zum OP fahren, müssen diese im Gehirn als feste Programmabläufe gespeichert sein. Dies bedarf vieler Übungen.
Bestimme Informationen, die im Ultrakurzzeitgedächtnis kreisförmig rotieren, werden durch die Pförtnerfunktion ausgesiebt und zur nächsten Abteilung weitergeleitet. Dort, im **Kurzzeitgedächtnis** werden sie nicht mehr in Form elektrischer Impulse, sondern nun als **feste Eiweißmolekülketten** gespeichert. Aber auch hier gilt, wird der neue Stoff nicht weiterverarbeitet und zum Langzeitgedächtnis empfohlen, zerfallen die Eiweiße nach ca. 20 Minuten.

> Wenn Sie dieses Buch seit ca. zehn Minuten lesen, beantworten Sie bitte folgende Frage:
> Wie viele Nervenzellen besitzt das menschliche Gehirn?

> Woran liegt es, daß Sie wahrscheinlich die richtige Antwort geben können, aber die Anzahl der Bücher aus dem vorhergehenden Versuch vergessen haben? Die Antwort kommt gleich, spätestens im Kap. 1.8.

Im **Langzeitgedächtnis** sind viele „lebensnotwendige" Informationen als feste Eiweißmolekülketten langfristig gespeichert. Angefangen von Ihrem Namen, über das kleine Einmaleins bis zum pflegerischen Fachwissen.

1.7.2 Gehirnhälften

Die nächste Untergliederung hat für das Lernen enorme Auswirkungen. Der Mensch hat zwei Gehirnhälften.
Bis zum Eintritt ins Schulalter lernen Kinder überwiegend mit der **rechten Hirnhälfte.** Kinder sind stark **trieb- und gefühlsbestimmt.** Sie leben ihre Phantasien unbekümmert aus.
Beim Memory®-Spielen verbinden sie beispielsweise mit dem Bild „Schiff" sofort Wasser, Ferien, vielleicht auch noch Fahren. Diese Bildervorstellung kombinieren sie mit dem Platz, an dem die Karte wieder verdeckt abgelegt wird. Ältere Schulkinder und Erwachsene dagegen denken häufig vorrangig an die Buchstaben „SCHIFF" oder andere abstrakte Dinge. Durch die Vielzahl der verdeckten Karten fällt es ihnen im Spiel schwerer, zusammengehörende Kartenpärchen wiederzufinden.
Unser Pflege-, vor allem auch der Schulalltag, favorisiert häufig die **linke Gehirnhälfte.** Faktenwissen *(welche Aufnahmedaten benötige ich vom Patienten/Bewohner?, auswendig gelernte Hormonfamilien oder auch nur Telefonnummern ...)* ist überrepräsentiert. Die Abb. 19 und die Tab. 4 sollen die Unterschiede verdeutlichen.

Übrigens kommen sogenannte **Superlearning-Strategien** und bekannte Gedächtniskünstler vor allem durch die gezielte Inanspruchnahme der rechten Gehirnhälfte zum Erfolg. Näheres dazu in Kap. 1.8.3.

1.7.3 Vergessen

Aber ist wirklich alles, was wir einmal genauestens wußten und bei Klausuren zielsicher anwendeten, heute noch präsent?
War Hildegard von Bingen die eingeheiratete Schwägerin von Paracelsus?

In der Vergessenskurve (siehe Abb. 20) wird deutlich, daß der Lernverlust in den ersten Tagen am größten ist. In der Folgezeit nimmt das dann noch Behaltene nur noch geringfügig ab.

Dominant in der linken Gehirnhälfte	Dominant in der rechten Gehirnhälfte
Bewußtsein	Unterbewußtsein
Sprache und Formeln	Gefühle und Bildvorstellungen
Inhaltsebene	Beziehungsebene
Nachdenken, Pauken, Grübeln	Phantasieren
Positiv- und Negativformulierungen	ausschließlich Positivformulierungen

Tab. 4

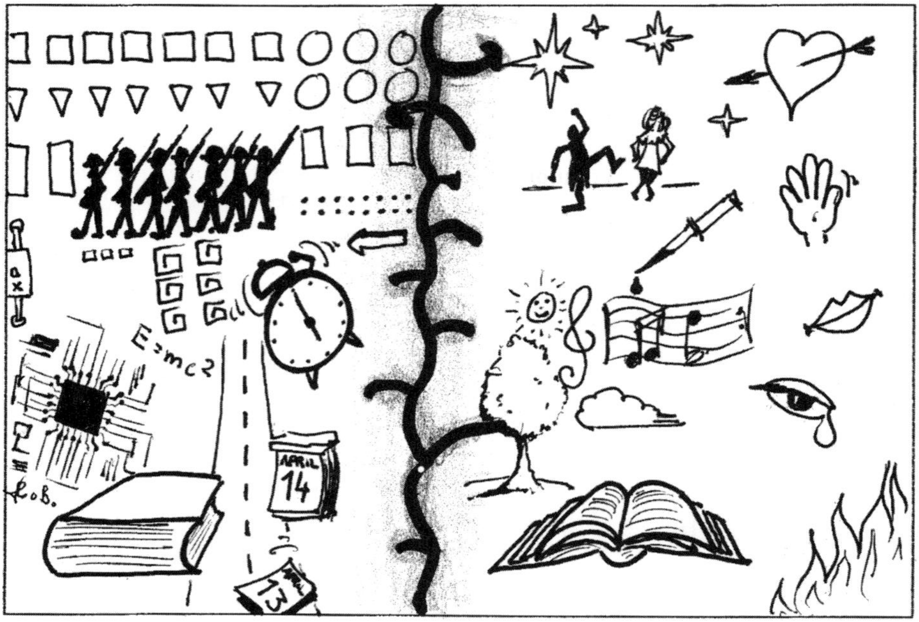

Abb. 19

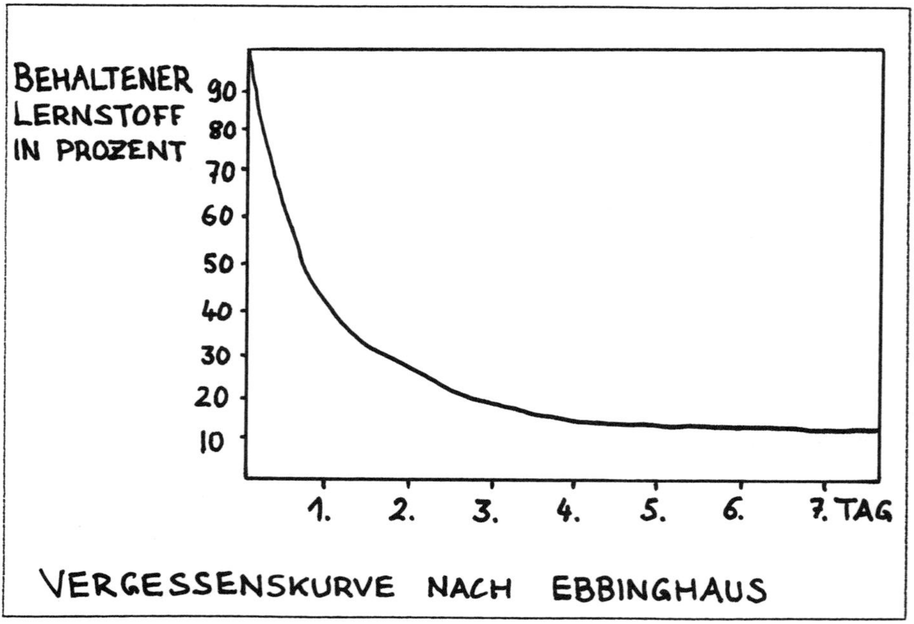
BEHALTENER LERNSTOFF IN PROZENT
90
80
70
60
50
40
30
20
10
1.
2.
3.
4.
5.
6.
7. TAG
VERGESSENSKURVE NACH EBBINGHAUS

Abb. 20

> Ohne Übung, Wiederholung oder Verknüpfung der neuen Lerninhalte mit bereits gespeicherten Gedächtnisinhalten erfolgt kein Behalten. Dabei ist das **„Verknüpfen"** der entscheidendste Faktor.

Im Kap. 1.9.1 lernen Sie den Fachbegriff und weitere wichtige Informationen dazu kennen.
Übrigens:
Aktives, bewußtes Vergessen ist nicht möglich. *Das glauben Sie nicht?*

> Bitte löschen Sie jetzt ganz konzentriert das Bild der Vergessenskurve. Sie haben drei Minuten Zeit.

Isoliertes Wissen, welches nur klausur- und prüfungsbezogen eingepaukt wird, steht zwar einige Tage abrufbereit zur Verfügung, wird aber anschließend vergessen. Somit erledigt sich die Angst mancher „alter Pflegehasen" vor Pflegeschülern, die unmittelbar vor den Abschlußprüfungen stehen, von allein. *Manche er- oder eingefahrene Pflegekraft fragt in diesen Examenswochen die Prüfungsdelinquenten besser nichts (leitet darum auch nur wenig oder gar nicht an), um sich vor Bloßstellung zu schützen. Sie glauben, diese Schüler hätten die komplette Anatomie, Physiologie, Pharmakologie, Pflegewissenschaft und Krankheitslehre „voll drauf". Darum besser nicht blamieren und Wissensdefizite eingestehen. Kennen Sie das?*
Das ist Unsinn, denn dieser Informationsschatz wird bald geplündert. Nur wenige Monate später ist der Zustand des Langzeitgedächtnisses stark verändert. Jetzt bezieht sich das abrufbare Wissen meist nur noch auf das unmittelbare Arbeitsfeld (und hier dann hoffentlich sachkundig).
Die Krankenschwester auf der Entbindungsstation hat die geriatrischen Ausbildungsinhalte weitgehend vergessen, und der Altenpfleger wird im Seniorenheim die postoperativen Ablaufschemata nur noch stark reduziert erklären können. Dafür sind aber beide geübt in ihrem Gebiet.
Sind sie/Sie auch kompetent bei Anleitungssituationen? Fragen Sie ihren/Ihren chirurgischen Arzt mal nach internistischen Grundregeln (umgekehrt natürlich auch).

> Somit läßt sich abschließend sagen, daß das Vergessen weniger ein passives Verlieren von Kenntnissen ist, sondern vielmehr eine **Überlagerung** durch neues Wissen und Wahrnehmungen stattfindet.

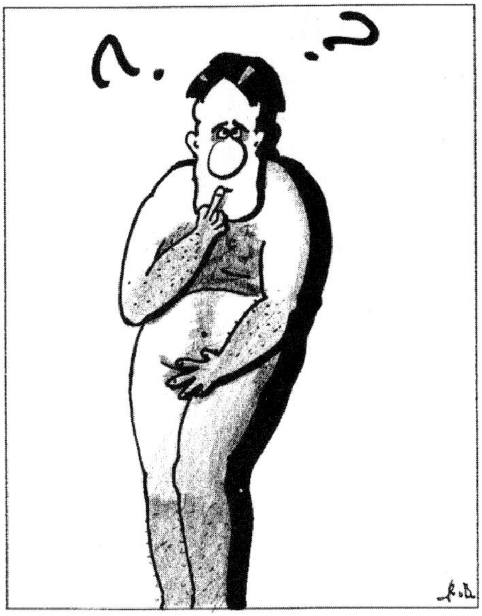

Abb. 21

1.7.4 Dramatisiertes Lernen

Woran liegt es aber, daß wir manche Dinge, die von uns **nie** bewußt „gepaukt" wurden, trotzdem präsent haben, doch andere, die früher mit viel Fleiß gelernt wurden, die wir in- und auswendig wußten, scheinbar vergessen haben? Dazu wieder ein kleines Experiment:

> Welche Kleidungsstücke oder Kleidungsform haben Sie eine Woche vor Ihrer Examensprüfung getragen (siehe Abb. 21)?

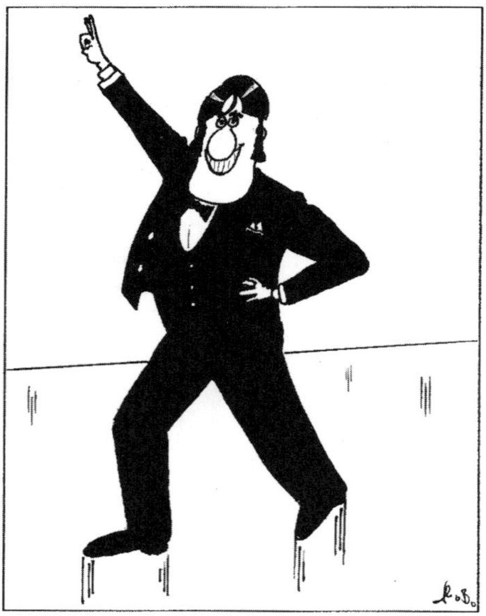

Abb. 22

> Und wie war es am Tag des Examens (siehe Abb. 22)?

Die gleiche Frage:
Warum erinnern Sie sich vermutlich eher an den Prüfungstag? Warum eher an Ihren Examenspatienten, ihre Führerscheinprüfung, an sehr traurige oder freudige Erlebnisse?
Hier bedarf es keines Einpaukens oder Auswendiglernens der Details. Vielleicht fällt Ihnen eine Situation während der Pflegeausbildung ein? Möglicherweise erinnern Sie sich, daß ein Patient Sie besonders gelobt oder kritisiert hat, oder ein Krankenpfleger hat Ihnen eine Tätigkeit „ein für alle mal" im rüden Ton erklärt ... Einmal erlebt – nie vergessen. Bei dieser Lernform spricht der Fachmann vom **dramatisierten Lernen.**

Bei Ereignissen, die wir **sehr intensiv erlebt** haben, genügt meist die einmalige Wahrnehmung (vor allem über die rechte Hirnhälfte). Hier bleibt das Wissen bis zum Lebensende im Langzeitgedächtnis gespeichert und kann immer wieder abgerufen werden. Ebenso die im wahrsten Sinne des Wortes **merkwürdigen** Dinge, die ungewöhnlichen, komischen und erstaunlichen.
Achtung: Oftmals prägen sich auch unwichtige Details ein:
Ulli könnte sich dieses zu Herzen nehmen und alle folgenden Anleitungssituationen mit Show-, Horror- oder Schockeffekten „aufmotzen". – Keine Sorge, spätestens beim drittenmal hätte sich der Schüler daran gewöhnt und würde den eventuell explodierenden Katheterbeutel nur noch belächeln.
Trotzdem können wir aus dieser Lernform Rückschlüsse ziehen: Während der Anleitung, wo gewöhnlich die Inhalte nicht „erlebt" werden, sollte jede neue Information **wiederholt** aufgenommen werden. Dabei muß unser Gehirn den neuen Stoff mit bereits vorhandenen Gedächtnisinhalten **verknüpfen.** Es muß Vorstellungen, Bilder und **Ordnungs-**

regeln zusammenbringen, um die vielen Wahrnehmungskanäle eines **echten Erlebnisses** wie Sehen, Fühlen, Anfassen, Schmecken, sich Bewegen, Freude oder Wut wenigstens teilweise zu ersetzen. Für Anleitungen bedeutet dies (siehe Abb. 23):

Aus der Ein-Kanal-Information machen wir für den Schüler eine Mehr-Kanal-Information und damit das Lernen zu einem **„inneren Erlebnis“.**

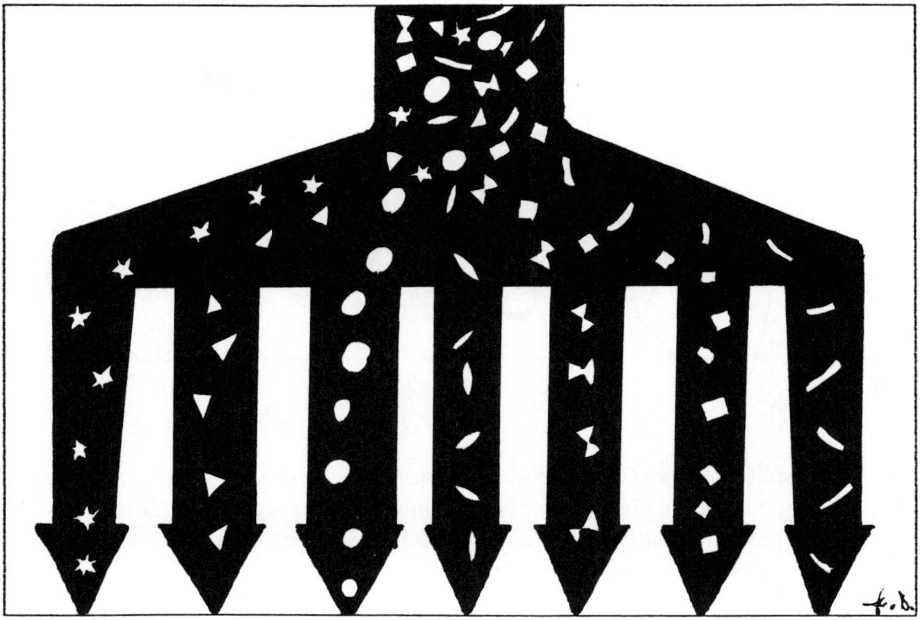

Abb. 23

1.8 Voraussetzungen des Lernens

1.8.1 Neugierde

Obwohl wir im Alltag darauf bedacht sind, nicht neugierig zu erscheinen, so ist doch die Neugierde **Basis und Grundtrieb** jeglichen Lernens, ein Trieb, der die Abwehr gegen alles Fremde überwinden kann.
Wenn Sie sich vor Jahren nicht für das Aufgabengebiet des Pflegeberufs interessierten (und eventuell sogar neugierig fragten: „Was arbeitet denn ein/e...“), hätten Sie vielleicht einen anderen Beruf gewählt.
Der Mensch hat hat ein ureigenes Interesse an Neuem. Er lernt in seiner Welt, in seinem Umfeld, in seiner Wirklichkeit zu leben und Neues zu erfahren. **Aufmerksamkeit und Interesse sind zur Informationsaufnahme notwendig.**

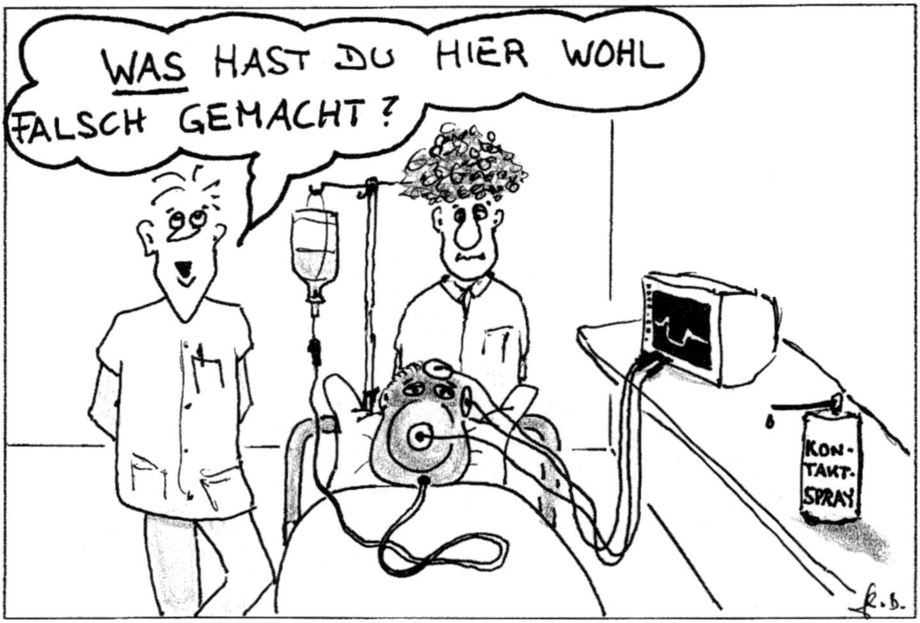
WAS HAST DU HIER WOHL FALSCH GEMACHT?
KON-TAKT-SPRAY

Abb. 24

Im Umgang mit Schülern sollten wir versuchen, ihre Neugierde zu wecken. Geschickte Fragestellung oder kleinere Beobachtungsaufgaben unterstützen dies (siehe Abb. 24).

1.8.2 Motivation

Ein Motiv ist ein Beweggrund zum Lernen. Im Gegensatz zur allgemeinbildenden Schule mit Schulzwang können wir davon ausgehen, daß der Großteil unserer Schüler motiviert ist.
Motivation **verstärkt** sich enorm, wenn dem Schüler klar ist, **was er möchte.** Das anvisierte Ziel kann nur Stück für Stück erreicht werden, dazu gehört auch, Fehler zu machen (siehe Abb. 25). *Ein Klavierspieler, der während eines Konzertes statt Fis die Note F spielt, bricht ebensowenig ab wie Pfleger Ulli, der während seiner ersten Anleitung merkt, daß er eigentlich (einseitig auditiv) viel zu viel erzählt.*

Sie können Schülern zur Seite stehen, indem Sie:
- ihnen klarmachen, daß sie als Lernende **Fehler machen dürfen.** Darum werden sie von erfahrenen Pflegekollegen begleitet, die im Bedarfsfall einspringen;
- eine Zielvorstellung mit dem einzelnen Schüler **realistisch** anstreben, und bei Bedarf zunächst nur das Nahziel anpeilen;
- dem Schüler zeigen, welche positiven Auswirkungen sein Lernzuwachs auf die Pflegequalität und Patientenzufriedenheit hat;
- den Schüler **loben.** Im Pflegealltag ist die Anerkennung selten. Viele Routinetätigkeiten gelten als selbstver-

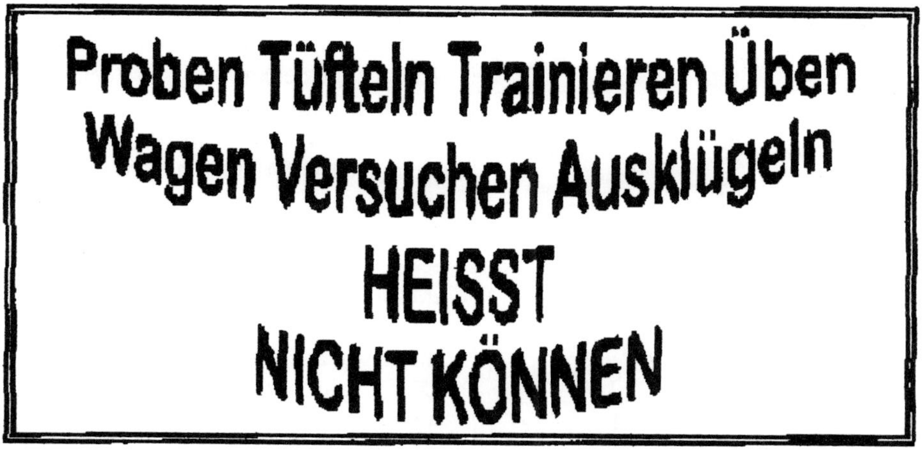
Proben Tüfteln Trainieren Üben
Wagen Versuchen Ausklügeln
HEISST
NICHT KÖNNEN

Abb. 25

ständlich, obwohl sie dies für einen Anfänger nicht sind.

- Geben Sie dem Schüler sogenannte **Verstärker** bzw. empfehlen Sie ihm diese. Wenn er eine Übungsphase abgeschlossen hat, soll er sich belohnen. *Beispiel: Eis essen oder ins Kino gehen.* Oder Sie können auf der Station Tätigkeiten delegieren, die er sehr gerne macht, bzw. ihm in Absprache mit der Stationsleitung Lernzeiten einräumen.
- Ein Fehler ist kein Versagen, sondern Orientierungshilfe. Die **Auseinandersetzung mit dem Fehler** ist der Grundvorgang des Lernens überhaupt.

> Man wird nur aus Fehlern klug, wenn man weiß, daß man einen gemacht hat und über diesen nachdenkt.

1.8.3 An- und Entspannung

Entscheidend ist das **Gefühl** und die **Umfeldsituation,** die mit dem Lernstoff verbunden werden. Wissenschaftliche Untersuchungen belegen, daß Testpersonen im Zustand von Entspannung deutlich mehr Wissen aufnehmen und behalten als Probanden in Streßsituationen, unter Zeitdruck und/oder mit Angsterlebnissen.

Darum wird bei „Superlearning-Workshops“ (zum Beispiel Sprachen innerhalb von 30 Tagen) oder in Volkshochschulkursen zur Lernthematik zunächst mit Entspannungsprogrammen begonnen (siehe Abb. 26).

Im Literaturverzeichnis finden Sie dazu empfehlenswerte Bücher von Nossrat Peseschkian oder Gerhard Susen. Letzteren zitiere ich zu den **Entspannungstechniken:**

„Die Übungen bestehen darin, das Ruheerlebnis herzustellen (ich bin ganz ruhig), sie dienen der Entspannung der Muskulatur (Schwere), der Erzeugung von Wärme über die Gefäße, der Atemberuhigung durch passive Hingabe (es atmet mich), der Herzregulierung durch die „Entdeckung des Herzerlebnisses“, der Entspannung der Bauchorgane über

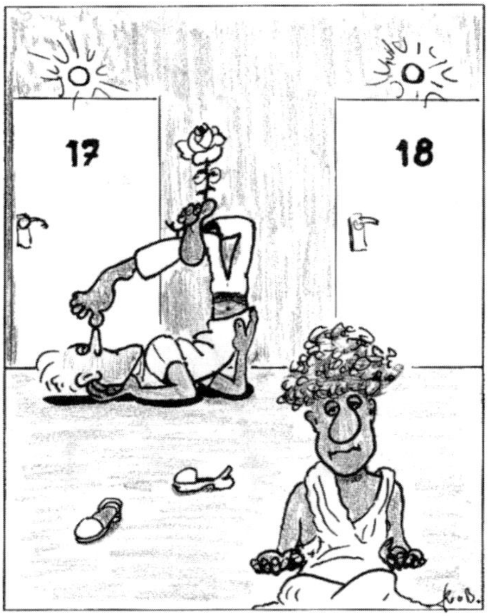

Abb. 26

den Solarplexus (Sonnengeflecht, strömend warm) und der Kopfentspannung über die Stirnkühle.“ (5)

Leider ist es (noch) unrealistisch, daß Ulli mit seinem Schüler bei Anleitungsbeginn eine Übung zur progressiven Muskelentspannung vornimmt. Durch Yoga, Autosuggestion, Meditation u.ä. werden körpereigene Antriebs- sowie energiesteigernde und angstlösende Botenstoffe aktiviert.

Trotzdem sollten Sie darauf achten, daß

> alle Elemente der Anleitung, z.B. Vorgespräch, Vorgehen und *(hier wird am meisten gehetzt)* Nachgespräch, **ohne Zeitdruck** ablaufen. **Vermeiden** Sie beim Schüler **Angstgefühle,** indem Sie zum Beispiel darauf hinweisen, daß Sie als Stationskollege keine Noten erteilen.

Angst mindert die Lerneffektivität

Lernen unter Streß, Furcht, Angst vor Kränkungen etc. erzeugt eine feindliche Haltung und eine Ausschüttung von Streßhormonen. Das hat folgenden physiologischen Grund: Bei Konfrontation mit etwas Neuem, Unbekanntem, oder bei Ohnmachtsgefühlen *(Aussage Schüler: „Die Schwester kann veranlassen, daß ich in der Probezeit gehen muß?“)* reagiert der Körper und produziert Hormone wie das Adrenalin.

Dieser genetisch festverankerte Streßmechanismus mobilisiert schlagartig die Energiereserven des Körpers.

Bei einem aktiviert dies die Bereitschaft zum Reagieren, der andere erlebt einen **„Blackout“,** *welcher hauptsächlich bei praktischen, schriftlichen oder auch mündlichen Prüfungen, im Kanzleramt, manchmal auch in Anleitungssituationen vorkommt.*

Aber keine Panik, beim Nachlassen des Schreckens, beim näheren Erklären des vermeintlich Unbekannten, kurzum beim Absinken des Adrenalinspiegels setzt das Denken wieder ein.

Wo Neugier, Faszination und Erwartung fehlen, wird die wichtige Lernbereitschaft für den neuen, noch unbekannten fremden Stoff nicht stimuliert. Im Gegenteil, der Kontakt mit dem Unbekannten löst eine Ausschüttung von Streßhormonen aus, die das Behalten stark beeinträchtigen und zudem die Abwehrhaltung gegen den Lernstoff zementieren.

Völlig anders ist es, wenn wir eine neue Thematik **mit positiven Gefühlen** aufnehmen. Die Lerninhalte und Fächer, für die wir uns sowieso stark interessieren, bedürfen kaum einer großen Lernanstrengung.

Haben Sie schon mal einen Fußball-

oder Musikfan gesehen, der sich die Mannschafts- oder Gruppenmitglieder durch Einpauken und wochenlanges Üben merken mußte?

Auch das **Wissen um den eigenen Lerntyp** verbessert nach Frederic Vester neben der theoretischen Leistung auch die gesamte emotionale Struktur. Die Tatsache, daß Lernen auf einmal klappt, ganz gleich auf welchem Weg, bedeutet ein Erfolgserlebnis, welches Streß abbaut und das Lernen nachhaltig verbessert.

Durch die Aktivierung der anregenden Hormonreaktion (wenn Anleitung als etwas sehr Angenehmes empfunden wird), kommt es zu einem doppelten Effekt: Beim späteren Anwenden, z. B. in einer anderen Abteilung oder Disziplin, wird der Schüler sich auch an die Freude erinnern, an den Spaß und die Begeisterung, die damals bei der Anleitung erlebt wurden. Dadurch kommt er in einen ähnlichen hormonalen Zustand, der ihn wieder „entstreßt". Aus diesem Grund erinnern wir uns viel eher an positive als an negative Begebenheiten der Vergangenheit.

1.8.4 Aufmerksamkeit und Zeit

Das Zerhacken des theoretischen Unterrichtes in 45-Minuten-Einheiten ist kein pädagogisches Dogma, sondern eher schulorganisatorisches Übel. Tatsache ist, daß die **Aufmerksamkeit** beim Menschen **wellenförmig** verläuft. Bei Erwachsenen, die neben ihrer Arbeit lernen, läßt die Konzentration nach ca. 20 Minuten nach.

> Ihnen und Ihrem Schüler ersparen Sie Zeit, Konzentrationsenergie und Sie vermindern die Anzahl notwendiger Wiederholungen, wenn Sie das Anleitungsthema auf **kleinere Portionen** verteilen. Darin liegt die Begründung für das Zeitlimit „Vorgespräch maximal 20 Minuten". Siehe Kap. 2.4.1.

Regeln, die für Schüler während des Schulblocks (Theorie) bezüglich ihrer Tageskondition gelten, kann man nur teilweise auf den Pflegealltag übertragen. Bei extremen Schichtzeiten, z. B. Frühdienst ab 5.50 Uhr oder Nachtdienst, sollten Sie die Bestform Ihres Schülers und natürlich auch Ihre individuell bestimmen.

Im Wechselschichtbetrieb können die Dienstzeiten ausgeprägte Morgen- oder Abendlerntypen gehörig nerven. Der Schüler, der besonders gut spätabends lernt, wird um 6.15 Uhr noch ziemliche Aufnahmeprobleme haben.

Vermeiden Sie Anleitungen:

- **während** der **Stoßzeiten** *(Visite, wenn Patienten oder Bewohner zu Therapien müssen, während der Übergabe);*
- wenn **andere,** für den Schüler **interessante Dinge** vorgenommen werden *(Beispiel: spezielle seltene Untersuchungen, Besprechungen);*
- direkt **nachdem** Sie oder Ihr Schüler **gegessen** haben;
- bei unerledigten Tätigkeiten, die **dringend anstehen.**

Die physiologisch günstigen Zeiten liegen:

- vormittags von 8.00 bis 11.00 Uhr und
- nachmittags von 15.00 bis 18.00 Uhr (sofern Sie in dieser Zeit nicht das Abendessen verteilen müssen)

Ausnahmen bestätigen auch hier die Regel. Manchmal bieten sich *goldene Anleitungsstunden* zwischen 19.00 und 20.00 Uhr an, wenn es auf der Station ruhig ist, und der Schüler mit Ihnen auf die Nachtschicht wartet. Ebenso günstig ist die Chance, Zeit für Anleitung zu haben, mittags, wenn die Personalüberlappung mehrerer Dienstschichten dies ermöglicht.

1.9 Lernmaxime (Grundregeln des Lernens)

1.9.1 Verknüpfungen

Die bewußte Aufnahme einer neuen Information hängt von der Aufmerksamkeit ab. Ob man sich aber für ein neues, noch fremdes Wissen interessiert, ist von den Verknüpfungen abhängig. Die Lernforscher sprechen hierbei von **Assoziationen.**

> Assoziationen sind Verflechtungen, Verkettungen oder Verknüpfungen zwischen bereits gespeicherten Lerninhalten.

Assoziationen spielen beim Behalten eine entscheidende Rolle. Neues Wissen, das der Schüler intern **nicht zuordnen** kann, z. B. einzelne Laborwerte ohne Bezug zur Diagnose, oder für ihn „unlogische“ Zahlenreihen, oder Begriffe wie: os lunatum, os pisiforme können nur schwer behalten werden. Daraus ergibt sich eine wichtige Konsequenz für jede Anleitung:

> Vom Bekannten zum Unbekannten,
> vom Allgemeinen zum Besonderen,
> vom Leichten zum Schweren fortschreiten.

Beginnen Sie immer mit den allgemeinen Informationen, die der Schüler **bereits kennt** und die vielleicht in der Schule besprochen wurden. Hier kann an bereits Gelerntes angeknüpft werden. Sie vermitteln damit ein gewisses Maß an Sicherheit, nach dem Motto: *„Ja, da habe ich schon mal etwas von gehört ...“.*

> Holen Sie den Schüler da ab, **wo er steht.**

In Ihrem Buch „Stroh im Kopf“ schreibt Vera Birkenbihl dazu (siehe auch Abb. 27):
„Stellen Sie sich vor, jede Information, die Sie hören oder lesen, käme mit eingebauten Angelhaken (in alle Richtungen)auf Sie zugeflogen:“

„Wenn diese Info bei Ihnen ein Netz vorfindet (weil Sie Vorinformationen besitzen), dann ‚hakt‘ sie sich sofort vollautomatisch dort ein. Ist kein Netz vorhanden, dann ‚fliegt‘ sie an Ihnen vorbei und dann sagen Sie: Ja, ja, ich weiß, ich habe ein schlechtes Gedächtnis! Falsch! Sie hatten nur noch kein Wissens-Netz für diese Art von Info! Je mehr man lernt, desto ausgebreiteter werden die Netze.“ (6)
Auch durch geschickte Fragestellung können Sie **Neugierde** oder **Problembewußtsein** wecken. Dadurch werden neue Details bei bereits bekannten Informationen abgelegt.
Während der Schulzeit *(333, bei Issos Keilerei)* und auch während der Ausbil-

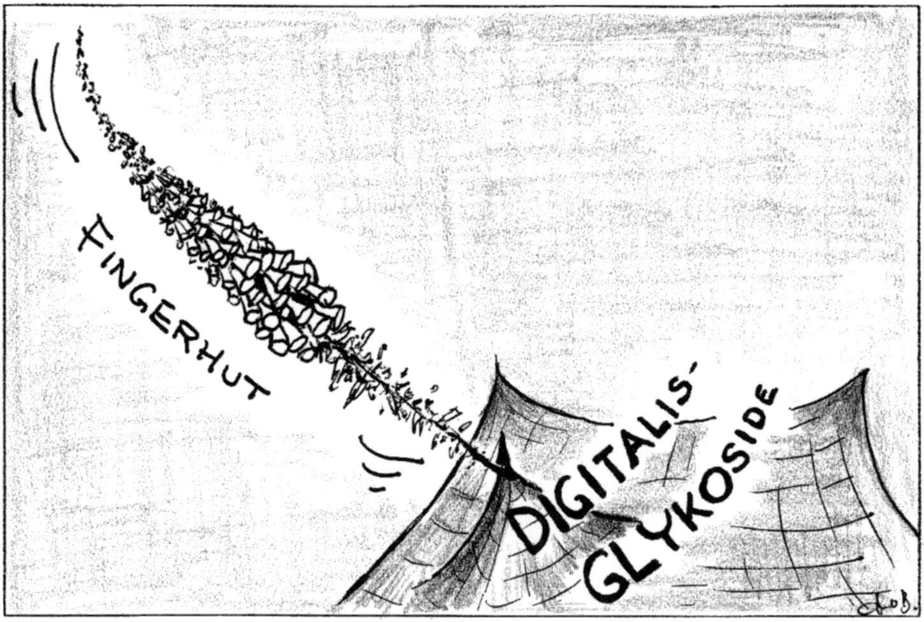

Abb. 27

dung *(Ein Schifflein fährt im Mondenschein im Dreieck um das Erbsenbein. Vieleck groß, Vieleck klein, der Kopf, der muß beim Haken sein.)* helfen **Eselsbrücken** oder Gedankenstützen. Ein Beispiel aus dem Physikunterricht: *Wer konvex mit Podex verbindet, wird nie vergessen, daß die Krümmung nach außen geht.*

1.9.2 Anfangs- und Endbetonung

Untersuchungen über Schülererinnerungen an Unterrichtsstunden ergaben, daß die Anfangs- und Schlußphase **besser behalten werden** als Abschnitte im Verlauf der Stunde. Bringen Sie daher besonders wichtige Lerninhalte möglichst zu Beginn der Anleitung. Eine stichpunktartige Wiederholung durch den Schüler ist abschließend empfehlenswert.

1.9.3 Handlungsorientierung

Verdeutlichen Sie dem Schüler in der Zielformulierung, was er am Ende der Anleitung **mit seinem neuen Wissen anfangen kann.**

Beispiel:
Ulli: „Ich zeige und erkläre dir heute das Einmalkatheterisieren bei einem männlichen Patienten. Ich denke, nach der heutigen Anleitung und (jetzt kommt es auf den individuellen Schüler an) dreimaligem Üben unter meiner Aufsicht bist du in der Lage, den Einmalkatheterismus selbständig vorzunehmen."

Hier liegt die **Domäne der Praxisanleitung.** Gegenüber theoretischem Schulunterricht erleben Schüler die Effektivität dieser Lehrform **unmittelbar.** Sofern sie die Zielsetzung erreicht haben, bewegen sie sich wieder ein Stück unabhängiger und eigenständiger im pflegerischen Alltag. Oft begründen sie ihren Wunsch nach Anleitung mit den Argumenten, etwas „Praktisches und Umsetzbares" richtig erklärt und demonstriert zu bekommen.

Beteiligen Sie den Schüler **aktiv** in der Anleitung.

Wenn Schüler die Fragen selbst stellen, bleiben Sachverhalte viel länger und intensiver im Gedächtnis als umgekehrt.

Weitere Beispiele zur Aktivierung sind:

- Schüler soll die Utensilien zusammentragen und begründen, warum er diese braucht;
- er soll auf Ihrer Station Patienten zum Anleitungsthema gezielt befragen (z. B. Wie häufig und wie intensiv waschen sich unsere Patienten zu Hause?) oder

> – er erhält einen Lernauftrag. Nähere Erläuterungen dazu im Kapitel 2.3.1.

1.9.4 Struktur der Inhalte

Die interne Verarbeitung und Verknüpfung, aber auch das Interesse für einen neuen Lernstoff, ist von der **Ordnung der Lerninhalte** abhängig.

> Zunächst sollten Sie dem Schüler das Grundgerüst vorstellen.

> **Beispiel Ulli:**
> „Ich zeige Dir jetzt die Blutzuckerbestimmung mit dem **Refloluxgerät®.** Zuerst besprechen wir:
> 1. die **Bedienungselemente,**
> 2. dann das **Display** mit den Anzeigewerten,
> 3. anschließend die **Codierung** der Teststreifen im Gerät,
> 4. und zum Schluß das Vorgehen bei der **Blutabnahme.**"

Leider sieht es in der Pflegepraxis häufig anders aus. Auch ausgebildete Profis (nämlich Lehrer) bilden hier keine Ausnahme. Detailwissen direkt zu Beginn, Zahlen und Werte ohne Bezug und ein „Rauf und Runter" von Prinzipien wird dabei Schülern zugemutet – siehe Abb. 28.

Selbst wenn für den Schüler zum Abschluß die Struktur der Anleitung klarwerden sollte, kann es zu spät sein. Sein „Pförtner" *(Erinnern Sie sich noch, welches Gedächtnis diese Aufgabe hatte?)* verweigert dem zusammenhanglosen Detailwissen mangels bekannter Assoziationen regelrecht die Aufnahme.

Wird dagegen beim Start das **Gerüst klar** und der Schüler versteht, **wohin es geht,** vereinfacht sich das Lernen enorm. Kombiniert mit bereits vorhandenem Wissen *(ausgelegte Netze)*, schaffen Sie als Anleiter eine ideale pädagogische Basis.

In gleicher Anleitung sagt Ulli zum Schüler:

„Erinnerst du dich noch an den Komazustand von Patientin X? Weißt Du noch, wie hoch der Blutzuckerwert war?" (Der Schüler überlegt und breitet somit unbewußt das Netz Diabetes/

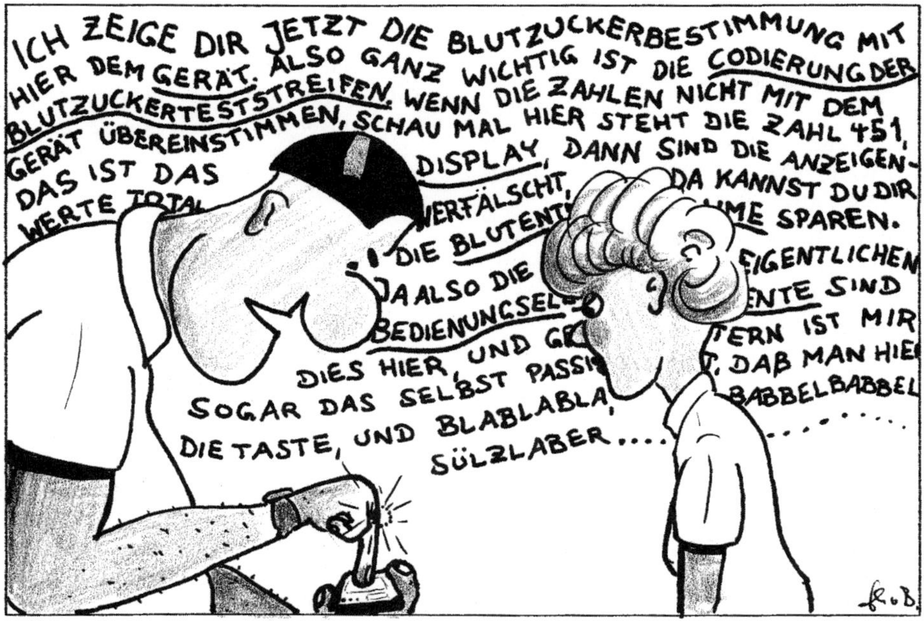
ICH ZEIGE DIR JETZT DIE BLUTZUCKERBESTIMMUNG MIT
HIER DEM GERÄT. ALSO GANZ WICHTIG IST DIE CODIERUNG DER
BLUTZUCKERTESTSTREIFEN. WENN DIE ZAHLEN NICHT MIT DEM
GERÄT ÜBEREINSTIMMEN, SCHAU MAL HIER STEHT DIE ZAHL 451,
DAS IST DAS
DISPLAY, DANN SIND DIE ANZEIGEN-
WERTE
VERFÄLSCHT,
DIE
JA ALSO DIE
DIES HIER, UND
SOGAR DAS SELBST
DIE TASTE, UND BLABLABLA,
SÜLZLABER....
DA KANNST DU DIR
SPAREN.
EIGENTLICHEN
SIND
IST MIR
DAß MAN
BABBELBABBEL

Abb. 28

Blutzuckerwerte/kapillare Blutentnahme aus. Die für ihn **neuen** „zufliegenden Informationen" über das Blutzuckermeßgerät bleiben jetzt viel sicherer an den ausgehängten Netzen hängen).

Infolgedessen prägt sich neues Wissen auf mehreren Ebenen im Gehirn ein. Stellen Sie also zu Beginn in Kurzform die **Anleitungsgliederung** vor, so daß sich der Schüler einen Überblick verschaffen kann. Mit der gleichen Methode sollten Sie sich zum Beispiel an neue, Ihnen unbekannte Lesetexte begeben. Hier lassen sich viele Parallelen zu Anleitungssituationen ziehen:

- Zuerst das Lese**ziel**/Anleitungs**ziel** festlegen,
- anschließend einen groben **Überblick** verschaffen,
- eine Checkliste mit klaren Ja-Nein-Alternativen lernt sich besser als ein Text ohne Gliederungsstruktur.
- **Eigene Fragen** an den Text stellen. *Beispiel: Was interessiert mich/den Schüler besonders?* (Notizen machen)
- Abschnittsweise lesen und schließlich die gestellten Fragen **mit eigenen Worten** beantworten (lassen).

In ihrem Buch „Rationeller Lernen lernen" schreibt dazu Regula Schraeder-Naef: „Gleichzeitig prüfen wir, ob unsere Fragen auf alle wesentlichen Inhalte abzielten. Untersuchungen [...] zeigen nämlich, daß vorher gestellte Fragen zwar das Aufnahmevermögen beim Lesen deutlich verbessern, daß sie aber die Aufmerksamkeit vor allem auf die entsprechenden Informationen richten. Durch die nachträgliche Kontrolle wird eine mögliche Einseitigkeit vermieden." (7)

1.9.5 Üben und Wiederholen

Erinnern Sie sich noch an die Vergessenskurve? Wie war das mit dem Wiederholen? Langeweile und stupides Auswendiglernen sollten verhindert werden. Aber wie?

- Die Erfolgsquote des Übens und Wiederholens steigt, wenn dabei möglichst **viele Schüleraktivitäten** integriert sind.
  Beispiel: **Schüler richtet** Utensilien, **kontrolliert** die Einhaltung der Einwirkzeit des Desinfektionsmittels **mit seiner Uhr, er soll** den Ablauf mittags bei der Übergabe den Kollegen **vorstellen.**
- Das Einprägen des neuen Stoffes wird erschwert, wenn parallel dazu oder anschließend **ähnliche Inhalte** gelernt werden sollen. Dieses Phänomen des Überlagerns von vergleichbarem Lernstoff wird **Interferenz** genannt.
  Beispiel: Auf einer interdisziplinären Station erklärt Karl-Heinz zuerst das urologische Routinelaborprogramm, anschließend direkt das internistische.
- Das Behalten wird erschwert, wenn **im Anschluß daran** neue und aufregende Inhalte erlebt werden.
  Beispiel: Um 12.30 Uhr wurde ein Anleitungsthema mit viel neuem Wissen vermittelt. Die Schülerin weiß aber, daß sie bei der Übergabe um 13.00 Uhr zum erstenmal selbständig Informationen von sechs Patienten an den Spätdienst weitergeben soll.
- **Regelmäßige kleinere Übungsphasen** sind effektiver als seltene, dafür aber kolossale und imposante „Mammutwiederholungen".

> – 70% des neu Gelernten sind nach fünf Tagen ohne Wiederholung vergessen. (Vergleiche Kap. 1.7.3). Dagegen hilft die Regel:

> Den neuen Stoff in den nächsten Tagen **dreimal wiederholen.**

- Planen Sie deshalb die Übungsphase **zeitnah.**
- Erst durch **Wiederholen und Üben** wird der Lerninhalt endgültig erschlossen.
- Lerninhalte, die **dem Schüler einsichtig** sind, werden leichter wiederholt als mechanisch auswendig gelernter Stoff.
  Beispiel: Kenntnisse der Lokalisation des Musculus glutaeus medius (ventroglutäale Injektion) gegenüber dem pauschalen Lernen aller (für den Dozenten) „bedeutenden" Muskeln.
- Ebenso soll der Schüler komplexere Sachverhalte **in eigene Worte** fassen oder für sich **selbst** Skizzen, Tabellen oder Gegenüberstellungen entwerfen. Kenntnisse, über die man mit Kollegen, Mitschülern oder Freunden diskutiert und in der Praxis häufig anwendet, werden zum bleibenden Besitz.

Bereits im vergangenen Jahrhundert erkannte die Wissenschaft die Bedeutung der Verteilung auf einzelne Lernperioden. Je mehr Lerninhalte gelernt und je langfristiger der Stoff abrufbar sein soll, desto größer sind die **Vorteile des verteilten Übens.** Es ergibt sich nicht nur ein Zeitgewinn beim Einprägen, sondern auch ein dauerhaftes Behalten.

Aber auch das Wiederholen **in verschiedenen Zusammenhängen** kann hier empfohlen werden. Das Anleitungsthema *„Verbinden eines Venenkatheters“* kann beispielsweise auf andere Patienten übertragen werden. Dabei bleiben die grundlegenden Handlungsabläufe gleich. Schwerpunktmäßig können bei bestimmten Patienten gewisse Anteile, *zum Beispiel Hygiene,* vertieft werden.

1.10 Eignung der Lernmodelle für die praktische Ausbildung

1.10.1 Das Signallernen

Viele Autoren führen hier als Beispiel das sogenannte Pawlow-Experiment an. *Alternativ berichte ich im folgenden vom sog. Quernheim-Hund, wobei wohl die meisten Hundebesitzer ähnliche Beispiele anführen können.*

Kurzversion Signallernen
Mischlingshundedame Sunny läuft auf Weide zu blökenden Schafen. Berührt dabei Elektrozaun. Hündin bekommt Stromschlag, fürchtet sich seitdem vor jedem Schaf, ergreift die Flucht, sobald sie Schafe sieht oder hört.
Problem: Hund hat keine Angst vor PKW. Häufig gefährliche Situationen, in denen die Autofahrer gerade noch ausweichen konnten. Herrchen geht eines Tages mit Hund über Straße namens „Ostring“ spazieren. Hund wird vom Auto leicht angefahren. Humpelt tagelang. Meidet seitdem den Weg „Ostring“ und hat weiterhin keine Angst vor Autos (siehe Abb. 29).

Für Anleitungsthemen hat diese Lernform geringere Bedeutung. Lediglich **Vorlieben und Abneigungen** für ganze Fächer oder Disziplinen lassen sich damit erklären. Beispielsweise erlebte ein Schüler seinen Chemielehrer *„ungerecht, gemein und brutal“*. Im Laufe der Schulkarriere assoziiert er diesen für ihn unsympathischen Lehrer mit dem Fach Chemie. Später, während der Pflegeausbildung, kann ein anderer Chemielehrer im schlimmsten Falle unterrichten was er will, die Vorurteile (in Wahrheit aber Assoziationen) des Schülers *„synthetisieren“* sich für ihn mit Chemie wie *Sauerstoff mit Wasserstoff.*

1.10.2 Lernen durch Versuch und Irrtum

Auch funktionales Lernen genannt, geschieht überall da, wo nicht gezielt angeleitet wird. Bevor durch Pflegeforschung erstmals wissenschaftlich fundierte Ergebnisse über Wirkungszusammenhänge von Pflegemaßnahmen veröffentlicht wurden, war diese Lernform in der Pflegepraxis weit verbreitet.

Beispiel: Dekubitusprophylaxe
Auf Station A wurde „mit großem Erfolg“ Mirfulan®-Salbe nach der Umlagerung auf die gefährdeten Hautareale appliziert. Station B schwor auf Penatencreme®, und Station C rundete jeden Lagerungswechsel mit „Eisen und Föhnen“ ab. Alle lernten am Erfolg. „Aber wir haben damit gute Erfahrungen gemacht. **Bei uns ist noch niemand aufgegangen.“** (siehe Abb. 30)

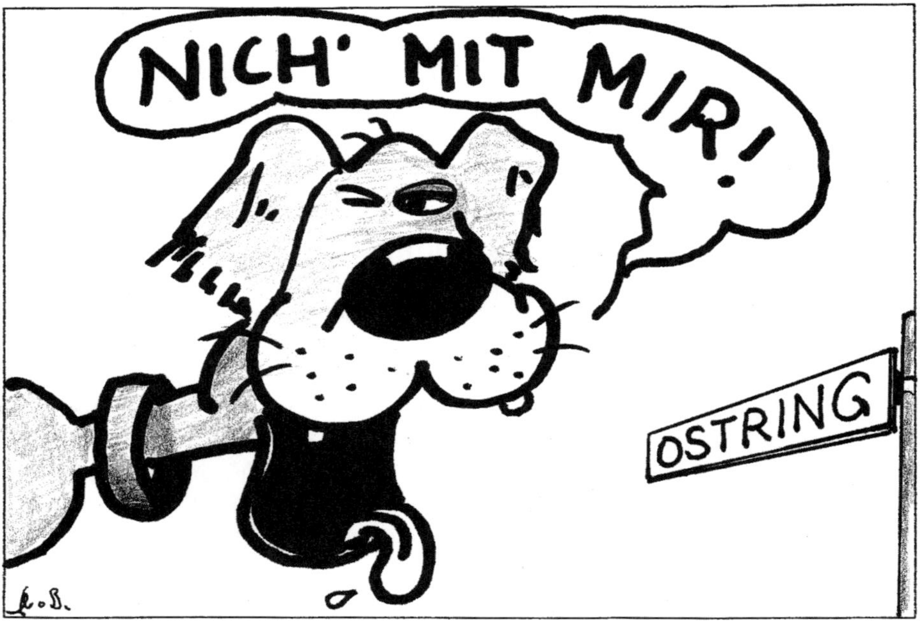

Abb. 29

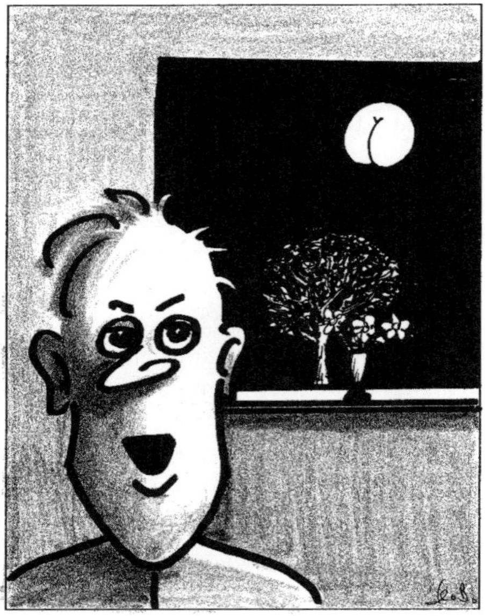

Abb. 30

Klar! Doch dieser Erfolg beruhte nicht auf der speziellen pflegerischen Intervention von Salben, Cremes oder Kälte-/Wärmereiz, sondern einzig und allein auf dem Lagerungswechsel.

Bei dieser Lernform besteht die große Gefahr, sich Falsches einzuprägen.

Die Versuch-Irrtum-Methode soll am Beispiel „Umgang mit medizinischen Geräten" verdeutlicht werden. Mangels Geräteeinweisung versucht sich die Pflegekraft erst einmal selbst an der neuen Infusionspumpe. Neuere Gerätegenerationen unterstützen dies durch eingespeicherte Bedienungsprogramme, die kleinschrittig (vergleiche Kap. 1.9.4) den nächsten Handgriff anzeigen. Klappt es, so läuft schließlich die Pumpe und die Infusion. Die Pflegekraft fühlt sich bestätigt und glaubt, keiner weiteren Einweisung zu bedürfen. Bei einer „Error"-Anzeige aber kümmert sich die Pflegeperson *(so wollen wir doch hoffen)* um eine vorschriftsmäßige Geräteeinweisung, und diese ist idealerweise eine gezielte Anleitung.

> Fazit: Diese auf den ersten Blick rationell wirkende Lernform birgt erhebliche **Risiken** und gibt Schülern sowie examiniertem Pflegepersonal eine **Scheinsicherheit.** Häufig wird ohne Hintergrundwissen probiert.

Karl-Heinz zieht daraus den Schluß, den Schüler kleinschrittig anzuleiten und schickt ihn mit einer schriftlichen Anleitung zum Patienten (siehe Abb. 31 bis 33).

1.10.3 Beobachtungslernen

In der Literatur wird diese Lernform auch als **Wahrnehmungs**lernen, **Imitations**lernen, oder als **Lernen am Modell** bezeichnet.
Menschen lernen durch **Beobachtung und Nachahmung** anderer. Sie können dadurch ähnliches, dem Vorbild entsprechendes Verhalten zeigen. Ebenso lernen Sie durch Beobachtung von Modellen, Bildern oder abstrakten Situationen. Das Lernen am Modell findet in der Pflegepraxis häufig statt.

> **Beispiel:**
> Karl-Heinz plant, einem Patienten die Einstichstelle der Dauerverweilkanüle (Viggo®) neu zu verbinden. Da Schülerin Petra zur Zeit *„nichts zu tun hat"*, nimmt er sie mit.

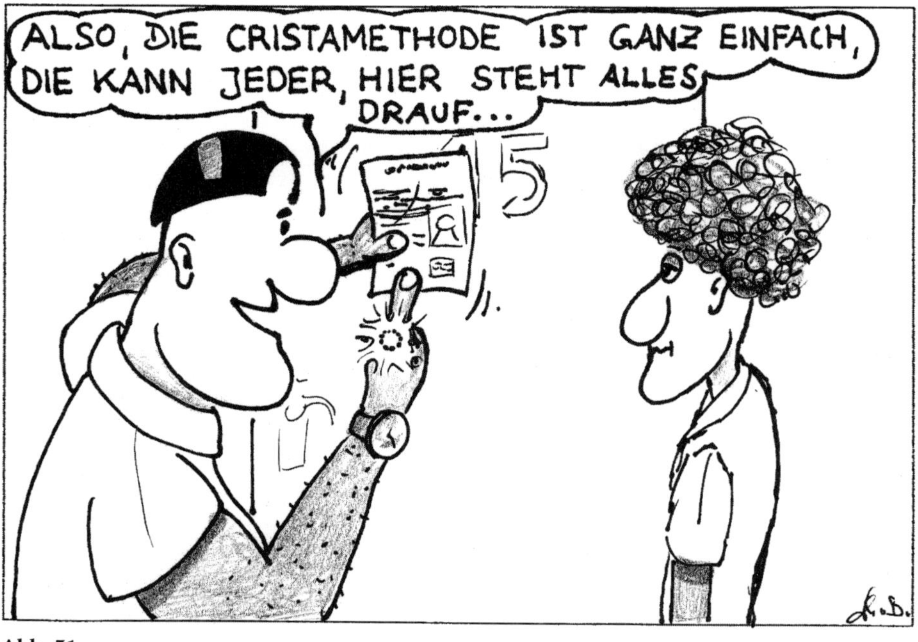
ALSO, DIE CRISTAMETHODE IST GANZ EINFACH, DIE KANN JEDER, HIER STEHT ALLES DRAUF...

Abb. 31

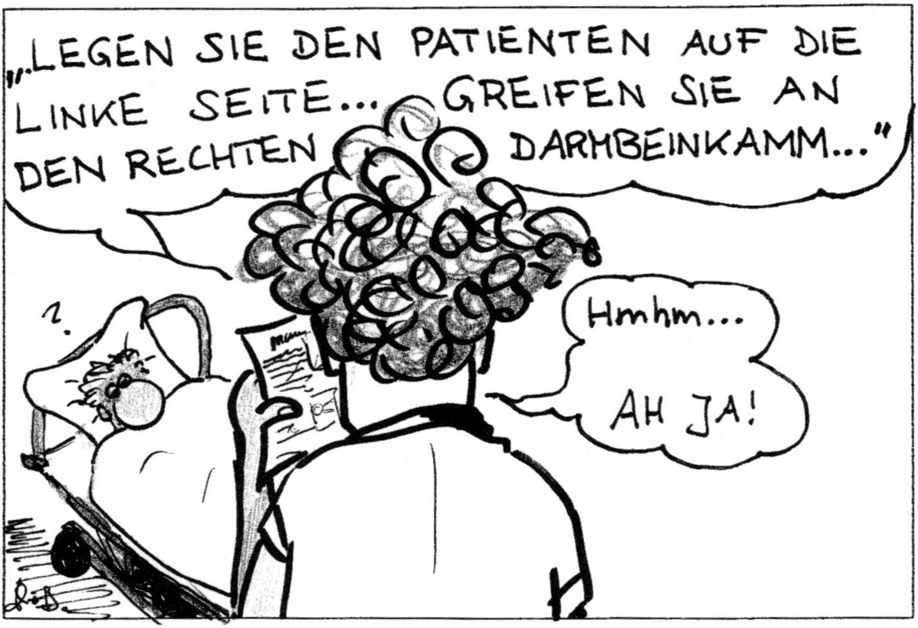
„LEGEN SIE DEN PATIENTEN AUF DIE LINKE SEITE... GREIFEN SIE AN DEN RECHTEN DARMBEINKAMM..."
?
Hmhm...
AH JA!

Abb. 32

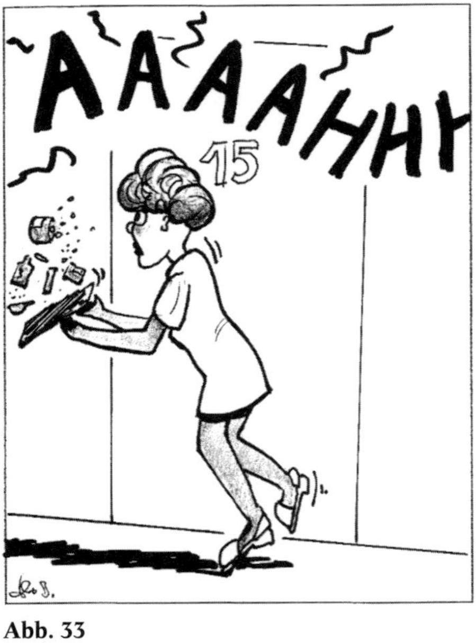
AAAAHHH
15

Abb. 33

Dabei denkt er sich: „*Immerhin zeige ich ihr das jetzt. Mir ging es in meiner Ausbildung auch nicht besser. Meistens muß man mit den Augen stehlen.*"
Nach einer kurzen Erklärung über das Tätigkeitsziel folgt ihm Petra ins Patientenzimmer. Heute beobachtet sie erstmals diesen Verbandwechsel. Zuerst entfernt Karl-Heinz die alte Fixierung. Staunend erlebt die Schülerin, wie intensiv sich der Pfleger trotz der **hohen Arbeitsgeschwindigkeit** mit dem Patienten gleichzeitig unterhält. Hin- und hergerissen verfolgt sie die Pflegemaßnahme und das Gespräch.

Karl-Heinz erklärt dem Patienten die ärztlichen Anordnungen in einer verständlichen Sprache. Petra bemerkt, daß er nach dem Aufsprühen des Desinfektionsmittels die vorgeschriebene Einwirkzeit beachtet. Wieder registriert sie den Verlauf des Gesprächs. Dabei **„übersieht“** sie, daß Karl-Heinz die Einstichstelle mit einer bestimmten Wischtechnik reinigt. Schließlich beobachtet Petra das Anlegen des frischen Verbandes. Zurück im Stationszimmer dokumentiert Karl-Heinz die Pflegemaßnahmen, während Petra den Essensplan für morgen einsammeln soll. Später fragt er die Schülerin, ob sie bezüglich der Viggo®-Pflege noch Fragen habe. Petra verneint, worauf Karl-Heinz im Lernzielkatalog diesen Bereich abzeichnet, *„damit die Schule auch sieht, daß du was bei uns gelernt hast!“*, wie er sagt.

Kommt Ihnen das bekannt vor?
Das Fatale hieran ist, daß die **Anleitungsqualität** u.a. enorm von der Beobachtungsgabe der Schülerin abhängig ist. Wie soll aber ein Pflegeanfänger wissen, was er alles beobachten soll, und was wichtig ist?
Gerade Schüler wissen nicht, was sie nicht wissen.
Schüler werden zum Patienten mitgenommen und „schauen zu“; oftmals sind sie dann überzeugt, es ebenso richtig zu können.
Häufig wird von den Schülern ein Beobachtungslernen gefordert. Der Anleiter glaubt fälschlicherweise, nicht viel erklären zu müssen und Zeit einsparen zu können. Es ist aber zu bedenken, daß diese Lernform neben einer Ineffektivität auch evtl. den Patienten gefährden kann. Darum müssen folgende **Spielregeln** in Tab. 5 beachtet werden.

P.S.:
Hätte im vorigen Beispiel Karl-Heinz diese Tips angewendet, wäre folgendes nicht geschehen:
Am nächsten Tag liest Schwester Erna (Kollegin von Karl-Heinz) im Lernzielkatalog der Schülerin. Dabei entdeckt sie den Eintrag „Viggo®-Pflege angeleitet“. Da momentan sehr viel Arbeit auf Station anliegt, fragt sie Schülerin Petra, ob sie die Viggo®-Pflege bei den Patienten vornehmen möchte.
Petra sagt: „ ...Ja“.

1.10.4 Lernen durch Einsicht

Die gezielte Anleitung, die im zweiten Teil dieses Buches ausführlich beschrieben wird, beruht auf Lernen durch Einsicht. Das, was der Schüler einmal mit **linker und rechter** Gehirnhälfte **richtig verarbeitet** hat, entspricht einer anderen Qualität von Wissen als wenn er es nur nachplappert oder auswendig lernt. Dies setzt natürlich auch eine professionelle Anleitung voraus.
Gegenüber allen bisher vorgestellten Arten zeigen sich beim Lernen durch Einsicht folgende Vorteile:

- Die zeitraubende Übungsphase von „Versuch und Irrtum“ wird hierbei stark verkürzt.
  Beispiel:
  Bedienungsablauf Infusionspumpe wird erklärt und demonstriert.
- Prinzipien, die Schülern einmal verdeutlicht wurden und die sie wirklich verstanden haben (z.B. sinngemäß in eigenen Worten wiedergeben können), **prägen sich langfristig ein.**

Checkliste: Beobachtungslernen
❑ Je mehr sich der Schüler mit dem Vorbild **identifizieren** kann, desto größer ist die Imitation. *Beispiel: Auch Ulli zeigt, daß er Schwächen hat und zu seinen Fehlern steht.*
❑ Beschreiben Sie dem Schüler, **welche** Tätigkeit geplant ist. Beispiel: *„Ich führe jetzt die Viggo®-Pflege bei Patient X aus. Du kannst mich begleiten und zuschauen."*
❑ **Klären Sie vorher** ab, was er bereits über die geplante Maßnahme weiß. Denn gewisse Teilhandlungen müssen als bekannt vorausgesetzt werden. *Beispiel: Schüler hat zwar noch nie die Pflege eines Venenkatheters gesehen, beobachtete aber einmal einen aseptischen Verbandwechsel.*
❑ Setzen Sie **Beobachtungsschwerpunkte:** *Beispiel: Kontrolliere bitte mit deiner Uhr, wie viele Sekunden ich das Desinfektionsmittel einwirken lasse?"*
❑ Verdeutlichen Sie **vorher** Ihre **Grundprinzipien:** *Beispiel: „Niemals zur Einstichstelle hin wischen!"*
❑ Pflegetätigkeiten mit hohem **„sozialen Status"** werden bevorzugt gelernt. *Beispiel: Schüler wollen die Visitenbegleitung früh lernen. Zeigen Sie, daß es eine gleichwertige hochrangige Leistung ist, eine Patientenorientierung auch bei „einfachen" Pflegemaßnahmen vorzunehmen. Hier ist Ihr gesamtes Stationsteam gefordert.*
❑ Bitten Sie Ihren Schüler, sich Fragen oder Unklarheiten bei längeren Vorgängen zu notieren, um sie **nach Ende** der Maßnahme besprechen zu können. *Schüler notiert beispielsweise: „Wie lange darf die Kanüle liegen bleiben?"*
❑ Verweisen Sie den Schüler zur **Vertiefung** abschließend auf praxisnahe Fachliteratur. *Beispiel: Stationsleitfaden, Pflegestandard, Unterricht, Lehrbuch.*
❑ Kündigen Sie für Folgetage **Kontroll**fragen oder die Maßnahme unter ihrer Beobachtung an. *Beispiel für Folgetag: „Nachdem du gestern nochmal zugeschaut und nachgelesen hast, erkläre mir bitte, was eine Thrombophlebitis ist!"*
❑ Bestätigen und **dokumentieren** Sie dem Schüler die Art der Tätigkeit, die angeleitet wurde. *Beispiel: „Schüler hat beobachtet – Schüler hat assistiert – Schüler hat selbständig unter meiner Aufsicht ..."*

Tab. 5

Beispiel:
Die Wirkung von Zentrifugalkräften beim schnellen Drehen und Kippen einer Glasampulle erspart lästiges Klopfen und Schnippen mit den Fingernägeln an den Ampullenhals, um Flüssigkeitsreste abfließen zu lassen. *„So halten auch Ihre Fingernägel"* (siehe Abb. 34).

– Die **Übungsphase verkürzt** sich, wenn dem Schüler zu Beginn das Anleitungsziel bzw. Pflegeziel klargemacht wird (Handlungsorientierung).

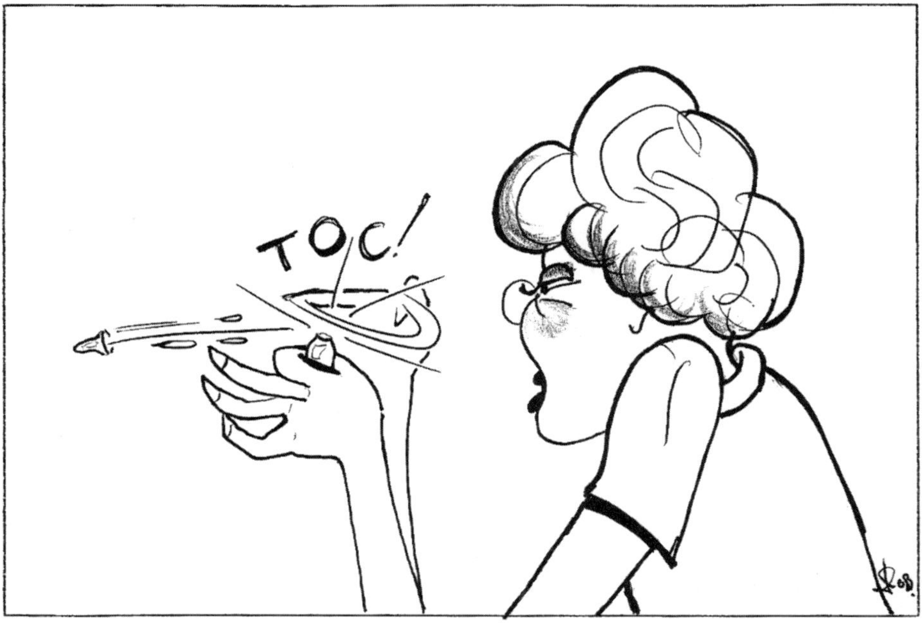

Abb. 34

- Neu erworbenes Wissen kann leichter und fachgerechter auf andere Situationen übertragen, **‚transferiert'** werden.
- Durch das pflegepädagogische Know-how der gezielten Anleitung **lernen** Schüler und Anleiter **leichter** und behalten ihr Wissen intensiver.

1.11 Vom Pflegeneuling zum Pflegeexperten

1.11.1 Das Fünf-Stufen-Modell

Wer in der Pflege *bestehen* möchte und den Beruf jahrzehntelang ausüben will, muß sich permanent fort- und weiterbilden. Dies gilt nicht nur für unseren Berufszweig, sondern wird arbeitsmarktpolitisch von allen Erwerbstätigen eingefordert. **„Long life learning"** wird zum Thema der kommenden Jahrzehnte.
Hier stellt sich die Frage, wie Krankenpflegepersonal zu **erfahrenen Pflegeexperten** wird. 1981 wurde in den USA das sogenannte Dreyfus-Modell veröffentlicht. Am Beispiel von Piloten und Schachspielern erforschte man die stufenweise Aneignung der entsprechenden Fähigkeiten.
Dr. Patricia Benner, eine amerikanische Krankenschwester, übertrug dieses Modell (Benner-Modell) in die dortige Pflegepraxis. Sie analysierte Beobachtungen aus der Pflege und veröffentlichte diese in ihrem Buch „Stufen zur Pflegekompetenz". Daraus können große Anteile auf die deutsche Pflegepraxis übertragen

werden. Allerdings bleibt zu berücksichtigen, daß US-amerikanisches Pflegepersonal im Berufsalltag einen größeren Handlungsspielraum hat *(z. B. eigenverantwortliche Dosierung und Applikation von Analgetika, selbständiges Ausführen von medizinisch-technischen Maßnahmen wie Defibrillieren).* Ebenso unterscheidet sich die US-Pflegeausbildung von unserer. Die universitär ausgebildeten Pflegekräfte sammeln während ihres Studiums deutlich weniger Praxiserfahrungen. Die Lehrkräfte konfrontieren die Lernenden nur mit ausgewählten Pflegesituationen auf der Station. Dadurch sind sie nicht in den Gesamtablauf des Pflegealltags einbezogen. Nach der Ausbildung, zu Beginn ihrer Berufstätigkeit, ist der Praxisschock (reality shock) entsprechend groß. Benner definiert diesen als:

„... den unangenehmen Vorgang des Sammelns von Erfahrungen, die nicht durch formale Modelle oder Theorien über Situationen vermittelt werden können." (8)

Während der dreijährigen deutschen Pflegeausbildung mit 3000 Stunden Praxiseinsatz machen Schüler diese Erfahrung innerhalb ihrer Ausbildung. Häufig klagen sie in den ersten Stationseinsätzen, daß sie die im Unterricht vermittelten Inhalte nicht adäquat mit dem Patienten umsetzen können.

Daraus ergibt sich die Hypothese, daß **Schüler der deutschen Pflegeausbildung** mit der Stufe **„Neuling"** des Benner-Modells gleichgesetzt werden können.

- Unterkursschüler
- Mittelkursschüler
- Oberkursschüler

} Erste Stufe: Neuling

Um so mehr lassen sich vor allem für den Bereich „Anleitung" wichtige Konsequenzen für die deutsche Krankenpflegeausbildung ziehen. Benners Werk kann Schüler, aber besonders auch ausgebildetes Pflegepersonal **motivieren,** im Stufen-Modell weiter aufzusteigen. Sie geht dabei von fünf Fähigkeitsstufen aus (siehe Abb. 35):

Das Durchlaufen dieser Stufen braucht Zeit. Es ist ein Prozeß, der nicht mit dem Examen beendet ist.

Der Neuling

Merkmale:

- Benötigt **Regeln, Checklisten** und einfache **Merksätze** als Ersatz für nicht erworbene Erfahrung. *Diese Regeln dienen dem Schüler wie einem Ortsunkundigen eine Landkarte.*
- Selbst erkennt der Schüler meist nur **objektive** Krankenbeobachtungskriterien *(z. B. Blutdruckwerte, Körpertemperaturmeßwert),* weil er dafür keine Erfahrung benötigt.
- Seine Handlungen sind häufig noch **stockend** und **starr.**
- Er **weiß** noch **nicht, was** er alles **beobachten** kann oder muß.

Anleitungsbeispiele:

- Hier ist das schrittweise Demonstrieren der aufgegliederten Handlungsschritte sinnvoll.

Umsetzung:

Häufig klagen Pflegekräfte, daß Unterkursschüler zwar die Einzelhandlung richtig ausführen, aber noch keinen Blick für das sogenannte „Drumherum" haben.

Schüler Ali rasiert einen Patienten ordnungsgemäß. Karl-Heinz klagt darüber: *„Also das Zimmer sah aus. Der Schüler hat noch nicht einmal die ungebrauchte Nierenschale mit herausgenommen, und der Patient kam nicht an seine Klingel ..."*

Abhilfe schaffen einfache **Checklisten,**

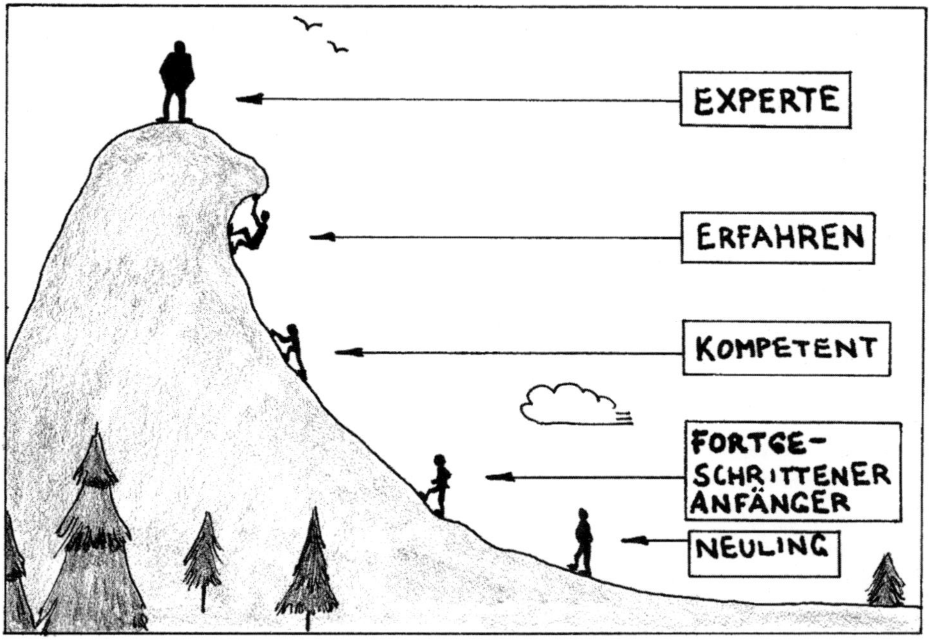

Abb. 35

die Schülern, gerade in der Anfangsphase, Orientierung geben können. Gemeinsam im Team erstellt und immer wieder modifiziert, können diese für *ganze Schülergenerationen* verwendet werden.

Um den von Karl-Heinz geschilderten Mißstand (Schüler verläßt das Patientenzimmer im ungeordneten Zustand) zukünftig abzustellen, hilft vielleicht folgende Checkliste in Tab. 6.

Vielleicht fallen Ihnen ähnliche Themen ein, damit nicht weiter über **die** *zerstreuten Schüler* gemeckert werden muß; nach dem Motto: *So dumm hat sich ja noch niemand angestellt?*

Mit diesem einfachen Ablaufschema geben Sie den Neulingen konkrete und wertvolle Hilfe und ersparen sich viele, viele Worte. Weitere Themen könnten sein:

- Postoperative Überwachung bei Patienten mit...
- Bedienung der hydraulischen Badewanne
- Einstufung der Dekubitusgefahr mit Hilfe der Norton-Skala

Der fortgeschrittene Anfänger

Merkmale:

- **Reagiert** auf Reize der Krankenbeobachtung.
- Be**handelt** aber alle Informationen gleich.
- Stellt fest, daß bei der Anwendung von Ausbildungsinhalten **flexibleres** Handeln erforderlich ist als bei praktischem Unterricht im Demoraum.
- Pflegt **regel- und modellgesteuert.**

Dazu bringt Deborah R. Gordon in Benners Buch folgenden bildhaften Vergleich:

Checkliste: Betreten und Verlassen des Patientenzimmers
Zielgruppe: Unterkursschüler während der ersten Einsätze

- ❑ Anwesenheitstaste drücken
  Die Kollegen wissen, wo ich bin.
- ❑ Beobachtung des Patienten
  Aussehen, Veränderungen, Besonderheiten?
- ❑ Blick über den Patienten
  Sind Infusionen durchgelaufen?
- ❑ Blick unter das Bett
  Urinableitung funktionstüchtig? Schuhe und Gehhilfen?
- ❑ Blick zum Nachttisch
  Wurden Medikamente eingenommen? Getränke bereitgestellt? Können nicht mehr gebrauchte Utensilien weggeräumt werden?
- ❑ Blick zur Klingel
  Kann sie der Patient erreichen?

Jetzt kann die geplante Tätigkeit vorgenommen werden. Anschließend vor Verlassen des Patientenzimmers:

- ❑ Blick zum Fenster
  Gewünschte Frischluft? Durchzug? Heizung? Rolladen?
- ❑ Blick zum Tisch
  Können nicht mehr gebrauchte Utensilien weggeräumt werden?
- ❑ Blick zur Naßzelle (sofern in Ihrer Einrichtung vorhanden)
  Pflegemittel vorrätig? Ordnung?
- ❑ Anwesenheitstaste drücken
  Vor dem Zimmer erlöscht die Anwesenheitsleuchte

Tab. 6

„Formale Modelle sind wie Stützräder beim Radfahren, die bei den ersten Fahrten für Sicherheit sorgen und unnötig und hinderlich werden, sobald man des Radfahrens mächtig ist. Vergessen wir nicht, daß die Wirklichkeit anders aussieht als das Modell. Und vergessen wir nicht, daß das Modell ein Instrument ist, kein Spiegel.“ (9)

Anleitungsbeispiele:

- Der Schüler benötigt Hilfestellung beim Setzen von **Prioritäten.**
- Er soll klinische **Urteilsfähigkeit** erlernen und trainieren.

Umsetzung:
Die Dekubitustherapie nach dem „Seiler-Konzept“ wurde in der Schule oder bei innerbetrieblichen Fortbildungen vermittelt. Der fortgeschrittene Anfänger wendet dieses Konzept bei Patienten mit Dekubitus an. Der Anleiter hilft ihm bei der Klassifizierung der Wundheilung. *Was sind Beläge, die entfernt werden müssen und was sind neugebildete Fibroblasten und Epithelzellen, die nicht manipuliert werden dürfen.*

Der kompetente Pflegende

Merkmale:

- **Plant** ganz bewußt die Pflegesituation.
- **Durchdenkt** die jeweilige Pflegehandlung.
- Hat das Gefühl, den **Aufgaben gewachsen** zu sein.
- Setzt **selbständig Prioritäten.**
- Arbeitet aber noch **nicht so schnell** und **flexibel** wie erfahrene Pflegende.

Anleitungsbeispiele:

- Braucht noch Unterstützung und Training beim Koordinieren verschiedenartiger Pflegeanforderungen.
- Flexibilität sollte weiter ausgebaut werden.

Umsetzung:

Die Pflegeperson kennt das „Bobath-Konzept" und hat den Grundkurs „Kinästhetik" absolviert. *Beim konkreten hemiplegischen Patienten muß sie einige Maßnahmen des Bobath-Konzeptes mit der Kinästhetik verknüpfen.*

Der erfahrene Pflegende

Merkmale:

- Setzt **selbständig Prioritäten** und stellt sich auf die ständig eintretenden Veränderungen ein.
- Je mehr er gesehen hat, um so **präziser** kann er **Situationen einschätzen** und differenzieren.
- Läßt sich von **Maximen,** Lebensregeln, leiten.
- Erfaßt Situationen aufgrund seiner gemachten Erfahrungen **ganzheitlich.**
- Stößt schnell zum **Kern des Problems,** weil er unerhebliche Möglichkeiten herausfiltert.
- Erkennt ansatzweise Alarmsignale **vor** der Anzeige im Monitoring.
  Beispiel: Aussage von Krankenschwester bei Eintritt ins Zimmer: *„Obwohl der Patient nicht klagte, hatte ich so ein komisches Gefühl und bereitete sicherheitshalber alles für die Notfallsituation vor. Diese trat dann unerwartet ein".*
  Erfahrene Pflegende lassen sich offensichtlich stärker durch die **rechte** Hirnhälfte (Erfahrung und Intuition) leiten.

Anleitungsbeispiele:

- Sollte dazu animiert werden, das Schreiben von „vorwärtsschauenden Pflegeberichten" zu trainieren.
- Maximen sind für Neulinge häufig nichtssagend und müssen transparentgemacht werden. Zum Beispiel: *Die erfahrene Pflegekraft möchte den Schüler anleiten. Sie spricht dabei permanent von wichtigen Prinzipien. So z. B.: „Du mußt den Patienten beim Aufnahmegespräch fragen, welche Erwartungen er an diesen Krankenhausaufenthalt hat." Der Schüler versteht noch nicht den Hintergrund dieser Frage. Die Pflegekraft kann bezüglich des Selbstpflegepotentials des Patienten (nach dem Pflegemodell von Dorothee Orem) Rückschlüsse für die Pflege ziehen.*
- Erfahrene lernen besonders effektiv anhand von Fallbeispielen.

Umsetzung:

Wenn die erfahrene Pflegeperson Veränderungen der Vitalzeichen vor Anzeige auf dem Monitor erwartet, sollten diese Fähigkeiten weiter trainiert werden. So kann sich diese Person persönliche Aufzeichnungen über ihre Einschätzung der Situation bezüglich des Verlaufes machen. Gemeinsam mit dem Praxisanleiter können diese abschließend evaluiert (ausgewertet) werden.

Der Pflegeexperte

Merkmale:

- Läßt sich **nicht** mehr von Maximen leiten.
- Erfaßt **intuitiv** die wichtigen Aspekte einer Situation.
- Kann häufig sehr genau auf den **zukünftigen Verlauf** des Patientenzustandes schließen.
- Weiß immer mehr, als er anderen mitteilen kann. Er hat das **Problem,** sein **Wissen in verständliche Worte** zu fassen.

„Anleitungs"beispiele:

(wenn Sie darunter ein Begleiten und Fördern der Ressourcen verstehen):

- Trainieren von berufspädagogischen Grundlagen, damit das Wissen transparentgemacht werden kann.
- Mitarbeit an Pflegeforschungsstudien zu klinischen Problemen.

Umsetzung:

Der Praxisanleiter animiert und unterstützt den Pflegeexperten, damit er in innerbetrieblichen Fortbildungsveranstaltungen für kompetente und erfahrene Pflegende Anteile übernehmen kann.

1.11.2 Auswirkungen auf den Einsatz von Pflegestandards

Patricia Benner versteht unter „Kompetenz" das **selbständige pflegerische Handeln und Urteilen,** und nicht vorrangig bestimmte kognitive, affektive oder sensomotorische Kenntnisse.

Jede Stufe ist situationsabhängig; das Durchlaufen der fünf Fähigkeiten bezeichnet sie als Prozeß. Dabei entfernt sich der Lernende immer weiter von der Stufe eins weg. Vom Befolgen abstrakter Grundsätze hin zu Rückgriffen auf konkrete Erfahrungen. In Abb. 36 werden die Auswirkungen auf den Einsatz von Standards skizziert.

Die unterschiedlichen Ansprüche an Pflegestandards für das Fünf-Stufen-Modell

Pflegende der Stufe eins bis drei sind auf Standards mit ausführlichen Situationsanalysen angewiesen. Sie finden es professionell, wenn die Standards befolgt und eingehalten werden.

Vor allem Erfahrene und Experten sehen das theoretische Modell, auf das sie einmal bauten, häufig als überflüssiges Beiwerk an. Sie empfinden eine ausführliche Situationsanalyse als einen Umweg zur Lösung des Problems, das sie viel schneller durch den Rückgriff auf Erfahrungen lösen würden.

> Darum müßten eigentlich **verschiedene** Standards für **verschiedene** Kompetenzstufen entwikkelt werden. Es sollten aber mindestens eine Standardversion für Stufen eins bis drei und eine weitere für die Stufen vier und fünf vorliegen.

1.11.3 Konsequenzen für die Anleitung

Ähnlich wie Pflegeexperten haben auch wir, die sich um Praxisanleitung bemühen, folgendes Alltagsproblem:

Wie vermittle ich Wissen an Schüler (Neulinge), welches zu vielschichtig ist, um es in Form von einfachen Anweisungen und Merksätzen weiterzugeben. Über ihre Untersuchung schreibt auch Patricia Benner (siehe auch Abb. 37):

„Ein großer Teil ihres klinischen Knowhows ließ sich nur demonstrieren, und dazu mußte die betreffende Situation ge-

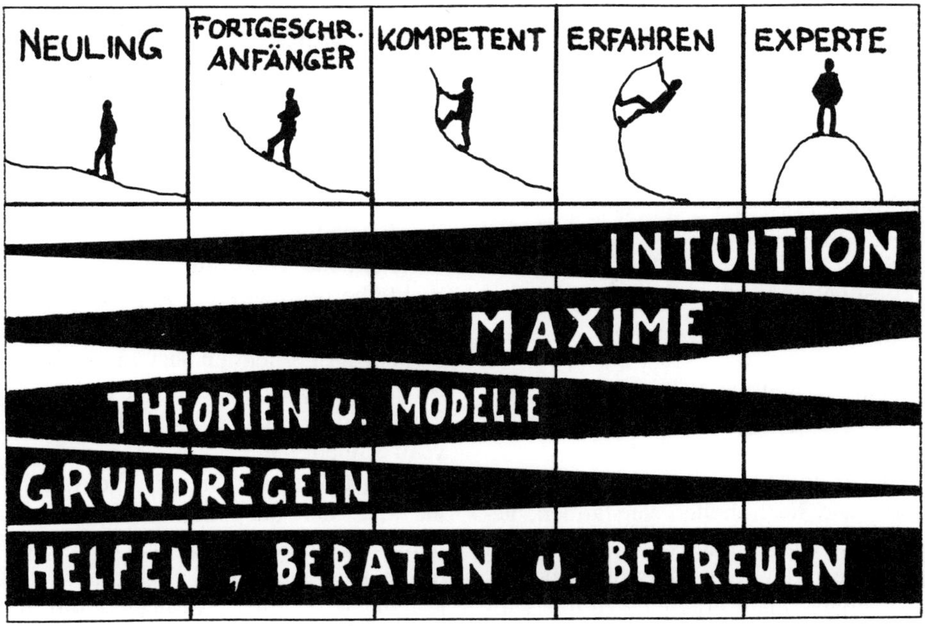
NEULING
FORTGESCHR. ANFÄNGER
KOMPETENT
ERFAHREN
EXPERTE
INTUITION
MAXIME
THEORIEN u. MODELLE
GRUNDREGELN
HELFEN, BERATEN u. BETREUEN

Abb. 36

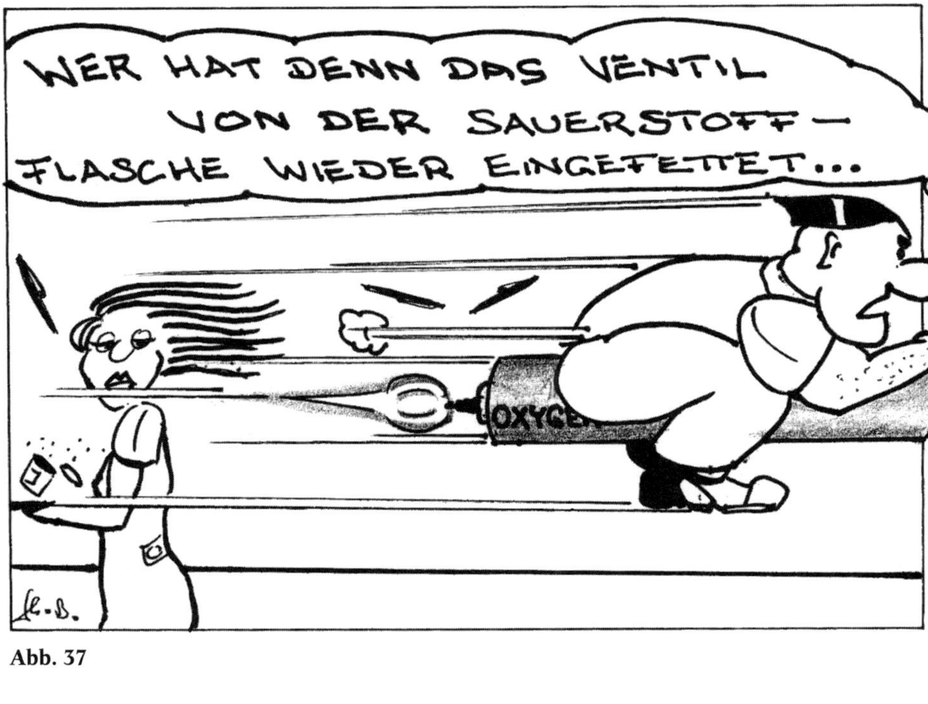
WER HAT DENN DAS VENTIL VON DER SAUERSTOFF-FLASCHE WIEDER EINGEFETTET...
OXYGE

Abb. 37

geben sein. Die vielen Besonderheiten und Ausnahmen der Praxis lassen sich in den Darstellungen von Lehrbüchern nicht erfassen, finden aber nach und nach Eingang in den Grundstock an Erfahrungen mit vielen verschiedenen Situationen, über den langjährig tätige Schwestern und Pfleger verfügen. Und deshalb sind es Demonstrationen in realen Situationen, die so wertvoll für den Berufsanfänger sind.“ (10)

Später bezieht sie sich auf die weitere klinische Spezialisierung bezüglich bestimmter Patientengruppen:
„Pfleger und Schwestern lernen am besten, wie Krankheiten verstanden, gedeutet und bewältigt werden können, indem sie mit vielen Patienten arbeiten, die vergleichbare Probleme zu überwinden haben. Ihr Wissen und ein gewisses Maß an Beweglichkeit gewinnen sie, indem sie die Patienten durch alle Phasen der Krankheit hindurch begleiten. Einer Schwester, die keine Erfahrung damit hat, was bei bestimmten Krankheiten normal ist und was vom Normalen abweicht, fällt es viel schwerer, den Zustand eines Patienten richtig einzuschätzen, und ihn darauf vorzubereiten, was ihm bevorsteht.“ (11)
Sie stellt die These auf (die aber noch nicht überprüft wurde): „... jemand, dessen Kompetenzniveau noch relativ nahe an dem der Lernenden liegt, kennt deren Möglichkeiten vielleicht viel besser als jemand, der bereits ein viel höheres Niveau erreicht hat ...“
Hintergrund dieser These ist die Annahme, daß sich der Anleiter **der nächsthöheren Fähigkeitsstufe** noch am besten in die Denkweise und Bedürfnisse der jeweiligen „Schüler“ versetzen kann. Es bleibt abzuwarten, ob Benner dieses in der Zukunft beweisen kann.

2 Prozeß der Anleitung

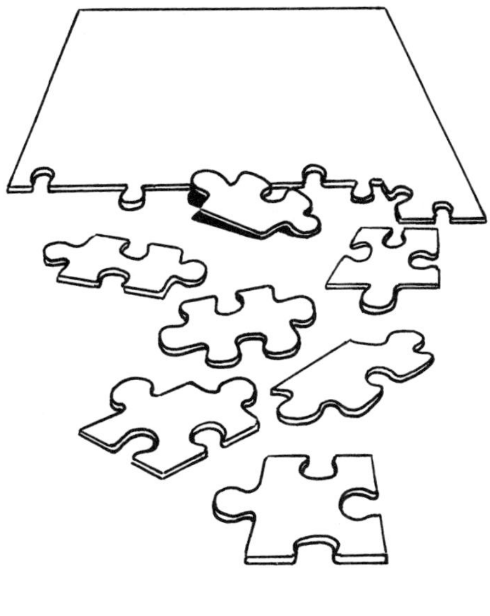

2.1 Vorbereitung des Anleiters

Pflegepädagogikstudenten fertigen bei ihren ersten Entwürfen für Unterrichtsstunden sogenannte **Bedingungsanalysen** an. Das heißt, sie analysieren die **Lernvoraussetzungen** und **Lernbarrieren** der Klasse. Damit soll der Lehrer für mögliche Unterrichtsproblembereiche **sensibilisiert** werden. Daraus läßt sich einiges für **gezielte Anleitungen** verwenden.

2.1.1 Bedingungen durch das Umfeld

Keine Zeit – tut mir leid! Die häufige Antwort auf Schülerfragen.
Das Problem läßt sich nur lösen, wenn durch ein entsprechendes Zeitmanagement im Tages- und Wochenablauf **andere Prioritäten** gesetzt werden.

Polemik dosiert:
Was ist wichtiger?
- Blut abnehmen?
- Betten auswaschen?
- an Wochenenden Tätigkeiten für die Mitarbeiter ausführen, die keinen Dienst haben: Krankengymnastik am Patienten, Blutzuckerbestimmung, Personalien aufnehmen (weil niemand in der Verwaltung ist)?
- Routine-Hygienemaßnahmen?
- Routine-Vitalzeichenbestimmung: täglich, bei allen Patienten ...?

Oder

ist Ihnen bzw. Ihrem Team die qualifizierte Ausbildung **Ihrer zukünftigen** Kollegen wichtiger?

Machen Sie im Team die **Notwendigkeit für Anleitung** bewußt, bzw. sensibilisieren Sie Ihre Kollegen für die Thematik. Beispiel: Wann hast du in deiner Ausbildung am meisten gelernt?

Anleitungsverpflichtung
Was aber, wenn Ihre Kollegen keine Notwendigkeit erkennen?
Wer muß überhaupt anleiten? Können sich examinierte Pflegekräfte weigern und Anleitungen auf den Mentor, Praxisanleiter oder Lehrer abschieben?
Konkret gefragt: Gehört die Anleitung von Pflegeschülern zu den Aufgaben von Krankenschwestern/-pflegern?
Ja!
Dazu der Vorstandsbeschluß der Deutschen Krankenhausgesellschaft:
„*Die praktische Anleitung von (Kinder-)Krankenpflegeschülern und -schülerinnen gehört zu den originären* [d.h. ursprünglichen] *Aufgaben der Krankenpflegepersonen ...*" (12)

Für Pflegekräfte in karitativen Einrichtungen weist der Tarifvertrag auf besondere Dienstpflichten hin:
„*Tarifvertrag Arbeitsvertragsrichtlinien des Deutschen Caritasverbandes (AVR)*
§ 5: Besondere Dienstpflichten
Absatz (3):
Die Mitarbeiter sind grundsätzlich verpflichtet, sich auf Verlangen des Dienstgebers in zumutbarem Umfang an der Weiterbildung der Mitarbeiter und am Unterricht an den Schulen des Dienstgebers zu beteiligen.
In akademischen Lehrkrankenhäusern sind die Ärzte im Rahmen ihres Dienstes verpflichtet, sich an der praktischen Ausbildung der Medizinstudenten in dem Krankenhaus zu beteiligen. Das gilt auch für sonstige Mitarbeiter, die an der Ausbildung auf

Anordnung des Dienstgebers beteiligt werden." (13)

Voraussetzung zur Anleitung sind natürlich entsprechende **pädagogische Grundlagen.** Sollten Sie diese Kenntnisse während Ihrer dreijährigen Ausbildung nicht erlernt haben, so bitten Sie Ihre Pflegedienstleitung um angemessene innerbetriebliche oder externe Fortbildung zur Praxisanleitung. Schüler, die sich noch in der Ausbildung befinden, können ihrer Schule eine Unterrichtseinheit zur Praxisanleitung vorschlagen.

Pflegeorganisationssysteme

Große Auswirkung auf die Anleitung hat die Organisation der Pflege.

Funktionspflege

In den vergangenen Jahren hat sich die Funktionspflege nach Aussagen von Pflegedienstleitungen deutlich reduziert. Auf Nachfragen, welches Pflegeorganisationsmodell zur Anwendung kommt, werden neben eindeutigen Begriffen wie Gruppen- oder Zimmerpflege häufig Mischformen genannt. Bei genauer Analyse lassen sich sehr oft Arbeitsorientierungen beobachten, die prinzipiell der Funktionspflege zuzuordnen sind:

- Rundenpflege (z.B. Temperaturmessung durch eine Pflegekraft bei allen Patienten),
- Routinetage (z.B. Bettenbezugstag) oder
- ein Krankenpfleger richtet Medikamente, begleitet die Visite etc. für alle Patienten.

Werden in der Funktionspflege die anfallenden Tätigkeiten streng hierarchisch delegiert, so übernehmen Schüler mit großer Wahrscheinlichkeit überwiegend Routinearbeiten (Rundenpflege, Reinigungs- und Desinfektionsmaßnahmen, Transportdienste usw.).
Durch die Arbeitsdelegation hat der Schüler und haben eventuell auch Sie als Anleiter nur einen beschränkten Verantwortungsbereich. Die Arbeitszufriedenheit steigt nach Aussage der Motivationspsychologie aber mit zunehmender Verantwortung.
Wird diese Verantwortung mangels Möglichkeit und Anleitung selten erlebt, so verlernen Schüler die eventuell vorhandenen kognitiven Wissensinhalte wieder.

Ganzheitlich orientierte Pflegesysteme

Der Krankenpflegeschüler wird bei dieser Pflegephilosophie umfassend ausgebildet. Pflegepersonalaussagen wie „*Der Unterkursschüler darf bei mir aber nicht Tabletten richten?*" muß deshalb widersprochen werden. Pädagogisch und vor allem pflegerisch sinnvoll wäre es zum Beispiel, wenn Anleiter und Schüler gemeinsam die Tabletten ihrer Bezugspatienten richten würden.

Beispiel:
Der Schüler wird beauftragt, eine Woche lang nur für zwei Patienten eines Zimmers unter Aufsicht die Tabletten zu richten. In dieser Woche soll er sich intensiv mit den Beipackzetteln beschäftigen. (Natürlich sollte die Pflegeintensität im Verhältnis zum Ausbildungsstand stehen.)

Die Realisierung dieser Pflegesystemorientierung kann sowohl in Zimmer-, Bereichs-, Gruppen- oder Einzelpflege (Primary Nursing) erfolgen.
Entscheidend für den Schüler **ist die Zuordnung** zu einer pflegerischen **Bezugsperson** in einer überschaubaren Pflege-

einheit, um gemeinsam Pflegeverantwortung übernehmen zu können.

Zeitplanung

Anleitung bedarf der Planung und Vorbereitung. Allein die verschiedenen Bedingungsanalysen (siehe Tab. 7) müssen bedacht und daraus entsprechende Konsequenzen gezogen werden. Suchen Sie sich laut Dienstplan für die gezielte Anleitung den Tag der Woche aus, an dem auf Ihrer Station die beste Personalbesetzung vorhanden ist. **Informieren Sie Kollegen** und die Leitung über Ihre Absicht, und lassen Sie sich für die geplante Zeit die Anleitung im Dienstplan vermerken. Natürlich kann sich der Termin durch Notfälle und Personalausfälle verändern, aber die Erfahrung zeigt, daß **abgesprochene** Anleitungszeiten überwiegend eingehalten und auch vom Team akzeptiert werden.
Die Indikation einiger Fragen ist in den folgenden Kurzbeispielen erläutert, sofern diese im vorangegangenen Text nicht besprochen wurden bzw. in den weiteren Kapiteln folgen.

Beispiele

Werden stationsinterne Besonderheiten innerhalb der Anleitung berücksichtigt?
In der Gemeindepflege kann der Schüler den Katheterismus mit einem Katheterset beobachten; im Krankenhaus werden die Utensilien separat zusammengestellt: Pinzette, Kompressen, Handschuhe etc.

Werden die Vorgaben der Pflegeschule erfüllt?
Vorgabe: Pflegeplanung soll integriert werden, oder die Schule untersagt Unterkursschülern das Spritzen.
Ähnliche Anforderungen: Nach dem Einführungsblock müssen auf der Station die vorgegebenen Lernziele „Umgang mit Telefonanlage“, „Notfallverhalten“, usw. angeleitet werden.

Inwieweit wird die Station durch die Anleitung entlastet?
Stationen wissen, daß bei Anleitungssituationen sehr oft eine überwiegend hohe Pflegequalität gewährleistet ist. Das heißt, der Patient erfährt eine optimale Pflege, dem Schüler sind die Maß-

Checkliste Umfeldanalyse
❑ Wird die Anleitung vom Team akzeptiert und die notwendige Freistellung für Schüler und Anleiter ermöglicht?
❑ Werden stationsinterne Besonderheiten innerhalb der Anleitung berücksichtigt?
❑ Gibt es Räumlichkeiten für ungestörte Gespräche?
❑ Ist der Zeitpunkt für Anleiter, Schüler, Patient und Stationsablauf günstig?
❑ Kann eine lernfördernde Sitzposition eingenommen werden?
❑ Werden die Vorgaben der Pflegeschule erfüllt?
❑ Inwieweit wird die Station durch die Anleitung entlastet?

Tab. 7

nahmen einsichtig und er kann sie (nach der Trainingsphase) gewissenhaft und akkurat ausführen. Für dieses erfolgreiche „Anleitungsprodukt" muß allerdings Zeit investiert werden. Verdeutlichen Sie Ihren Kollegen immer wieder, daß der Zeitaufwand der gezielten Anleitung nicht größer ist als beim Beobachtungslernen. Letztere Lernform beansprucht eine deutlich längere Übungsphase, besitzt eine höhere Fehlerquote und führt häufig zu auftretenden Frustrationen bei Schülern, Anleiter und Patienten.

2.1.2 Bedingungen durch den Schüler

Im ersten Teil haben wir uns mit der Vielfältigkeit menschlichen Lernens beschäftigt. Mit diesem Hintergrundwissen können Sie nun an den Schüler herangehen. Je mehr Sie von ihm wissen, um so leichter und zugleich effektiver kann angeleitet werden. Inwieweit haben **Vorerfahrungen** Auswirkung auf die praktische Anleitung?
Anders gefragt:

> Leiten Sie Schüler A mit Krankenpflegehelfer-Examen anders an als Schüler B, der Realschulabgänger ist und keine Pflegeerfahrung besitzt?

Diese Frage läßt sich nicht pauschal beantworten, weil die Situation von weiteren Bedingungen abhängig ist. Im **ersten** Stationseinsatz können zwischen beiden Schülern erhebliche Unterschiede bestehen. Schüler A zeigt sich zum Beispiel in der Pflege sicherer, flexibler und schneller als Schüler B.
Im weiteren Verlauf der Ausbildung stellen Sie vielleicht keine Unterschiede mehr fest, oder Schüler B pflegt sogar patientenorientierter als A.
In Tab. 8 finden Sie eine Liste allgemeiner Kriterien von Schülern, die Auswirkungen auf Anleitungen haben können **(aber nicht müssen).**

Sicherlich kommen Ihnen einige Punkte aus der Pflegeanamnese bekannt vor. Warum füllen Sie für Patienten/Bewohner das Anamneseblatt aus? Denn auch dabei werden ähnliche Bedingungen des Patienten/Bewohners erfaßt.
Die verschiedenen Voraussetzungen und Bedingungen, die der Patient hat oder mitbringt, prägen den Pflegeprozeß entscheidend.

> **Beispiel:**
> Patientin X versorgte sich trotz ihrer Behinderung zu Hause alleine. Das Pflegepersonal kann durch diese Angaben die Patienten**ressourcen** in die Pflegeplanung sinnvoll integrieren.

Erinnern Sie sich?
Nur wenn ich den Schüler kenne, kann ich ihn gezielt anleiten!
Ein anderer wichtiger Aspekt ist auch, daß mit dem Patienten nur **einmal** ein Aufnahmegespräch geführt wird, sich die anderen Pflegekräfte darauf beziehen können und nicht immer wieder einzeln nachfragen müssen.
Nutzen wir diese **Anamnese** für die Anleitung. Während des ersten Einsatzes arbeiten viele Pflegekräfte mit dem Schüler, die alle die gleichen Fragen stellen.

- **Wer sind Sie/Wer bist Du?**
  Auch im Kontakt mit Schülern sollte zunächst bei der Anrede immer die Sie-Form Verwendung finden. Später

kann sich daraus ein kollegiales Du entwickeln. (Zur Vereinfachung wird in diesem Buch überwiegend nur die weitverbreitete Du-Form verwendet.)

- **Was hast Du vorher gemacht?**
- **Hast Du schon einmal in der Pflege gearbeitet?**
- **Was möchtest Du auf unserer Station lernen?**

Hier stellt sich allerdings die Frage, wie umfangreich sich dieses „Kennen" gestalten soll. Es wäre widersinnig, alle Bedingungen ermitteln zu wollen.

Beispiele: Berufe der Eltern, Lieblingsfarbe, Fernsehgewohnheiten.

Sinnvollerweise sollten nur die Bereiche thematisiert werden, aus denen **echte Konsequenzen für die Anleitung** gezogen werden können.

Durch dieses einmalige Erfragen mit anschließender Dokumentation sparen Sie Zeit. Sofern alle Beteiligten einverstanden sind, kann das Erstgesprächsprotokoll an die Pinnwand oder an das schwarze Brett der Station geheftet werden (innerhalb des Stationszimmers, aber nicht zugänglich für Patienten). Nach einiger Zeit des Kennenlernens heftet es der Schüler in seiner Mappe ab.

In Anlehnung an die Pflegeanamnese empfiehlt sich:

	Beispiele
Alter	*17 oder 38 Jahre*
Geschlecht	*männliche Schüler auf Gynäkologie?*
Schulabschluß	*Abitur oder Hauptschule u. Krankenkenpflegehelfer-Examen?*
erlernte berufsfremde Berufe	*Maurer*
erlernte pflegeähnliche Berufe	*Arzthelferin*
Pflegeerfahrungen	*mehrere Jahre in Pflegeeinrichtungen oder keine Erfahrung*
Familienstand	*ledig, verheiratet, geschieden, Freund oder Freundin*
soziales Umfeld	*Spannungen mit den Eltern, eigenen Kindern*
Motivation	*krisensicherer Job, sich für andere aufopfern*
Ängste	*vor sterbenden Patienten, vor Verantwortung*
besondere Fähigkeiten	*technische Begabung, beherrscht Fremdsprachen*
Erwartungen an Station:	*Vorbereitung auf praktische Prüfung*
bisherige Stationseinsätze:	*bis jetzt nur Chirurgie*
Lernbarrieren:	*Nervosität, wenn Pflegemaßnahmen beobachtet werden*
Bedürfnisse:	*Als Schüler, der noch nicht alles kann, akzeptiert zu werden*

Tab. 8

> – eine Schüleranamnese, die sich auf den jeweiligen Stationseinsatz bezieht. Nach Möglichkeit sollte diese vor dem ersten Einsatztag auf der Station erstellt werden. Hierfür hat sich als Bezeichnung der Begriff **Erstgespräch** bewährt. (**Erst**gespräch, weil die Station erstmals das Gespräch mit dem Schüler führt. In Abgrenzung zum Vorgespräch (siehe Kap. 2.4) welches sich auf die Anleitung bezieht);
> – eine individuelle Analyse der Lernvoraussetzungen des Schülers zu erstellen: **Schüleranalyse**. Diese gehört zu den unmittelbaren Vorbereitungen der gezielten Anleitung.

Erstgespräch

Ablauf des Erstgespräches

Der Termin sollte so vereinbart werden, daß dieses Gespräch **vor** dem ersten Dienst auf der Station stattfindet.

Erste Möglichkeit

Die Schule informiert zu Beginn des Theorieblocks über Ort und Zeitpunkt des nächsten Einsatzes. Die Schüler haben die Aufgabe, während dieses Schulblocks einen Termin zu vereinbaren, an dem das Erstgespräch geführt werden kann.

Zweite Möglichkeit

Durch langfristige Ausbildungsplanung wissen die Schüler, wo und wann sie auf welchen Stationen und Bereichen eingesetzt werden. Die Lernenden wissen, daß sie etwa 4 Wochen vor Einsatzbeginn einen Termin vereinbaren sollen. Empfehlenswert ist der **Zeitpunkt** des **Erstgespräches** etwa eine Woche vorher.

Umfeld

Raum und Zeitpunkt des Gespräches sind so zu wählen, daß es **möglichst störungs- und unterbrechungsfrei** geführt werden kann. Das heißt, bitte nicht in Stationszimmern, mit klingelnden Telefonen oder fragenden Angehörigen. Hoffentlich gibt es in Ihrem Haus außer Badezimmern, Abstellkammern und Arztzimmern geeignetere Räumlichkeiten, in denen die größte Berufsgruppe der Einrichtung (nämlich das Pflegepersonal) entsprechende Gesprächsmöglichkeiten findet. *Haben Sie schon einmal Ärzte- oder Verwaltungsbesprechungen in Bädern oder Toiletten beobachtet?*
Der Zeitpunkt sollte individuell vereinbart werden. Sie würdigen die Bedeutung und Notwendigkeit dieses Gespräches, wenn Sie es nicht *„mal eben auf die Schnelle"* einplanen und durchführen. Erfahrungsgemäß dauert es bei den **ersten** Stationseinsätzen der Unterkursschüler länger, als bei Mittel- und Oberkursschülern. Letztere besitzen oft schon Informationen über Station, Personal und Fachdisziplin, die sie bei Einsätzen z. B. auf Nachbarstationen bereits gemacht haben.
In Tab. 9 finden Sie die Vorlage **„Erstgesprächsprotokoll"**. Sicherlich können Sie dieses Gespräch auch ohne schriftliches Protokoll führen. Sie ist als Checkliste gestaltet, weil ansonsten schnell der rote Faden verlorengeht. Es ist empfehlenswert, wenn der **obere Abschnitt** schon vorher **durch den Schüler ausgefüllt** wird. Er sollte nach Möglichkeit bereits Lernwünsche aus dem Lernzielkatalog seiner zukünftigen Station aussuchen und notieren. Hat er dabei Probleme, weil er die Bedeutung oder den Hintergrund einiger Lernziele nicht ver-

Checkliste Erstgespräch

vom Schüler auszufüllen:

Einsatz auf Station: ________ vom: ________ bis: ________

Name des Schülers: ________ Alter: ________

Tätigkeiten bzw. Schule vor der Ausbildung:

____

Kurs: ________

bisherige Einsätze: ________

Telefon privat bzw. Wohnheim: ________

Urlaubs-/AZV-Tage/Nachtwachen: ________

Erwartungen an diesen Stationseinsatz; drei Lernziele aus Lernverlaufsbogen: ________

____

____

____

vom Mentor bzw. Examinierten auszufüllen:

Name des Gesprächspartners: ________ Funktion: ________

- ❑ Name der examinierten Pflegekraft, die mit dem Schüler laut Dienstplan (Wochenendrhythmus) vorwiegend pflegen wird:

____

- ❑ Informationen zum Stammpersonal: Stationsleitung, Krankenschwestern, -pfleger, Ärzte, Schüler, Praktikanten.
- ❑ Typische Patientenkrankheitsbilder, Pflegestufen, weitere Fachdisziplinen
- ❑ Besonderheiten: z. B. OP-Tage, spezielle Tätigkeiten
- ❑ Vertrauensbasis; prinzipielle Möglichkeit Fragen zu stellen;
- ❑ Kritik (vom Schüler oder von Examinierten) soll auf der Station besprochen werden
- ❑ Schüler ist für zeitnahe Eintragungen in Lernverlaufsbogen und Checkliste verantwortlich. Er/Sie soll Krankenschwester/-pfleger nach Anleitungen daran rechtzeitig erinnern.
- ❑ Geplanter Termin des Zwischengespräches: ________
- ❑ Geplanter Termin des Abschlußgespräches: ________
- ❑ Besonderheiten/Bemerkungen: ________

____

____

________ ________ ________

Datum *Unterschrift Schüler* *Unterschrift Krankenschwester, -pfleger/Mentor*

Tab. 9

steht, ergibt sich hieraus eine gute Einstiegsmöglichkeit für das Gespräch.
Zum Termin soll der Schüler auch seine Mappe/Ordner mit allen vorhandenen Unterlagen (Lernzielkatalog) mitbringen. Damit kann im Bedarfsfalle schnell nachgeschlagen werden.
Das Gespräch sollte den Schüler positiv einstimmen. Vielleicht gelingt es Ihnen, ihn zu animieren, sich bis zu Einsatzbeginn über die Fachdisziplin der Station zu informieren?

Folgende Zwecke erfüllt dieses Protokoll:

Kontaktaufnahme

Das Gespräch ermöglicht das **gegenseitige Kennenlernen**. Dieses dient auch dem Abbau von Vorurteilen. Die Station erlangt Kenntnisse über für sie wichtige Daten wie *Urlaubstage, Lernwünsche, geplante Nachtwachen, Telefonnummer, Erwartungen.*
Erinnern Sie sich noch an die Ängste und Befürchtungen, die Sie vor einem neuen Stationseinsatz hatten?

Beispiele:
Vorurteile der Schüler: Zitat: *„Also, die Station kannst du total vergessen; da darfst du nur putzen ...!“* Aber auch Vorurteile auf seiten der Station: Aussage von Pfleger Karl-Heinz: *„Der Schüler, der nächste Woche zu uns kommt, muß auf der Nachbarstation stinkfaul gewesen sein, und überhaupt, wie der schon rumläuft ...“*

Fragen Sie den Schüler, welche Informationen er von Ihrer Station und dem Team hat. Vorurteile werden zwar erst im Verlauf des Einsatzes vollständig abgebaut, aber bereits ein kurzes Gespräch vor dem Einsatz reduziert gerade auf seiten des Schülers Ängste oder Besorgnis.
Der Schüler erhält **Informationen zum Stammpersonal** der Station, z. B. wer hat die Leitung und Vertretung, wer sind die Mentoren, Krankenschwestern und -pfleger, Mitschüler, Ärzte, Praktikanten. Des weiteren werden kurz **typische Patientenfallbeispiele** vorgestellt.

Beispiel:
Pfleger Ulli zu einem Unterkursschüler, der erstmals auf Urologie eingesetzt werden soll: „Bei uns liegen Patienten, die Erkrankungen von Niere, Blase und Harnwegen haben. Häufig sind dies Patienten mit Nierensteinen oder Blasentumoren ...“

Der Oberkursschüler kann sich durch die Disziplinbezeichnung selbständig Krankheitsbilder ableiten, die wahrscheinlich bereits im Unterricht besprochen wurden. Darum verkürzt sich für Mittelkurs- und Oberkursschüler dieser Gesprächsteil entsprechend.
Stationsinterne Besonderheiten wie bestimmte OP-Tage oder Tätigkeiten, die für den Schüler interessant sein können, werden kurz erläutert.

Lerntyp

Im theoretischen Unterricht des **Einführungsblockes** sollten den Schülern die **Grundlagen der Lern- und Arbeitstechnik** vermittelt werden. Dazu zählt auch das Wissen über die favorisierten Wahrnehmungskanäle (siehe Kap. 1.5). Ist dieses noch nicht geschehen, können Sie dem Schüler durch den **„Lerntyptest“** Hilfe zur Selbsthilfe anbieten.

> Empfehlen Sie ihm das Buch von Frederic Vester: „Denken, Lernen, Vergessen“ und daraus den Test (S. 144 bis 150). Bis zum Einsatzbeginn auf der Station soll er diesen auswerten. Im folgenden eine Auswahl von typischen Fragen daraus:

Art und Darbietung des Lernstoffs

[Im genannten Buch soll der Leser seine Antwort jeweils mit nachfolgenden Zeichen in der Rubrik „Verstehen und Behalten“ markieren]:

„Ich verstehe bzw. behalte besonders gut (+), mittel (o), schlecht (–):

- wenn der Lernstoff mit Worten vorgetragen wird
- wenn mit Schemata wie Grafiken, Kurven etc. zum Lerninhalt gearbeitet wird
- wenn ich mir selbst solche Schemata zeichne
- wenn ich aus meinem Schulbuch lerne
- wenn ich aus meinem Heft lernen
- wenn die größeren Zusammenhänge des Lerninhalts gebracht werden
- wenn Details gebracht werden
- wenn Lernstoff auf eine einzige Weise oder an einem Beispiel erklärt wird, statt auf mehrere Arten wiederholt wird
- wenn etwas humorvoll oder komisch formuliert ist
- wenn ich über den Lernstoff ein gewisses Vorwissen habe

Die Beziehung zum Lernstoff

Ich verstehe bzw. behalte etwas besonders gut. Kreuzen Sie an, was zutrifft:

- wenn ich mir dazu eigene Notizen mache, Zusammenfassungen schreibe
- wenn ich mir zum Lernstoff selbst etwas ausdenke
- wenn ich den Lernstoff komplett auswendig lerne
- wenn ich etwas über das Thema lese

Die Eingangskanäle

Kreuzen Sie an, was zutrifft:

- Wenn ich einen Gegenstand anfasse und damit spiele, kann ich ihn viel besser beschreiben, als wenn ich ihn nur genau angeschaut habe.
- Erst wenn ich einen Papierflieger selbst gebastelt habe, weiß ich, wie das geht. Vom Zuschauen allein behalte ich das nicht!
- Wenn man mir an einer Maschine erklärt, wie sie bedient wird, oder wenn ich bei einem Experiment im Unterricht zuschaue, dann behalte ich es besser, als wenn ich es mit den Händen nur ausprobiert oder nachgemacht habe.
- Einen Weg durch die Stadt finde ich besser, wenn ich ihn nicht nur erklärt bekomme oder auf dem Stadtplan angeschaut habe, sondern auch mit dem Finger darauf nachgezogen habe.

Die Lehrperson

Ich verstehe bzw. behalte besonders gut (+), schlecht (–)

- wenn die Lehrperson vorträgt
- wenn die Lehrperson mir etwas persönlich erklärt
- wenn mir die Lehrperson sympathisch ist
- wenn mir die Lehrperson unsympathisch ist
- wenn mir ein Kollege oder Schulfreund etwas erklärt

Die Lernatmosphäre

Kreuzen Sie an, was zutrifft.

Ich lerne mit besonders gutem Ergebnis:

- wenn mich kein Geräusch ablenkt
- wenn ich vor dem Lernen gegessen habe
- wenn ich gut gelaunt, in aufgeräumter Stimmung bin
- wenn ich mich auf etwas freue, was ich nach dem Lernen tun werde.
- Ich fühle mich vor meinen Mitschülern oder Kollegen gehemmt.
- In bestimmter Umgebung kann ich mich gut konzentrieren, in anderer schlecht.

Lernkontrolle

Kreuzen Sie an, was zutrifft:
- Ich brauche meist jemanden, der mich antreibt.
- Ich freue mich auf Prüfungen.
- Einen Stoff, den ich für eine Schulaufgabe oder eine Prüfung gelernt habe, vergesse ich hinterher meist sehr schnell.

Ich kann einen Lernstoff gut (+) ... wiedergeben:
- wenn mich die Lehrperson fragt
- wenn mich ein Mitschüler oder Kollege abfragt
- wenn ich mir die möglichen Antworten vorher laut vorgesagt habe.

Dazu kommt ein **Gedächtnistest** zum Grundlerntyp der einzelnen Stufen des Gedächtnisses:
- zur maximalen Merkfähigkeit
- Neugierde
- zu Lernstörungen durch Überlagerung ähnlicher Informationen (Interferenz)

Mit diesem Wissen über den eigenen Lerntyp erleichtert sich der Schüler die praktische und theoretische Ausbildung.

Räumliche Orientierung

Aus Anlaß des Erstgespäches besucht der Schüler Ihre Station. Er weiß nun, **wo der zukünftige Einsatzort liegt.** Je größer Ihr Haus ist, desto wichtiger ist diese Orientierung für den Schüler.

Festlegung des Mentors bzw. der Bezugsperson

Wenn bei Ihnen das Mentorensystem eingeführt ist (mindestens eine examinierte Pflegekraft des Teams ist Ansprechpartner und Bezugsperson für den Schüler), sollte diese Pflegekraft das Gespräch führen.
Wenn der Mentor während des Schülereinsatzes gerade Urlaub oder Fortbildung hat bzw. in der anderen Dienstschicht im anderen Wochenendrhythmus arbeitet, sollte im Team eine Vertretung gefunden werden, die für Mentorentätigkeiten entsprechend **motiviert und qualifiziert** ist.

Grobplanung der praktischen Lernziele für diesen Einsatz

Im Gespräch beschreibt der Mentor das typische Tätigkeitsfeld auf dieser Station. Existiert für Ihren Bereich ein Lernzielkatalog, so können Sie dem Schüler einzelne Lernziele erläutern. Zuweilen wissen Unterkursschüler nicht, was zum Beispiel unter dem Ziel *„Patient für Koloskopie vorbereiten“* oder *„Bewohnerbiographie erstellen“* zu verstehen ist.
Der Schüler kann nun besondere Lernziel-Wünsche äußern. Gemeinsam werden daraufhin die geplanten Ziele für diesen Einsatz dokumentiert.

Wochenplanung

Pädagogisch sinnvoll ist eine Wochenplanung. Während des Erstgespräches

kann diese kurz mündlich vorgestellt und später, an den ersten Diensttagen, schriftlich und verbindlich dokumentiert werden.
Am Beispiel des Unterkursschülers Franz auf der Urologie wird dies in Tab. 10 erläutert.
Bei der Planung des Einsatzes ist zu berücksichtigen, ob der Schüler im weiteren Verlauf seiner Ausbildung **noch einmal auf** Ihre **Station kommt**.

Beispiel:
Schüler Ali (Unterkurs) wird später nicht mehr in der Urologie eingesetzt. Schüler Franz (Unterkurs) arbeitet laut Planung im Oberkurs noch einmal für acht Wochen auf dieser Station. Somit haben die urologischen Lernziele für Schüler Ali Vorrang, weil er ansonsten keine Möglichkeit mehr hat, diese innerhalb der Ausbildung zu lernen.

Erwartungen und Wünsche
Es erfolgt eine Absprache, **wer für die Führung** und für die Eintragungen im **Lernzielkatalog** zuständig ist. Fragen Sie im Zweifelsfall in der Krankenpflegeschule nach, ob diese Aufgabe vom Schüler oder in erster Linie von Krankenschwestern bzw. -pflegern zu erledigen ist. In vielen Einrichtungen wissen

Wochenplanung

Name des Schülers: Franz Einsatz von: 01.08. bis 30.09. Station: U1

1. Woche	2. Woche	3. Woche	4. Woche	5. Woche	6. Woche	7. Woche	8. Woche
Schüler führt nur die Tätigkeiten durch, die er in vorherigen Einsätzen gelernt hat und bei denen er sich sicher fühlt. Mentor beobachtet diese und gibt dem Schüler eine Rückmeldung. Bei Bedarf verbessert er; eventuell neue ***gezielte Anleitung.***	*Schüler beobachtet und begleitet typische urologische Patienten. Der Mentor erklärt Krankheitsbilder und animiert den Schüler, theoretische Grundlagen selbst nachzulesen.*	*Nach entsprechenden* ***gezielten Anleitungen*** *und Bearbeitungen von „Wochenthemen“ (siehe 3. Teil) kann der Schüler jetzt bereits bei urologischen Pflegemaßnahmen assistieren; z. B. Pflege bei Patienten nach Prostataoperationen.*	*Trainingsphase: Förderung der Beobachtung.*	*Führt die anvisierten Tätigkeiten selbständig (unter Aufsicht) aus. Transfer der Pflegemaßnahmen auf andere Patienten.*	*Transfer: Pflege bei Patienten mit Blasenoperationen.*	*Transfer: Pflege bei Patienten mit Nierenoperationen.*	

Tab. 10

die Schüler, daß sie selbst das Stationspersonal nach Anleitungen daran erinnern sollen, daß die Unterweisung auch im Katalog dokumentiert wird. Somit übernehmen Schüler **Mitverantwortung** für ihre praktische Ausbildung.

Schüler werden im Erstgespräch **ermuntert**, bei für sie unverständlichen Dingen im Stationsalltag **Fragen zu stellen**. Auch bittet der Mentor z.B. den Unterkursschüler, während des Dienstes immer einen kleinen **Notizblock** oder ein Vokabelheft mit sich zu tragen, damit er sich Fremdwörter, unklare Zusammenhänge etc. sofort notieren kann. So muß der Schüler im Arbeitsablauf (z.B. während der Dienstübergaben) nicht laufend durch Verständnisfragen unterbrechen *(was sich Schüler sowieso nur selten trauen)*, sondern er vermerkt sich ein Stichwort und weiß, daß der Mentor **nach** der Tätigkeit (Beispiel: Übergabe) die Zusammenhänge in Ruhe erklärt.

Häufig teilen Schüler ihre Wünsche und Erwartungen nicht während des Erstgespäches mit. Fragen Sie daher ruhig in der ersten Zeit auf Ihrer Station noch einmal nach.

Kritikform und Konflikte

Der Schüler wird gebeten, mögliche **Konflikte** mit den betreffenden Personen **zuerst** einmal **selbst** zu **klären**. Ist dieses nicht erfolgreich, oder möchte es der Schüler nicht alleine regeln, bietet der Mentor seine Hilfe an. Generell sollten alle im Team wissen, daß Probleme zunächst ansatzweise miteinander gelöst werden sollten. Erst im zweiten Schritt können dann weitere Stellen (Pflegedienstleitung oder Schule) informiert und einbezogen werden.

Dadurch bauen sich **langfristig** Vorurteile ab. Der Schüler kann Fehler oder nicht verstandene Zusammenhänge offen zugeben. Er braucht keine Angst zu haben, daß über ihn anschließend auf der Station (schlimmer noch, auf der Nachbarstation oder in der Cafeteria) negativ gesprochen wird.

Beurteilung

Bei einer Beurteilung des Stationseinsatzes des Schülers müssen folgende Voraussetzungen bereits während des Erstgespräches geklärt werden:

- Der Schüler erhält die Beurteilungskriterien bereits **zu Beginn** des Einsatzes. Fordern Sie die Bögen frühzeitig von der Schule an. Denn erst dann weiß der Schüler, daß *beispielsweise* die Kriterien: *Verhalten zu Patienten, Teamverhalten, Hygiene und Arbeitsverhalten* später beurteilt werden.
- Legen Sie bereits im Erstgespräch das Datum für das **Zwischengespräch** fest. *Beispiel: Erster Frühdienst auf dieser Station am 1. Mai – Letzter Dienst am 30. Juni.*

> **Bei Halbzeit,** in diesem Beispiel etwa um den 30. Mai, kann das Zwischengespräch geführt werden. Erklären Sie dem Schüler, daß dieses Gespräch in seinem Interesse ist. Die Station gibt eine kurze Einschätzung und Bewertung der obigen Kriterien wieder. Der Schüler nimmt diese (für ihn noch unverbindliche) Beurteilung zur Kenntnis und versucht sich erfahrungsgemäß im weiteren Verlauf zu verbessern. Siehe auch Kap. 2.8.

- Ebenso sollte der Termin für das **Abschlußgespräch** vereinbart werden. Bei langfristiger Dienstplanung können Sie abschätzen, an welchen Tagen

Ihr Team für gemeinsame Beurteilungen komplett ist.

Schüleranalyse

Nachdem der Stationseinsatz des Schülers begonnen hat und in Absprache mit ihm ein Anleitungsthema vereinbart wurde, beginnt die Planung. Hier sollten Sie die **anleitungsspezifische** Schüleranalyse vornehmen. Jetzt geht es konkret um den Schüler in der Anleitung (Thema, Inhalt, Ziel).

Im folgenden Beispiel des Themenbereiches „*Thromboseprophylaxe*“ möchte Pfleger Ulli eine gezielte Anleitung für Schülerin Petra konzipieren. Das Anleitungsthema ist „Umgang mit Antithrombosestrümpfen“ (siehe Abb. 38).

Aus dem Erstgesprächsprotokoll berücksichtigt er die Angaben aus Tab. 11.

Diese Angaben allein reichen nicht. Für die Planung der Anleitung benötigt Pfleger Ulli weitere Informationen:

- **Welche Stärken hat die Schülerin?**
  Mit der Motivation zur Anleitung kann er rechnen, weil Petra sich das Thema gewünscht hat.
  Durch ein einjähriges Praktikum im Altenheim hat sie Erfahrung im Umgang mit älteren Patienten.
- **Welche Ressourcen hat sie?**
  Ausprägung der visuellen und auditiven Wahrnehmungskanäle.
  Sie weiß um die Notwendigkeit der Thromboseprophylaxe, weil sie während ihres ersten Einsatzes (Chirurgie) einen Patienten mit der Diagnose „Lungenembolie“ erlebte.
- **Welche Schwächen/Probleme hat die Schülerin?**
  Sie befürchtet, die Strümpfe falsch anzulegen, und dadurch dem Patien-

☑ CHECKLISTE ERSTGESPRÄCH

vom Schüler auszufüllen:

Einsatz auf Station: D vom: 1. Mai bis: 30. Juni

Name des Schülers: Petra S. Alter: 18

Tätigkeiten bzw. Schule vor der Ausbildung:
Realschulabschluß, 1 Jahr Praktikum im Altenheim

Kurs und bisherige Einsätze: UK, 1. Einsatz Stat. A Chirurgie

Telefon privat bzw. Wohnheim: 089 - 24.... Wohnheim 7481

Urlaubs/AZV-Tage/Nachtwachen: 1x AZV

Erwartungen an diesen Stationseinsatz; Drei Lernziele aus Lernverlaufsbogen:
Anleitungswünsche: Umgang mit Antithrombosestrümpfen
Sondenernährung
Verbandwechsel Venenkatheter

Tab. 11

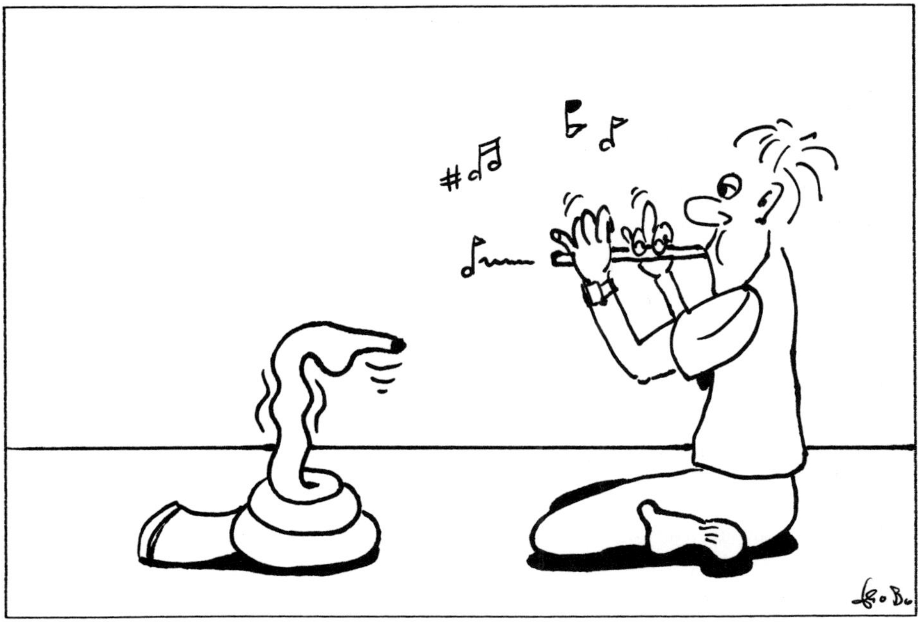

Abb. 38

ten zu schaden. Sie glaubt, die spezielle Anziehtechnik nicht schnell genug lernen zu können, weil sie Schwierigkeiten mit dem haptischen Wahrnehmungskanal bzw. mit sensomotorischen Lernzielen angibt.

- **Welches Wissen hat die Schülerin in Bezug auf das Thema?**
  Sie hat bereits zweimal beim Anlegen von Binden-Kompressionsverbänden zugeschaut.

Darüber hinaus sind weitere Fragen zu den Bedingungen der Anleitung und der Voraussetzungen des Schülers zu beachten. Die Reihenfolge in Tab. 12 macht keine Aussage über Prioritäten, denn diese sind von der Gesamtsituation abhängig.

Welche biographischen Daten haben Einfluß auf das Lernen?
In der Regel lernt ein 17jähriger Schüler anders als ein 36jähriger.

Welches Pflegeverständnis hat er?
Soll der Patient unterstützend-erzieherische Maßnahmen erhalten, damit er sein Selbstpflegedefizit kompensieren kann (Pflegemodell nach Orem), oder soll er die Maßnahmen „über sich ergehen lassen“?

Welche Medien können in der Anleitung sinnvoll eingesetzt werden?
Hier stellt sich der Anleiter auf den Schüler ein. Wenn der anzuleitende Schüler effektiver durch Beobachten und Anschauen lernt und der auditive Wahrnehmungskanal unterentwickelt ist, sollte der Anleiter entsprechendes Bildmaterial und Grafiken integrieren oder auch Pflegemaßnahmen direkt demonstrieren. Abschließend kann der Schüler diese mit eigenen Worten erklären.

Checkliste Schüleranalyse
❑ Wer ist der Schüler?
❑ Welche biographischen Daten haben Einfluß auf das Lernen?
❑ Welches Pflegeverständnis hat er?
❑ Was ist er für ein Lerntyp?
❑ Welche Medien können in der Anleitung sinnvoll eingesetzt werden?
❑ Wie schätzt er sich selbst ein (Selbstbild)?
❑ Wie ist seine Motivation zur Anleitung/Ausbildung?
❑ Was interessiert ihn besonders?
❑ Welche Stärken/Ressourcen hat der Schüler?
❑ Welche Schwächen/Probleme hat er?
❑ Welches Vorwissen hat der Schüler bezüglich des Themas?
❑ Welche Ängste/Befürchtungen hat er?
❑ Welche Kenntnis habe ich über seine bisherigen praktischen und theoretischen Leistungen?
❑ Wie geht er mit Kritik um?
❑ Wie ist seine Stellung im Team?
❑ Wie ist seine Beobachtungsfähigkeit?
❑ Wie beschreibt der Schüler sein Verhältnis zum Patienten, der in die Anleitung integriert werden soll?
❑ Wie beeinflußt sein privates Umfeld die Lernmöglichkeiten?
❑ Wie beschreibt er die Beziehung zu mir als Anleiter/Kollege/Person?

Tab. 12

Selbstbild

Wie schätzt er sich selbst ein (Selbstbild)? Schüler (wobei dies auch für andere Menschen gilt) mit **positivem Selbstbild** stehen Aufgaben und zu erbringenden Leistungen aufgeschlossen gegenüber. Das Motiv, die Aufgabe bewältigen zu wollen, ist u.a. das Bedürfnis nach Informationen über die eigenen Fähigkeiten. Schönpflug schreibt dazu:

„Wenn Personen Aufgaben mittlerer Schwierigkeit bevorzugten, so stehe das gerade im Dienste des Aufbaus eines eigenen Selbstbildes, eines Selbstkonzepts. Denn was könnten sie über ihre Fähigkeit lernen, wenn sie (individuell) leichte Aufgaben sicher bewältigen und an (individuell) schweren Aufgaben scheitern? Sie erfahren dadurch nichts, was sie nicht schon vorher wüßten. Ihre Unsicherheit liege im mittleren Bereich der (subjektiven) Erfolgswahrscheinlichkeit. Diese Unsicherheit zu beseitigen, bedeute dann, Gewißheit über die eigene Leistungsfähigkeit zu erhalten. Auf der Suche nach Erfolg verweilen Individuen auch am längsten bei Aufgaben mittlerer Erfolgswahrscheinlich-

keit; sie brechen nicht ab, legen keine Pausen ein u. ä.; so der Norweger Nygard (1975) nach ausgedehnten Versuchsreihen an Schülern." (14)

Bei **negativ ausgerichtetem Selbstbild** fehlt dem Schüler der Mut, Lösungsversuche eigenständig zu unternehmen. Er muß laufend motiviert und bestärkt werden.
Das andere Extrem sind Schüler, die sich häufig **überschätzen**. Die natürlichen Angstbarrieren sind unterentwickelt. Sie übernehmen Aufgaben, denen sie noch gar nicht gewachsen sind, bringen dadurch Patienten in direkte Gefahr und zeigen wenig Einsicht bei entsprechender Kritik ihres Verhaltens.
Dazu ein unglaubliches, aber doch reales aktuelles Praxisbeispiel:

Beispiel:
Ein Unterkursschüler meinte bereits in der Probezeit, alles über Sondenernährung zu wissen, und konnektierte das Anschlußstück der Sondenkost direkt an die liegende Venenkanüle. Schicksalhaft für den Patienten, trat im gleichen Augenblick eine Krankenschwester ins Zimmer und verhinderte Schlimmeres. Der Schüler bezeichnete die Aufregung der Schwester als übertrieben!

In diesen Fällen, wo Schüler so wenig einsichtig sind, sollten die Kündigungsmöglichkeiten innerhalb der Probezeit voll genützt werden.

Was interessiert ihn besonders?
Schüler zeigt z. B. besonderes Interesse für eine Anleitung zum Thema: „Postoperative Pflege nach Magenresektion", weil einem seiner Familienmitglieder ein ähnlicher Eingriff bevorsteht.

Welche Kenntnis habe ich über seine bisherigen praktischen und theoretischen Leistungen?
Einem Schüler mit schlechten theoretischen Leistungen hilft eventuell, wenn das in der Schule vermittelte Wissen in der Praxis innerhalb kurzer Zeit aufbereitet und angewendet wird.
Wie ist seine Beobachtungsfähigkeit?
Detailliert, genau, oberflächlich oder anschaulich?
Kann diese Fähigkeit durch die Anleitung weiter trainiert werden?
Wie beschreibt der Schüler sein Verhältnis zum Patienten, der in die Anleitung integriert werden soll?
Gibt oder gab es Konflikte zwischen Schüler und Patient, die immer noch bestehen? Sinnvollerweise sollten Sie einen solchen Patienten nicht für die Anleitung mit dem Schüler wählen.
Wie beeinflußt sein privates Umfeld die Lernmöglichkeiten?
Schülerin mit zwei Kindern kann mangels Zeit zu Hause nichts für eine Anleitung vorbereiten.
Wie beschreibt er die Beziehung zu mir als Anleiter/Kollege/Person?
Bestehen Sympathie oder Antipathie?

2.1.3 Bedingungen durch den Anleiter

In diesem Abschnitt geht es um **Sie**!
Zunächst beschäftigen wir uns mit den **allgemeinen Voraussetzungen** für die Anleitungstätigkeit, später dann mit der **Eigenanalyse.**

Voraussetzungen des Anleiters
Als Anleiter sind Sie in den konkreten Unterweisungssituationen **Vorbild.**

> Schüler orientieren sich an Personen, die ihr Anleitungsziel verkörpern. Sie versuchen möglichst viel von ihrem Vorbild **abzuschauen** oder zu **imitieren.**

Dadurch ergründen und durchschauen Schüler sehr schnell, welche Pflegekraft Handlungsanweisungen in der Situation nur vorspielt und welcher Anleiter die aufgestellen Regeln und Richtlinien im Pflegealltag selbst beachtet.

Beispiel:
Pfleger Karl-Heinz predigt Schüler Franz ausführlich einige Hygieneregeln: Während der Anleitung fordert er mehrmalige Händedesinfektionen und die volle Einhaltung der Einwirkzeit des Desinfektionsmittels. Auf Franz wirkt Karl-Heinz unecht, weil er in den letzten Wochen kontinuierlich beobachten konnte, daß der Anleiter häufig selbst grobe Verstöße gegen die Richtlinien praktizierte, sich jetzt aber so darstellt, als würde er immer darauf achten.

> Erinnern Sie sich noch an Vorbilder während Ihrer Ausbildung?

Waren es vielleicht Pflegekräfte, die eine hohe **Fachkompetenz** hatten?
Solange Sie auf Ihrer Station anleiten, (Kompetenz unterstellt), beherrschen Sie relativ sicher die Thematik.
Wie sieht es aber aus, wenn Sie aushilfsweise Schüler in anderen Fachabteilungen anleiten sollen?
Grundsätzlich gilt:

> Als Anleiter können Sie nicht in allen Fachdisziplinen kompetent sein!

Haben Sie schon einmal einen Chirurgen gesehen, der in der Inneren Medizin, Urologie und Gynäkologie, Neurologie oder HNO sachkundig ist?
Von freigestellten Praxisanleitern wird dieses nicht selten eingefordert. Sie sollen möglichst **im ganzen Haus** Schülern professionelle Pflege demonstrieren. Sie *sollen wissen, daß Patienten mit Endoprothesen-Operationen direkt belasten dürfen und die leere Heparininfusion auf der internistischen Station mit 25000 I.E. gefüllt wird!*

> Seriöse und fachkompetente Anleitungen lassen sich nur in einer, maximal in zwei bis drei Disziplinen leisten.

Oder waren Ihre Vorbilder Oberkursschüler bzw. examinierte Berufsanfänger, deren **Verständnis** Ihnen als Schüler gegenüber damals imponierte, deren Pflegeauffassung Sie beeindruckte, weil Sie den vorgelebten Umgang mit den Patienten als wahrhafte und ehrliche Beziehung erlebten?
Möglicherweise waren Ihre Leitbilder Pflegepersonen, die sich mit den Schülern **solidarisch** erklärten und Sie nicht für sogenannte „Schülerarbeiten" mißbrauchten. Kollegen, bei denen Sie sich vor Bloßstellung sicher fühlten, denen gegenüber Sie Ihre Fehler und Fragen zugeben konnten, ohne das andere Unbeteiligte von Ihrer *schülerphysiologischen* Inkompetenz erfahren haben.
Vielleicht waren Ihre Vorbilder gerade die Pflegenden, die für Anleitungen je-

derzeit **motiviert** waren. Gerne wird mit der Ausrede „keine Zeit zu haben" der Anleitungswunsch des Schülers auf einen anderen Termin verschoben oder sogar völlig abgewehrt. Vermutlich stellten Sie dazu damals fest, daß es einigen motivierten Pflegekräften bei einer ähnlichen Arbeitsbelastung und Personalbesetzung offenbar trotzdem gelang, gezielt anzuleiten.
Leider ist es mit gutem Willen alleine nicht getan. Examinierte Pflegende benötigen auch das pflegepädagogische Grundwissen, um effektive Anleitungen durchführen zu können.

Beispiel:
Karl-Heinz zeigt bereitwillig viele Pflegemaßnahmen, ohne jedoch dem Schüler zusätzliche Erläuterungen zu geben. Die Spielregeln des Beobachtungslernens beachtet er nicht, weil er diese nicht kennt.

Das Anleitungsergebnis wird um so schlechter, je weniger die Lernmaximen:
- **Bedeutung von Verknüpfungen,**
- **Handlungsorientierung,**
- **Struktur des Lerninhalts,**
- **Üben und Wiederholen**

usw. vom Anleiter berücksichtigt werden.
Die Voraussetzungen, die eine Pflegekraft für die Anleiterfunktion benötigt, sind also:

- Professionelles Pflegeverständnis.
- Solidarität mit Schülern und Verständnis für sie.
- Die Motivation, anleiten zu wollen.
- Das Wissen, anleiten zu können.

Dadurch übernimmt der Anleiter für den Schüler eine **Vorbild**funktion, die sich nicht nur auf isolierte Anleitungssituationen beschränken darf.

Eigenanalyse vor der Anleitung

Wir knüpfen direkt an die Checkliste Schüleranalyse an und beleuchten zunächst das **Verhältnis zwischen Anleiter und Schüler**.
Klar ist, daß auch hier wieder Sympathie und Antipathie eine große Rolle spielen. Machen Sie sich als Anleiter bewußt, ob ihnen der Schüler sympathisch oder unsympathisch ist. Sie können sich dieses erleichtern, indem Sie sich verdeutlichen, warum Sie ihn eher mögen oder ablehnen. **Welches Schülerverhalten** bewirkt bei Ihnen die entsprechende Einstellung?
Gerade Personen gegenüber, die die gleichen **negativen Angewohnheiten** haben, die man **an sich selbst** nicht mag, ist man häufig überkritisch eingestellt. Wenn Sie dieses vorher in der Analyse bedenken, sensibilisieren Sie sich dafür und können später angemessen Ihr Urteil abwägen.
Andererseits steht man Personen **unkritischer** gegenüber, die ähnliche, an sich selbst geschätzte **positive Verhaltensweisen** zeigen.
In Tab. 13 finden Sie die Checkliste Eigenanalyse, die anschließend wieder mit einigen Beispielen erläutert werden soll.

Beispiele

Hat er sich auf die Anleitung vorbereitet?
Überhaupt nicht/zu Hause einmal gelesen/schriftlich ausgearbeitet.
Ist sein Methodenrepertoire so vielseitig, daß er sich auf den Schüler einstellen kann?
Verwendet er Hilfsmittel? Welche Anteile läßt er den Schüler übernehmen?
Wie ist seine Stimme?

Checkliste Eigenanalyse
❑ Wie steht der Anleiter zum Schüler?
❑ Hat er sich auf die Anleitung vorbereitet?
❑ Wie ist sein Pflegeverständnis **in der** Anleitungs**situation**?
❑ Kennt er den Patienten mit seinen Bedürfnissen?
❑ Kann er die Bedingungen des Umfeldes berücksichtigen?
❑ Ist sein Methodenrepertoire so vielseitig, daß er sich auf den Schüler einstellen kann?
❑ Wie ist seine Stimme?
❑ Wie ist seine Körperhaltung, -sprache?
❑ Kann er Schweigen aushalten und den Schüler Gedanken entwickeln lassen?
❑ Kann er den Schüler für diese Anleitung neugierig machen?
❑ Stimmen die Aussagen des Anleiters mit seiner Einstellung und seinem Verhalten überein?
❑ Weiß er wie/wo er sein Wissen bezüglich der Anleitung auffrischen bzw. neu erwerben kann?
❑ Kann er die Pflegemaßnahmen der Anleitung durch Pflegeforschungsergebnisse begründen und belegen?
❑ Wie übt er dem Schüler gegenüber Kritik?
❑ Welche Stellung hat er im Stationsteam?
❑ Warum leitet er diesen Schüler und das Thema an?
❑ Kann er seine didaktischen Entscheidungen in der jeweiligen Anleitungssituation begründen?
❑ Wie detailliert ist seine Beobachtungsgabe?

Tab. 13

Monoton, einschläfernd, pointiert, klar und verständlich, schnell und hastig?

Wie ist seine Körperhaltung, -sprache?
Siehe Abb. 39.

Kann er Schweigen aushalten und den Schüler Gedanken entwickeln lassen?
Hier kapitulieren Anleiter häufig schon nach wenigen Sekunden. Geben Sie dem Schüler Zeit zu antworten? Kommt er nicht alleine auf die Lösung, so nennen Sie bitte noch nicht das Endergebnis, sondern orientieren Sie ihn mit Hinweisen zum nächsten Teilschritt. Häufig findet der Schüler durch geschicktes Nachfragen den richtigen Lösungsweg (siehe Abb. 40).

Kann er den Schüler für diese Anleitung neugierig machen?

> **Beispiel Karl-Heinz:**
> „Also, wir machen heute einen Verbandwechsel. Dabei sollte man folgendes beachten: Damit keine Tröpfcheninfektion entsteht, muß ein Mundschutz getragen werden..."

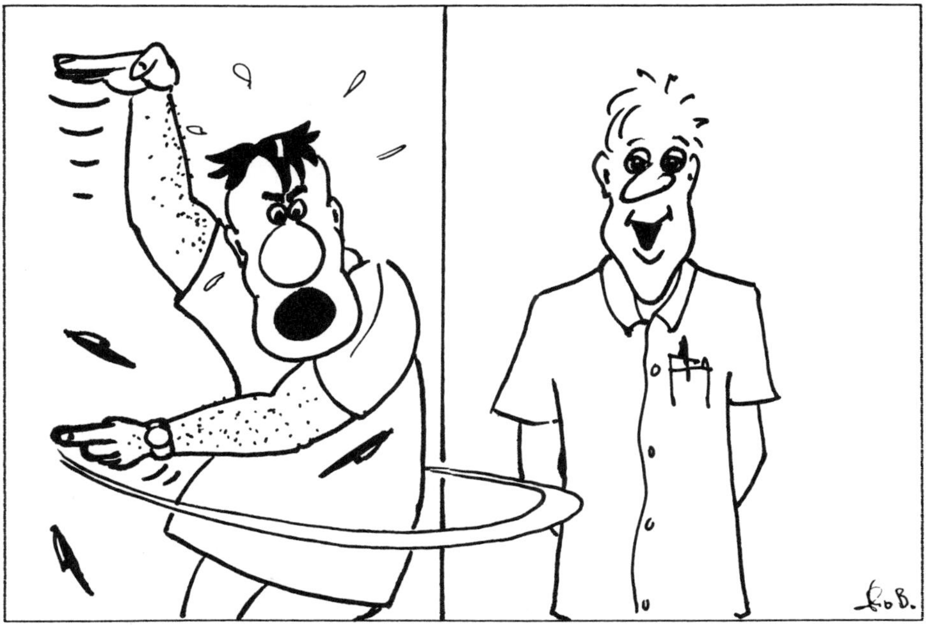

Abb. 39

Beispiel Ulli:
„Kannst du dir vorstellen, warum bei einem Verbandwechsel eine Infektion der Wunde entstehen kann, obwohl alle Instrumente, die dafür gebraucht werden, steril sind und die Non-Touch-Methode verwendet wird?"

Stimmen die Aussagen des Anleiters mit seiner Einstellung und seinem Verhalten überein?
Durch hektische Bewegungen und Nervosität signalisiert der Anleiter dem Schüler unbewußt, daß er in Wirklichkeit keine Zeit hat, unsicher ist oder die Anleitung schnell hinter sich bringen will.
Welche Stellung hat er im Stationsteam?
Ist der Anleiter Einzelkämpfer im Pflegeteam, oder wird Anleitung als Aufgabe von allen gesehen?
Wie detailliert ist seine Beobachtungsgabe?
Muß er sich bei Beobachtung der Maßnahmen, die der Schüler durchführt, Notizen machen oder ist seine Merkfähigkeit so ausgeprägt, daß er Details im Nachgespräch wiedergeben kann?

2.1.4 Bedingungen durch das Thema der Anleitung

Im Kap. 2.7.3 wird erläutert, **was** Schüler lernen sollen.
In 3000 Stunden praktischer Ausbildung sollen sie für den Beruf qualifiziert werden. Um das Thema der Anleitung planen zu können, beschäftigen wir uns mit den Anforderungen, die der Gesetzgeber an die praktische Ausbildung

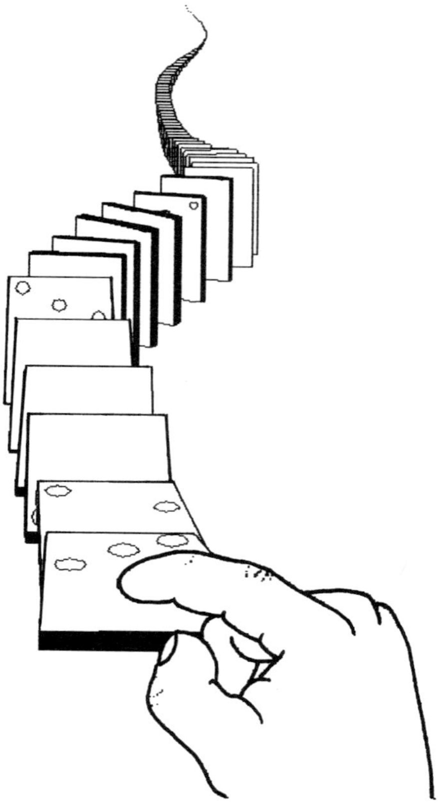

Abb. 40

stellt. In den Erläuterungen zu den §§ 11 und 14 des Krankenpflegegesetzes werden folgende Aussagen gemacht:
„... Absatz 2 stellt sicher, daß der Schüler mit solchen Tätigkeiten betraut wird, die dem Ausbildungszweck dienen und ihn in seinen körperlichen Kräften nicht überfordern. [...] Vielmehr soll jegliche dem Schüler während der praktischen Ausbildung auf der Station [...] aufgetragene Verrichtung von der Erreichung des Ausbildungszieles her bestimmt und sinnvoll sein. Dieses bedeutet, insbesondere den Schüler möglichst wirklichkeitsnah mit dem Tagesablauf auf einer Station vertraut zu machen, um die [...] Ausbildungsziele erreichen zu können. [...]
Keinesfalls dürfen sie übermäßig zu sog. Routinearbeiten herangezogen werden. Da ein großer Teil von Arbeiten im täglichen Ablauf Routinearbeiten sind, dürfen diese Arbeiten nicht völlig ausgeschlossen werden.“ (15)
Das Lernen muß aus dem Bereich der Zufälligkeit herausgeführt und die praktische Pflegeausbildung daher auch auf den Stationen geplant werden.
Haben sich Schüler und Anleiter über das Thema geeinigt, so beachten sie zur Inhaltsanalyse bitte folgende Aspekte:

Auswirkungen des Inhalts auf die Anleitung

Die Wechselwirkung von Ziel-, Inhalts-, Methoden- und Medienentscheidung wird im folgenden am Beispiel eines **sensomotorischen Lernzieles** erläutert: „Antithrombosestrümpfe professionell anziehen können“.

Lerninhalt

Antithrombosestrümpfe
Die Gebrauchsanweisung des Herstellers:

1. Mit der Hand bis zur Fersenrundung in den Strumpf fahren.
2. Mitte der Fersenrundung fassen und den Strumpf bis zur Fersengegend auf links drehen.
3. Strumpf sorgfältig über Fuß und Ferse stülpen. Prüfen, ob die Ferse des Patienten in der Mitte der Fersenrundung liegt.
4. Strumpf über Knöchel und Wade nach oben ziehen. Die anders gewirkte Stelle (veränderte Stärke des Materials) sollte 2,5–5 cm unterhalb der Fossa poplitea (Kniebeuge) liegen.

5. Prüfen, daß in Fuß- und Knöchelgegend keine Falten bleiben. Wenn nötig, Zehenteil etwas nach vorne ziehen, um Knöchel und Spanngegend zu glätten, damit die Zehen des Patienten genügend Platz haben. Der obere Rand endet an der Gesäßfalte.
6. Die Patienten sollten in dem richtigen Sitz des Strumpfes unterwiesen werden, damit gewährleistet wird, daß der Patient die Strümpfe beim Wiederanziehen nicht falsch anlegt. (16)

Würde der Anleiter diese Beschreibung nur mündlich vermitteln, hätte der Schüler wahrscheinlich Probleme, den Lerninhalt auditiv zu verstehen. Viel geeigneter wäre hierfür eine Skizze, Grafik oder sonstiges Bildmaterial.

Methode

Der Anleiter zeigt im Vorgespräch die Maßnahme des Greifens, Überstreifens und Anziehens. Der Schüler beobachtet und wird in die Maßnahme integriert. Beispielsweise kann er fühlen, wie es ist, den Strumpf angezogen zu bekommen. Abschließend soll der Schüler den Strumpf dem Anleiter überziehen.

Medien

Antithrombosestrümpfe in verschiedenen Größen, Beipackzettel des Herstellers.
In Abb. 41 ist das Anziehen von Antithrombosestrümpfen in sechs Schritten dargestellt.

Wir stellen fest:

> Erst wenn Sie **wissen, welches Lernziel** erreicht und welcher Lerninhalt vermittelt werden soll, können Sie die **entsprechende Methode** und die Medien bestimmen. Dazu ist es notwendig, das Vorwissen des Schülers zu berücksichtigen.

Kann der Schüler den Strumpf bereits richtig anziehen, weiß aber nicht, warum Strümpfe getragen werden sollen, bietet sich nun die Vermittlung des **kognitiven** Lernziels: „Sinn und Zweck von Antithrombosestrümpfen“ an.

> Bitte überlegen Sie für dieses Lernziel, welchen **Lerninhalt**, welche **Methode** und welche **Medien** Sie dazu einplanen möchten!
> (Lösung am Ende dieses Kapitels)

Wie kommt der Anleiter an aktuelle Informationen?

Sinnvoll ist die regelmäßige **Lektüre von Pflegefachzeitschriften**. Vielleicht können Sie sich im Stationsteam absprechen, wer von Ihnen welche Zeitschrift bezieht. Untereinander können Sie die Exemplare zur Ansicht austauschen. Manche Stationen abonnieren gemeinsam Pflegezeitschriften. Aber auch populärwissenschaftliche Publikationen oder Tages- und Wochenzeitungen beinhalten pflege- und gesundheitspolitische Artikel.

> Vielleicht sprechen Sie sich ab, daß jedes Teammitglied die gelesenen **Berichte** kopiert, die **Auswirkungen auf die Pflege der Station** haben, und sammeln Sie diese in einem Ordner mit Register (siehe auch Kap. 3.2.3).

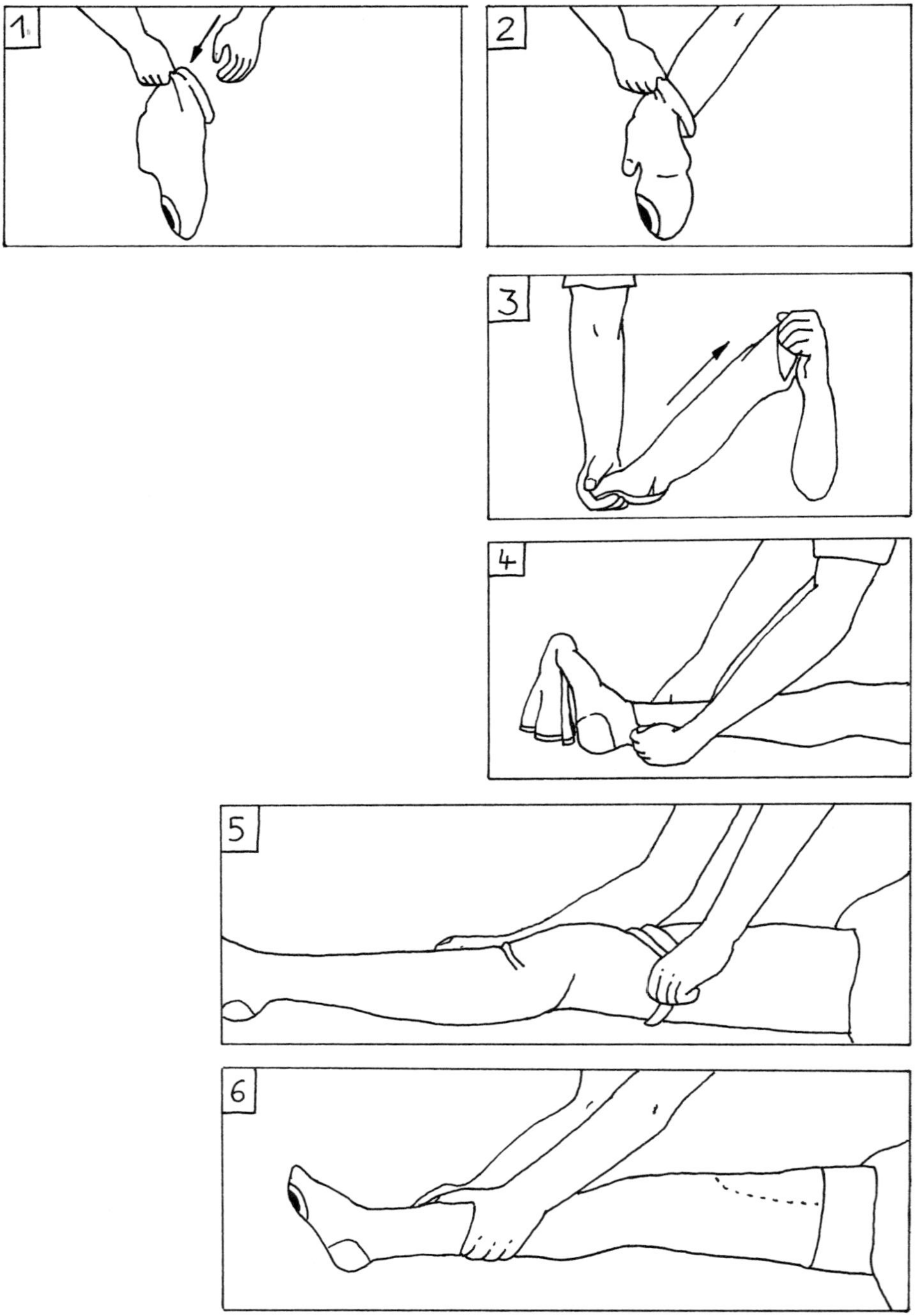

Abb. 41

Darüber hinaus sollten Sie Ihrer Pflegedienstleitung den Vorschlag zur Einrichtung einer **Pflegebibliothek** unterbreiten. Diese könnte in einem abschließbaren Raum Ihres Hauses, möglichst mit Telefonanschluß, untergebracht sein. **Während der Dienstzeit** haben Mitarbeiter die Möglichkeit, sich dort aktuell zu informieren. Da pflegerische Leitungen meistens mehrere Fachzeitschriften abonnieren, können diese durch das Auslegen in der Pflegebibliothek allen Interessierten zugänglich gemacht werden. Fach- und Lehrbücher sowie Nachschlagewerke optimieren das Angebot.

Wenn es auf Ihrer Station etwas ruhiger ist, haben Sie ideale Bedingungen, Ihre persönliche innerbetriebliche Fortbildung zu betreiben. Über das Telefon sind Sie im Bedarfsfall schnell erreichbar.

Leider ist die Qualität von Fachzeitschriftenartikeln recht unterschiedlich. Sie ist abhängig von der Kompetenz des Autors und den Kontrollmechanismen der Redaktion. Überprüfen Sie, auf welche Quellen der Verfasser (sofern diese angegeben wurden) zurückgreift.

Ebenso sind Besuche von **in- und externen Fortbildungsveranstaltungen** notwendig. In vielen Bundesländern regeln Ländergesetze den Anspruch auf gesetzlich garantierten Bildungsurlaub.

Hilfreich können auch **Unterlagen von Produktherstellern** und deren Vertreter sein. Manches Bildmaterial aus den Prospekten eignet sich für Anleitungen hervorragend. Doch **Vorsicht,** nicht immer stimmen die Herstellerangaben. Teilweise werden physiologische Fakten und Untersuchungsergebnisse zugunsten des Profits regelrecht „verdreht".

Beispiel:
Pharmafirma X bietet eine Salbe zur Dekubitusprophylaxe und -therapie an. Mit aufwendigen Werbeaktionen in der Fachpresse und bei Pflegeveranstaltungen versucht die Firma den Eindruck zu erwecken, daß ihr Produkt positive Wirkung auf den Sauerstoffgehalt der Haut hat. Als aufmerksamer Leser obiger Fachzeitschriften können Sie dieser Firmenaussage widersprechen, weil in Pflegeforschungsuntersuchungen (siehe Neander et al.) bewiesen wurde, daß Salben **keine** nachweisliche Erhöhung des partiellen Sauerstoffdruckes der Haut bewirken.

Die **Mitgliedschaft in Berufsverbänden,** wie z.B. im Deutschen Berufsverband für Pflegeberufe (DBfK) oder im Katholischen Berufsverband, gibt Ihnen die Möglichkeit, pflegerische und berufsspezifische Fragen von kompetenter Stelle klären zu lassen.

Sollten Sie dann immer noch nicht fündig geworden sein, fragen Sie doch bei Ihrer **Pflegeschule** an. Sicherlich finden Sie dort Unterstützung für Ihre Anleitungstätigkeit. Schulen haben meist auch eine Bibliothek und können, zum Teil mit EDV-gestützten Literatursuchprogrammen, schnell Auskünfte geben. Einige Schulen haben bereits Zugriff auf nationale oder internationale Datenbanken.

Vielleicht werden Sie auch zur **Hospitation pflegerelevanter Unterrichte** eingeladen. (Vergleiche auch Kap. 3.2.2)

Tab. 14 faßt noch einmal die wichtigen Fragen zum Thema „Inhaltsanalyse“ zusammen.

Beispiele

Welchen Nutzen kann der Schüler aus der Anleitung ziehen?
Wird er dadurch unabhängiger, weil er das Anleitungsziel selbständig (wenn auch noch unter Aufsicht) vornehmen kann?

Welche Möglichkeiten bietet die Thematik zur Handlungsorientierung des Schülers?
Antithrombosestrümpfe: Schüler zieht im Vorgespräch dem Anleiter einen Strumpf an und/oder richtet die Materialien.

Lösung zum Versuch

Lernziel
Sinn und Zweck von Antithrombosestrümpfen beschreiben können.

Lerninhalt
Durch die Kompression der Beine wird das Blut aus den oberflächlichen Venen in tiefere und größere Beinvenen geführt. Dadurch beschleunigt sich die Blutstromgeschwindigkeit. Das Thrombose-/Embolierisiko verringert sich.

Methode
Eine Möglichkeit von vielen:
Anleiter fragt den Schüler, was seiner Meinung nach geschieht, wenn ein

Checkliste Inhaltsanalyse
❑ Was soll der Schüler lernen?
❑ Entspricht der Inhalt der Anleitung dem Ausbildungsstand des Schülers?
❑ Welchen Nutzen kann der Schüler aus der Anleitung ziehen?
❑ Welche Auswirkung hat die Inhaltsentscheidung auf die Methodenwahl?
❑ Welche Möglichkeiten bietet die Thematik zur Handlungsorientierung des Schülers?
❑ Welche Medien können für die Vermittlung genutzt werden?
❑ Entsprechen die Inhalte dem aktuellen Stand der Pflegewissenschaft?
❑ Bei Anleitung mehrerer Schüler: Können die visuellen, auditiven, haptischen und intellektuellen Wahrnehmungskanäle stimuliert werden?
❑ Bei individueller Anleitung eines Schülers: Werden die vom Schüler bevorzugten Wahrnehmungskanäle integriert?
❑ Welche Bedeutung hat das Thema für den Schüler?
❑ Eignet sich das Thema für eine **gezielte Anleitung**?
❑ Gibt es für das Anleitungsthema geeignete Patienten auf der Station?
❑ Was will ich durch die Anleitung beim Schüler bewirken?
❑ Kann der Handlungsablauf in einzelne kleine Teilschritte zerlegt und dem Schüler so vermittelt werden?
❑ Ist die Anleitung später auch auf andere Patienten zu übertragen?
❑ Gehört der Inhalt zu Ihrem Kompetenzbereich und Fachdisziplin?

Tab. 14

Wasserschlauch (z.B. Dusche) bei laufendem Wasserfluß langsam zugedrückt wird? (Richtige Antwort: Wasser spritzt fontänenartig aus Öffnung). Anschließend wird dieser Versuch im Badezimmer durch den Schüler durchgeführt (**haptisch** – siehe Abb. 42).

Danach wird der Schüler aufgefordert, Parallelen zu Antithrombosestrümpfen zu ziehen. Er bekommt dafür Zeit zum Nachdenken **(abstrakt).** Daraufhin zeigt der Anleiter eine Skizze mit Angaben zum Venendurchmesser mit und ohne Kompression (**visuell** – siehe Abb. 43). Abschließend erklärt der Anleiter die Veränderung der Blutflußgeschwindigkeit **(auditiv).**

Nachdem Sie sich den Inhalt erschlossen haben, überlegen Sie bitte, welches Vorwissen der Schüler benötigt, um Ihre Anleitung verstehen zu können.

2.1.5 Patientenanalyse

Nun überlegt der Anleiter, welcher Patient für die Unterweisung geeignet erscheint (siehe Tab. 15). Dabei treten manchmal Probleme auf: Zum Beispiel haben Sie eine „herrliche" Anleitung zur Injektion vorbereitet, doch leider liegt momentan kein Patient für diese Applikationsform auf Ihrer Abteilung.
Oder Karl-Heinz stellt um 6.00 Uhr fest, daß der Nachtdienst den einzigen Patienten, der vollständig im Bett gepflegt wird, schon um 3.00 Uhr versorgt hat. Kurzentschlossen entscheidet er, den Patienten nochmal zu waschen.

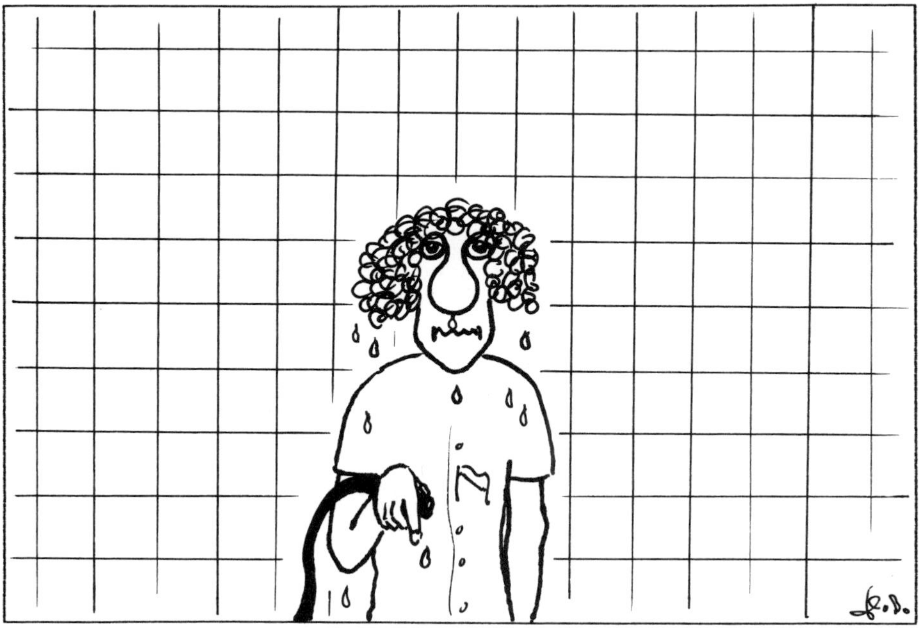

Abb. 42

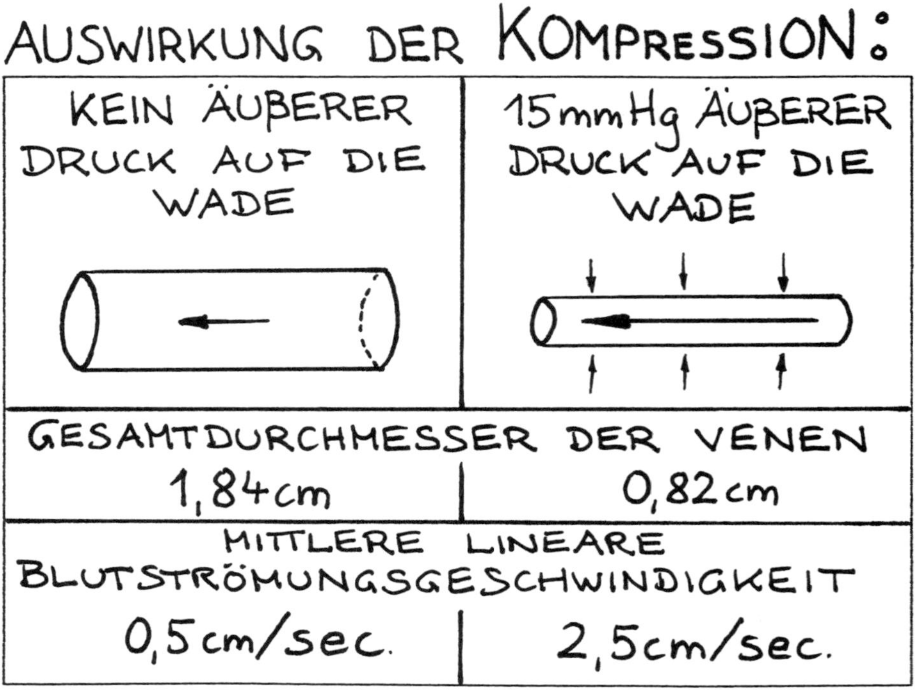

Abb. 43

Checkliste Patientenanalyse

- ❑ Welche Patienten der Station eignen sich für die Teilnahme an der Anleitung?
- ❑ Fördert die Anleitung die Ziele der Pflegeplanung des Patienten?
- ❑ Belastet die Anleitung den Patienten zusätzlich?
- ❑ Fühlt er sich als „Versuchsobjekt" mißbraucht?
- ❑ Steht der Patient trotz – oder wegen der Anleitungssituation im Mittelpunkt des Geschehens, oder ist er nur Mittel zum Zweck?
- ❑ Wie steht der Patient zum Schüler?
- ❑ Wie steht der Patient zum Anleiter?
- ❑ Mit welchen Patientenreaktionen muß während der Anleitung gerechnet werden?
- ❑ Werden die Patientenressourcen berücksichtigt, oder wird der Patient wegen der Anleitung zur Passivität „überredet"?
- ❑ Hat der Patient sein Einverständnis zur Anleitung bzw. Maßnahme gegeben?
- ❑ Welchen Nutzen kann der Patient aus der Anleitung ziehen?
- ❑ Wie können Ängste des Patienten abgebaut werden?

Tab. 15

Einwilligung des Patienten

Nehmen Pflegebedürftige gerne an Anleitungen teil? Vielleicht weil sie dann besonders gut gepflegt werden (siehe Abb. 44)?
Oder stehen Patienten diesen Situationen skeptisch und ablehnend gegenüber, weil sie befürchten, als Versuchsobjekte Schaden zu erleiden?
Der überwiegende Anteil der Patienten möchte gerne in Anleitungsituationen integriert werden. Sie begründen ihr Einverständnis auch mit der Notwendigkeit, daß Pflegeschüler doch noch Auszubildende seien und jede Lernchance nutzen sollten. Zudem äußern sie vielmals ihr Erstaunen, wie komplex Pflegemaßnahmen sind. Durch das Beobachten und Zuhören während der Anleitungssituationen bestätigen die Pflegebedürftigen, daß ihnen bis zu diesem Tage gar nicht bewußt war, über welches enorme Hintergrundwissen Pflegepersonal verfügen muß.

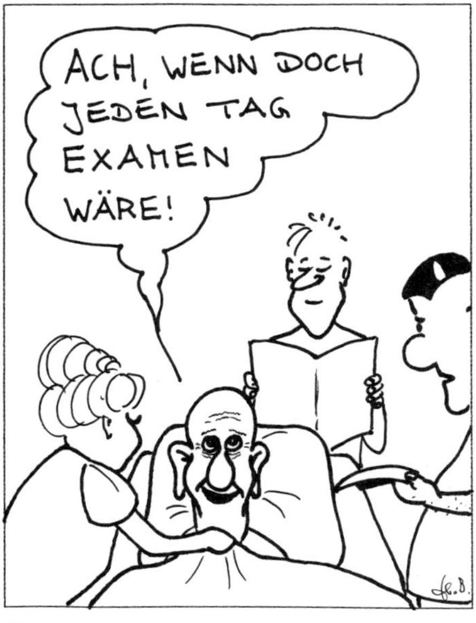

Abb. 44

In Deutschland gab es bisher nur eine veröffentlichte Untersuchung zum praktischen Unterrichten auf Station. Nach einem Bericht von Dr. Gisela Jahn, Krankenschwester und ehemalige wissenschaftliche Mitarbeiterin der Humboldt-Universität Berlin, fand zwischen 1982 und 1988 in der DDR eine Untersuchung zur Praxissituation von Krankenpflegeschülern statt. Darin wurden 2100 Personen (Auszubildende, Patienten und Unterrichtskräfte) begleitet, beobachtet und befragt.
Die Frage, ob Patienten gerne am praktischen Unterricht teilnehmen würden, haben:

- 84 Prozent der Patienten
- 88 Prozent der Unterrichtenden und
- 67 Prozent der Mitarbeiter (diese wurden in der Untersuchung leider nicht näher definiert)

positiv beantwortet. Patienten gaben allerdings an, daß ihre Sicherheit dabei gewährleistet sein müsse, und daß sie nicht zusätzlich belastet werden wollten.

Beispiele

Fördert die Anleitung die Ziele der Pflegeplanung?
Ein Patient wird seit Wochen mit Hydrokolloidverband behandelt. Der Anleiter ändert die Planung, weil er gerne die Methode des „feuchten Wundverbandes mit Kompressen und Ringerlösung“ zeigen möchte. Durch die Änderung kann die Wundheilung negativ beeinträchtigt werden.

Belastet die Anleitung den Patienten zusätzlich?
Ein Patient mit ausgeprägtem Schamgefühl möchte nicht, daß weitere Personen bei der Maßnahme zuschauen.

Fühlt er sich als „Versuchsobjekt" mißbraucht?
Patient soll Schülern seine Wunde/Erkrankung zeigen und beschreiben.
Steht der Patient trotz – oder wegen der Anleitungssituation im Mittelpunkt des Geschehens, oder ist er nur Mittel zum Zweck?
Manchmal stellen Anleitungsanfänger die Maßnahme oder Technik der Anleitung in den Mittelpunkt. Patientenbedürfnisse kommen dabei zu kurz.
Mit welchen Patientenreaktionen muß während der Anleitung gerechnet werden?
Der Patient kann z. B. seine zuvor gegebene Einverständniserklärung spontan widerrufen; er kann viele Fragen stellen; es könnten Komplikationen bei ihm auftreten.
Werden die Ressourcen des Patienten berücksichtigt, oder wird der Patient wegen der Anleitung zur Passivität „überredet"?
Weil der Schüler die Ganzkörperwaschung trainieren soll, wird der Patient zur Passivität aufgefordert.
Hat der Patient sein Einverständnis zur Anleitung bzw. Maßnahme gegeben?
Der Anleiter muß akzeptieren, wenn Patienten die Durchführung von Maßnahmen durch Schüler ablehnen. Er kann den Patienten in der Situation beruhigen und nochmals aufklären, daß die Maßnahme ausführlich mit dem Schüler besprochen wurde, er als Anleiter permanent anwesend bleibt und jederzeit eingreifen kann; doch es bleibt dabei: **Ohne Einwilligung des Patienten keine Anleitung mit ihm.**

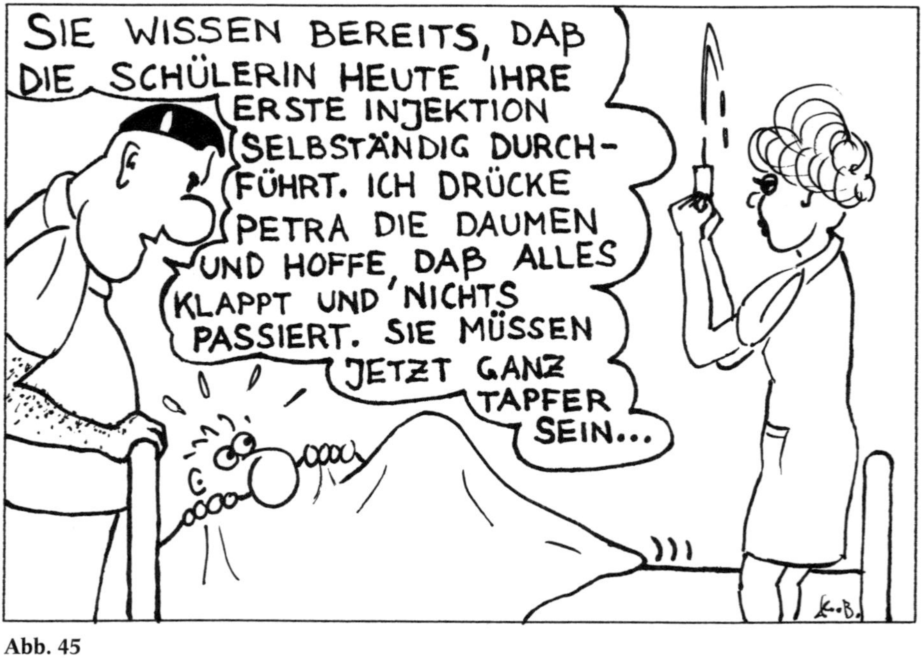
SIE WISSEN BEREITS, DAß DIE SCHÜLERIN HEUTE IHRE ERSTE INJEKTION SELBSTÄNDIG DURCHFÜHRT. ICH DRÜCKE PETRA DIE DAUMEN UND HOFFE, DAß ALLES KLAPPT UND NICHTS PASSIERT. SIE MÜSSEN JETZT GANZ TAPFER SEIN...
K.B.

Abb. 45

Welchen Nutzen kann der Patient aus der Anleitung ziehen?
Der Anleiter zeigt dem Schüler das Mobilisieren des Patienten nach kinästhetischen Prinzipien. Der Patient verspürt und erlernt dabei neue Aspekte der Bewegung, die er auch nach der Entlassung weiter sinnvoll anwenden kann.

Wie können Ängste des Patienten abgebaut werden?
Bitte nicht so wie Karl-Heinz in Abb. 45 (S. 74): Er erhielt das Einverständnis des Patienten, daß Schülerin Petra erstmals eine i.m. Injektion vornehmen darf.

2.2 Planung der Anleitung

Nachdem die genannten Vorbedingungen berücksichtigt und das Thema festgelegt ist, können Sie mit der Planung beginnen.
Natürlich sind noch keine Anleiter vom Himmel gefallen, und gute Unterweisungssituationen sind von vielen Faktoren abhängig, aber **durch richtige Vorbereitung** wird ein **Anleitungserfolg** wahrscheinlich.
Schon einige gut geplante und vorbereitete Anleitungen sind in der Praxis gescheitert, aber noch nie sind ungeplante oder falsch vorbereitete Anleitungen optimal gelaufen.

Anleitungsformular

Betrachten Sie das Formular in Tab. 16 als Hilfe. Ihre vielen Methodenentscheidungen oder die Details der Lerninhalte lassen sich nur mühevoll auswendig lernen. Auch Anleitungsprofis verwenden schriftlich ausgearbeitete Konzepte, die bewirken, daß:
- der **rote Faden** nicht verlorengeht,
- vorbereitete wichtige Informationen auch **vollständig** vermittelt werden,
- der Anleiter seine **Energie** und Konzentration nicht in die Wiedergabe der auswendig gelernten Anleitungsschritte **investiert,**
- sondern sich ganz **auf den Schüler** konzentrieren kann.

Namen
In der Kopfzeile können die Namen der betreffenden Personen eingetragen werden. Viele Anleiter geben dem Schüler nach der Anleitung das Formular bzw. eine Kopie für die Schülermappe mit.
Planen Sie Anleitungsthemen auf Vorrat, d.h., wollen Sie ausgearbeitete Anleitungen später für viele Schüler nutzen, so lassen Sie den Eintrag „Name des Schülers" frei.
Aus Gründen des Datenschutzes darf der Patientenname nur in Kürzelform notiert werden. *Beispiel: Frau L. („aus F. am M.")*

Thema
Im oberen Abschnitt des Formulars kann das Anleitungsthema eingetragen werden. Sie erleichtern sich die Vorbereitung, wenn Sie die Thematik möglichst eng eingrenzen, wie in Tab. 17 gezeigt.
Das Anleitungsthema dokumentiert, was der Schüler nach der Anleitung kann.

Gezielte Anleitung		
Name des Schülers:		Name des Anleiters:
Name des Patienten:		Datum:
Thema:		
Anleitungsziel:	☐ selbständig durchführen können ☐ assistieren können ☐ Ablauf gezielt beobachten	
Trainingsphase:	Nach ______ maligem Üben soll das Ziel erreicht werden.	
Nr.	**Lernziel** Lerninhalt	Methode

Tab. 16

Nicht so:	sondern:
Thromboseprophylaxe	• Umgang mit Antithrombosestrümpfen • Anlegen eines Kompressionsverbandes zur Thromboseprophylaxe • subkutane Heparininjektion zur Thromboseprophylaxe • Bewegungsübungen zur Thromboseprophylaxe • Gesundheitsberatung „Thromboseprophylaxe“ für den Patienten
Verbandwechsel	• aseptischer Verbandwechsel nach Redon-Entfernung • septischer Verbandwechsel bei Dekubitus Grad 4 • Verbandwechsel bei liegendem Subklaviakatheter

Tab. 17

Anleitungsziel

Durch Ankreuzen in diesem Feld legen Sie das Thema genauer fest. Es ist von großer Bedeutung, ob der Schüler die Tätigkeit/Maßnahme

- **selbständig** durchführen kann,
- dabei Anteile übernimmt = **assistiert**, oder
- **gezielt beobachten** soll.

Trainingsphase

Hier wird die Anzahl der Übungen eingetragen, bis der Schüler das Anleitungsziel in der obigen Art und Weise ausführen kann. Diese Angabe kann während des Vorgesprächs oder im Nachgespräch gemeinsam mit dem Schüler geändert werden.

> **Beispiel:**
> Im Vorgespräch legen Schüler und Anleiter eine dreimalige Übungsphase fest. Während der Durchführung bemerken beide, daß der Schüler unerwartete Schwierigkeiten mit einem Teilbereich der Maßnahme hat. Darum erhöhen Sie im Nachgespräch die Übungsphase auf fünfmal.

Numerierung

Der chronologische Ablauf der einzelnen Lernziele (Anleitungsschritte) wird hier in sinnvoller Reihenfolge fixiert.

Die Zahlen erlauben ein systematisches Vorgehen. Medien, z. B. Übersichten und Kopien, können mit der jeweiligen Zahl markiert werden und lassen sich in der Anleitungssituation leichter und schneller dem Lernziel zuordnen.

Lernziele

Beschreiben, welches Verhalten der Schüler nach der Anleitung zeigen soll. Kurzum:

- was der Schüler anschließend können, wissen, erläutern (= kognitiv),
- was er umsetzen oder anwenden kann (= sensomotorisch) oder
- für welche Bereiche und Einstellungen er sensibilisiert werden soll (= affektiv).

In Tab. 18 finden Sie ein Beispiel.

Die Lernzielformulierung sollte **kurz und knapp** sein. Zur besseren Übersicht empfehle ich das Lernziel **unterstrichen** über den Lerninhalt zu stellen.

Gezielte Anleitung			
Name des Schülers:	***Petra F. (Unterkurs)***	Name des Anleiters:	***Ulli***
Name des Patienten:	***Frau X.***	Datum:	***14. April***
Thema:	***Umgang mit Antithrombosestrümpfen (ATS)***		
Anleitungsziel:	☒ selbständig durchführen können ☐ assistieren können ☐ Ablauf gezielt beobachten		
Trainingsphase:	Nach __3__ maligem Üben soll das Ziel erreicht werden.		
Ulli wählte die Patientin Frau X aus. Sie ist 40 Jahre alt und erhält die ATS präoperativ.			
Das 1. Lernziel: Sinn und Zweck der ATS wurde im Kap. 2.1.4 erarbeitet.			
2. Lernziel: **Definition Thrombose, Ursachen, Risikopatienten, Symptome und Komplikationen.**			
3. Lernziel: **Indikation ATS des Patienten**			
4. Lernziel: **Technik des Ausmessens sicher beherrschen**			

Tab. 18

Lerninhalt

Bei der Betrachtung des obigen Beispiels „Umgang mit ATS" strukturieren die Lernziele bereits sehr hilfreich die Anleitung. Dadurch sind eine logische Abfolge und ein sinnvolles Verstehen gewährleistet. Trotzdem fehlt der eigentliche Lernstoff.

Das Lernziel sagt klar aus, wohin wir wollen, aber damit ist es nicht getan, wie Tab. 19 zeigt.

> Der Lerninhalt beschreibt das Wissen und die **Informationen** der Anleitung.

Methode

Hier zeigt sich die Kunst des Anleitens: **Wie** bringen Sie dem Schüler den Lerninhalt bei?

Pflegekräfte ohne pflegepädagogisches Hintergrundwissen vermitteln in Anleitungssituationen überwiegend durch verbale Instruktion. Sie erklären, erläutern und beschreiben ihr Vorgehen. Nach der Lektüre des ersten Teils können Sie die Grundlagen hier praktisch anwenden.

Nr.	Lernziel Lerninhalt	Methode
2.	**Definition Thrombose, Ursachen, Risikopatienten, Symptome, Komplikationen.** **Definition:** Gerinnung von Blut innerhalb von Gefäßen **Ursachen:** – Gefäßwandschaden – verlangsamter Blutrückfluß aus den unteren Extremitäten – Störung der Blutgerinnung **Risikopatienten:** – Bettruhe – Adipositas – hormonelle Ursachen – Krampfadern – nach größeren Operationen **Symptome:** – Schweregefühl und Venendruckschmerz – Ödem – Anstieg der Pulsfrequenz, eventuell Fieberzeichen **Komplikationen:** Embolie	
3.	**Indikation ATS des Patienten** Frau X wird morgen an einem Leistenbruch operiert. Für diese Operation ist das Tragen von ATS ärztlich angeordnet.	
4.	**Technik des Ausmessens sicher beherrschen** Je nach Strumpfhersteller (siehe Packungsangaben): – beide Beine mit Maßband ausmessen – Länge: Gesäßfalte bis Ferse – Umfang Wade: dickste Stelle – Umfang Oberschenkel: dickste Stelle	

Tab. 19

> Erinnern Sie sich noch?
> Bei der verbalen Wissensvermittlung liegt die Wahrscheinlichkeit des langfristigen Behaltens bei nur 20 Prozent. Durch welche Methodik können Sie diese Erfolgsrate in unserem Beispiel steigern?

Für das Antithrombosestrumpf-Beispiel könnten folgende Methoden verwendet werden:

Methode zu Lernziel 2:
Literaturhinweis an Schüler: **Schülerin soll** bis zum Anleitungstermin im Lehrbuch z.B. Seite 155 bis 160 **lesen**. Ulli

informiert Petra, daß sie während des Vorgespräches zum Thema Thrombose berichten soll. Dafür muß sie die Fragen nach Definition Thrombose, Ursachen, Risikopatienten, Symptome und Komplikationen beantworten können.

Methode zu Lernziel 3:
Ulli erläutert unter Zuhilfenahme der **Patientenkurve**, warum die Patientin ATS erhalten soll und in welchem Bereich der Dokumentation dieses vermerkt ist.

Methode zu Lernziel 4:
1. Ulli **erklärt**, worauf beim Ausmessen zu achten ist.
2. Er **demonstriert** das Ausmessen an Petra.
3. Petra soll abschließend an Ulli ausmessen.

Mit diesem von Ihnen erstellten Anleitungsformular haben Sie eine durchdachte und fundierte **Grundlage** für das Vorgespräch, die Durchführung und das Nachgespräch.
Wie umfangreich das Konzept wird, hängt von Ihnen ab. Manche Kollegen verwenden detaillierte ausgearbeitete Lerninhalte, andere begnügen sich mit knappen Oberbegriffen. Entscheidend ist, daß dieses Formular **Ihnen** helfen soll. Darum bestimmen **Sie**, welchen Umfang Sie benötigen.
Werden Anleitungsformulare von einem Team entwickelt, so ist ein Kompromiß aus den verschiedenen Ansprüchen nötig.
In Tab. 20 nun das vollständige Anleitungsformular unseres Beispiels, welches von Ihnen als Vorlage genutzt werden kann.

2.3 Vorbereitung des Schülers

Im Mittelpunkt der Ausbildung steht der Schüler, der aktiv werden und sich für Lernsituationen interessieren muß.

> **Gezielte Anleitung** bedeutet, daß beide Partner (Anleiter und Schüler) Lernaufgaben übernehmen.

2.3.1 Lernauftrag

Im ersten Teil des Buches wurden die Grundregeln des Lernens
- **Vom Bekannten zum Unbekannten**
- **Schüler da abholen, wo er steht**

begründet und erläutert. Eine weitere Umsetzung geschieht nun durch die Verwendung eines Lernauftrages. **Der Schüler soll sich** ebenso wie der Anleiter auf die Unterweisungssituation **vorbereiten**.
Bei „Null" zu beginnen *(Schüler hat keine Informationen)*, stellt für den Anleiter eine der höchsten Herausforderungen dar. Er muß eine Thematik komplett von vorne erklären und Grundlagen vermitteln. Neben dem Energieaufwand benötigt er dafür sehr viel Zeit.
Beispiel Antithrombosestrümpfe:
Schnell können durch Erklären und Vermitteln des 1. Lernzieles **„Definition Thrombose, Ursachen…"** 15 Minuten und mehr vergehen. Dadurch verlängert sich das Vorgespräch weit über das 20-Minuten-Zeitlimit.
Zudem kann es nicht Aufgabe einer Krankenschwester oder eines Krankenpflegers sein, auf der Station umfassende

Gezielte Anleitung

Name des Schülers: Name des Anleiters:

Name des Patienten: Datum:

Thema: ***Umgang mit Antithrombosestrümpfen (ATS)***

Anleitungsziel:
- [x] selbständig durchführen können
- [ ] assistieren können
- [ ] Ablauf gezielt beobachten

Trainingsphase: Nach ______ maligem Üben soll das Ziel erreicht werden.

Nr.	**Lernziel** **Lerninhalt**	**Methode**
1.	**Sinn und Zweck von Antithrombosestrümpfen beschreiben können** Durch die Kompression der Beine wird das Blut aus den oberflächlichen Venen in tiefere und größere Beinvenen geführt. Dadurch beschleunigt sich die Blutstromgeschwindigkeit. Das Thrombose-/Embolierisiko verringert sich.	Experiment Wasserschlauch
2.	**Definition Thrombose, Ursachen, Risikopatienten, Symptome, Komplikationen:** **Definition:** Gerinnung von Blut innerhalb von Gefäßen **Ursachen:** – Gefäßwandschaden – verlangsamter Blutrückfluß aus den unteren Extremitäten – Störung der Blutgerinnung **Risikopatienten:** – Bettruhe – Adipositas – hormonelle Ursachen – Krampfadern – nach größeren Operationen **Symptome:** – Schweregefühl und Venendruckschmerz – Ödem – Anstieg der Pulsfrequenz, evtl. Fieberzeichen **Komplikationen:** Embolie	Literaturhinweis Lehrbuch Seite 155–160
3.	**Indikation ATS des Patienten** Frau X wird morgen an einem Leistenbruch operiert. Für diese Operation ist das Tragen von ATS ärztlich angordnet.	Patientenkurve
4.	**Technik des Ausmessens sicher beherrschen** Je nach Strumpfhersteller (siehe Packungsangaben): – beide Beine mit Maßband ausmessen – Beinlänge: Gesäßfalte bis Ferse – Umfang Wade: dickste Stelle – Umfang Oberschenkel: dickste Stelle	Erklärung Anleiter mißt Schüler Schüler mißt Anleiter

Tab. 20

theoretische Grundlagen zu vermitteln. Hier sind ausgebildete Praxisanleiter und Pflegelehrer gefordert. Aufgabe des Pflegepersonals ist es, die praktischen Tätigkeiten der Station mit dem bisher vermittelten Theoriestand zu verknüpfen.
Häufig wurde das Grundlagenwissen bereits im Unterricht behandelt. Der Schüler erhält durch den **Lernauftrag** die Aufgabe, diese Unterrichtsinhalte zu wiederholen oder gegebenenfalls im Lehrbuch zu recherchieren.
Hier zeigt die Erfahrung, daß Unterkursschüler **konkrete Literaturhinweise** benötigen (*genaues Unterrichtsthema, gezielte Seitenangaben im Lehrbuch etc.*). Teilweise Mittelkurs-, vor allem aber Oberkursschüler bekommen den globalen Auftrag, selbständig zu recherchieren. Nennen Sie Ihnen lediglich die Themenbereiche, die sie später erläutern sollen. Bei mehreren Fragen empfiehlt es sich, den Schüler mitschreiben zu lassen bzw. ihm ein vorbereitetes Papier mit der Aufgabenstellung zu geben.

Durch den Lernauftrag **spannt** der **Schüler** in seinem Gehirn die **notwendigen Netze auf**. Das neue Wissen, welches ihm der Anleiter vermittelt, kann leichter aufgenommen und gespeichert werden (vergleiche Abb. 27 im Kap. 1.9.1).

Ausnahmen

Manche Stationen bestimmter Fachgebiete klagen, daß bei ihnen Schüler eingesetzt werden, die nach ihrem Ausbildungsstand über keinerlei fachspezifisches Grundwissen verfügen.

Beispiel:
Ein Unterkursschüler ist auf der Urologie eingesetzt, obwohl die entsprechende Anatomie/Physiologie und das pflegerische Fachwissen (Katheterismus etc.) erst im Mittelkurs unterrichtet werden.

Lösungsvorschlag 1:
Verdeutlichen Sie der Schule die Problematik. Fordern Sie, nur Schüler einzusetzen, die über den entsprechenden Kenntnisstand verfügen.
Lösungsvorschlag 2:
Ist obige Empfehlung nicht umsetzbar, so können Sie im Team Anleitungen zu den theoretischen Grundlagen erstellen. Beispielsweise eine **Infomappe,** mit Auszügen zur Anatomie/Physiologie, Skizzen, Produktinformationen, Ablaufschemata, die den Schülern zur Verfügung steht.
Pflegekräfte mit mehrjähriger Erfahrung wissen, wie zeitintensiv und aufwendig das mündliche Erklären von theoretischen Hintergründen ist. Bei dem regelmäßigem Wechsel der Schüler muß alle vier bis acht Wochen oft das gleiche Wissen vermittelt werden. Durch das einmalige Aufarbeiten und Erstellen **sparen Sie** langfristig **Zeit.**
Vielleicht wird diese vom Team für Anleitungen genutzt?
Krankenhäuser mit Videorecorder bieten weitere Möglichkeiten. Stellen Sie für Ihre Abteilung einen **Kurzfilm** zusammen oder lassen Sie einen solchen erstellen. Darin können die entsprechenden Grundlagen vermittelt werden. *In z.B. 15 Minuten lernt der Schüler die Voraussetzungen, die ihm ein Verstehen für die pflegerischen und medizinischen Zusammenhänge erst ermög-*

lichen. Eventuell kann Sie die Pflegedienstleitung oder die Krankenpflegeschule mit optimalen Lerninhalten versorgen (Lehrfilme, Unterrichtsinhalte).

2.3.2 Handlungsaufgaben

Überlegen Sie bitte vorher, welche Handlungsteile der Schüler in der Anleitung übernehmen kann. Typischer Anfängerfehler von Anleitern ist es, Schüler zu unterfordern. Beispielsweise bleibt der Schüler **passiv,** während der Anleiter die Utensilien richtet. Oder er beobachtet, wie der Anleiter die Maßnahme dokumentiert, obwohl er es **selbst übernehmen** könnte.

> Sie fördern seine Aufmerksamkeit und Lernbereitschaft, wenn er die passive Beobachterrolle verläßt. Ausnahme siehe Kap. 2.5.2.

> Informieren Sie den Schüler vor der Anleitung, daß er während der Unterweisung Teilhandlungen übernehmen soll.

2.4 Vorgespräch

2.4.1 Raum und Zeit

Wie auch beim Erstgespräch ist wieder eine Räumlichkeit zu wählen, in der Störungen weitgehend ausgeschlossen werden können. Überlegen Sie vorher, ob dieser Ort folgende Kriterien erfüllt:

Ruhe

Anleitungssituationen werden erschwert, wenn Signale der Rufanlagen oder des Monitors, ein hoher Geräuschpegel, Musik oder Stimmen im Hintergrund die Teilnehmer ablenken.

Sitzposition

Alleine schon die Tatsache, daß sich Schüler und Anleiter setzen, erleichtert das Lernen. Dem Schüler wird dadurch signalisiert, daß sich der Anleiter **für ihn** und das Thema **Zeit nimmt.** Aus diesem Grunde lehnen Sie bitte Vorgespräche *zwischen Tür und Angel* ab.
Auch sollte der Anleiter eine dozierende oder selbstherrliche Körperposition vermeiden (siehe Abb. 46, links).

Idealerweise **sitzen** beide **nebeneinander** bzw. im 90°-Winkel über Eck. Somit haben Schüler und Anleiter den gleichen Blickwinkel auf Manuskripte (siehe Abb. 46, rechts). Das Gespräch wird unter vier Augen geführt.
Ebenso sollte sich im Raum ein Tisch zur **Ablage** von benötigten Materialien befinden: *Anleitungsformulare, Pflegeartikel als Medien etc.*
Wenn eine Station diese räumlichen Voraussetzungen nicht bieten kann, ist ein *„Ausflug“* in andere Abteilungen mit besseren Möglichkeiten anzuraten. Häufig dauert der Weg nur wenige Minuten, die die gesamte Anleitungszeit nur unwesentlich verlängern.

Zeit

Kalkulieren Sie für das Vorgespräch maximal 20 Minuten (siehe Abb. 47). Beachten Sie zur Zeitgestaltung bitte auch die anderen Grundlagen aus Kap. 1.8.4. Das Vorgespräch und die Maßnahme sollten unmittelbar aufeinanderfolgen.

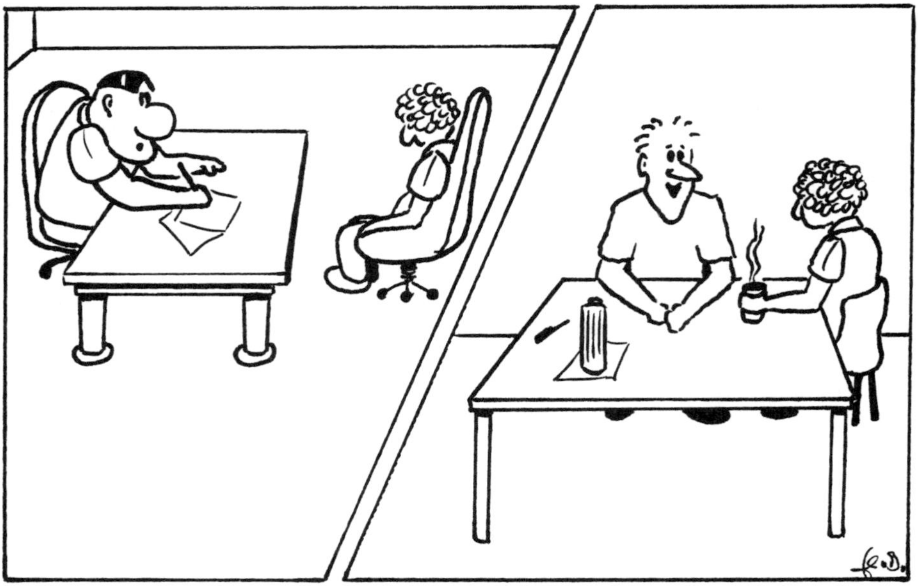

Abb. 46

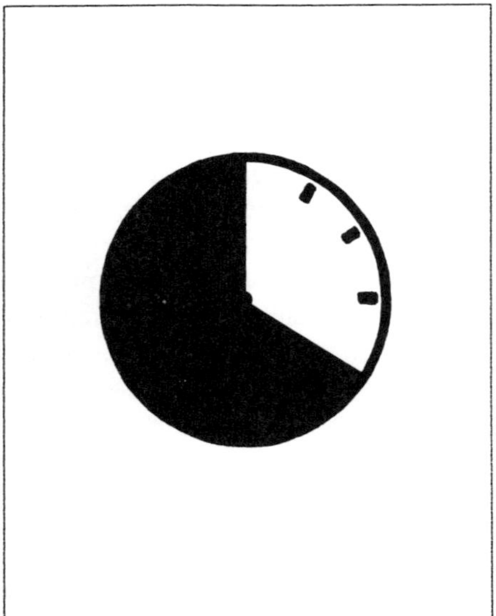

Abb. 47

2.4.2 Struktur

Zielformulierung

Leiten Sie die **gezielte Anleitung** mit der Zielformulierung ein.
Beispiel: *„Ich zeige dir heute den Umgang mit Antithrombosestrümpfen."*
Nennen Sie anschließend Anleitungsart und Trainingsphase. Denken Sie an die Tragweite der Handlungsorientierung. Verdeutlichen Sie dem Schüler, was er am Ende dieser Lernsituation können soll.

Beispiel Ulli:
„Nach dreimaligem Üben **bist du** in der Lage, unseren Patienten die Antithrombosestrümpfe **selbständig** auszumessen, anzupassen, anzuziehen und zu überwachen."

Vielleicht sieht der Schüler den Weg zum Erreichen des Anleitungszieles an-

ders. In solchen Situationen sind natürlich Änderungen möglich. Häufig verweise ich auf das Nachgespräch, in dem abschließend die weitere Trainingsphase gemeinsam besprochen wird.
Nachdem der Schüler die Zielformulierung kennt, haben Sie folgende Möglichkeiten des Einstiegs:

a) Mit dem Patienten:

Beispiel:
„Du kennst die Patientin Frau X. Morgen wird sie an einem Leistenbruch operiert. Warum soll diese Patientin Antithrombosestrümpfe erhalten? Welche Risikofaktoren liegen bei ihr vor? Hast du ihre Krampfadern beobachten können?“ Anschließend werden die Lerninhalte vermittelt.

b) Mit dem Thema der Anleitung:

Beispiel:
Ulli: „Nachdem du mir einiges zur Thrombose berichtet hast, erkläre ich dir jetzt den Sinn und Zweck von Antithrombosestrümpfen.“ ...

Ermittlung des Lernstandes

Im Regelfall beantwortet der Schüler die von Ihnen gestellten Fragen zum Lernauftrag. Bei komplizierten Zusammenhängen empfehlen sich **logische Kontrollfragen.**

Beispiel Ulli zu Petra:
„Kannst du dir vorstellen, warum Thrombosen in Venen viel häufiger entstehen als in Arterien?“ Wenn Petra den Lernauftrag richtig ausgeführt hat, kann sie die erwartete Antwort geben, nämlich: *„In Venen fließt das Blut langsamer...“*.
Es kommt selten vor, daß Schüler den **Lernauftrag nicht erfüllen.** Wenn Sie die vom Schüler angegebenen Gründe akzeptieren und die Anleitung nicht verschoben werden kann, bleibt Ihnen nichts anderes, als gemeinsam mit dem Schüler die Grundlagen zu erarbeiten. Hier bieten Bilder und Skizzen Ersatzfunktion.
In einem Fall weigerte sich der Schüler, den Lernauftrag durchzuführen. Er begründete dies mit Unlust. Zitat: *„Ich habe keinen Bock!“*. Daraufhin wurde diese Anleitung abgebrochen und im Lernverlaufsbogen des Schülers entsprechend dokumentiert:

Beispiel:

15. August:	Lernauftrag für 18. August Unterrichtsmitschrift zu zentralvenösen Katheter (ZVK) durchlesen
18. August:	Oberkursschüler konnte keine Aussagen zum ZVK machen. Er hat den Lernauftrag nicht erfüllt. Darum wurde die **gezielte Anleitung** zum „Verbinden eines ZVK“ abgebrochen.

Körpersprache

Der Lernende sollte während der Anleitung genau beobachtet werden.
Kann er Ihren Ausführungen **folgen, versteht** er, was Sie erläutern?
Nicht immer stellen Schüler bei Verständnisproblemen Fragen. Achten Sie daher auf die **Signale der Körpersprache.**

Unverständnis und Nichtbegreifen zeigen sich u. a.:
- **am Gesichtsausdruck:**
  Anspannung, Stirnrunzeln
- **an einer veränderten Körperhaltung:**
  Schüler sitzt nicht mehr ruhig, bewegt sich nervös
- **am Abbruch des bis dahin bestandenen Augenkontaktes:**
  Schüler starrt auf einen Punkt. Er nickt Ihnen zwar zu, versteht aber nicht mehr, was Sie sagen.
- **Zwischenbemerkungen des Schülers:**
  die keinen Zusammenhang mit dem Thema ergeben

Ignorieren Sie diese Körperzeichen, so kann das Anleitungsziel nicht erreicht werden. Alle Ihre **weiterführenden Informationen** kommen nicht beim Schüler an. Die Frustration wächst auf beiden Seiten.
Ermuntern Sie den Schüler zum Fragen. Erklären Sie seine Nachfragen besonders umsichtig. *Gerade **diffuse Schülerfragen** sollten bei Ihnen die Alarmglocken schrillen lassen.*

> Intervallartige Kontrollfragen **sichern** das Lernergebnis und geben Ihnen Auskunft, was beim Schüler angekommen ist.

Struktur des Themas

Je nach Themengebiet, Patient, Schüler, Umfeld und Ihrer Tageskondition variiert die Gliederungsstruktur. Stellen Sie dieses Grundgerüst kurz vor. Folgende Angaben sind als Vorschlag anzusehen, von dem individuell abgewichen werden kann.

1. Sinn, Zweck, Prinzip der Maßnahme
Hier wird allgemein erläutert, warum die Maßnahme zur Anwendung kommt.
Beispiel Antithrombosestrümpfe (ATS):
Durch die Kompression der Beine wird das Blut aus den oberflächlichen Venen in tiefere und größere Beinvenen geführt. Dadurch beschleunigt sich die Blutstromgeschwindigkeit.

2. Grundlagen der Anatomie, Physiologie
Gehen Sie zuerst vom Gesunden aus. Anschließend können die pathophysiologischen Zusammenhänge verständlich gemacht werden.

Beispiel:
Durch die Unterstützung der „Muskelpumpe“ wird das Blut der Venen in höhere Gefäßabschnitte gebracht. Die Venenklappen verhindern das Zurückfließen.

3. Indikationen, Kontraindikationen

4. Vorbereitungsmaßnahmen
- Patient
- Personal
- Material
- Umfeld

5. Vorgehen

6. Hygiene
Erfahrungsgemäß liegen hier die Schwachstellen des Pflegealltags. Aus diesem Grund übernehmen viele Anleiter die Hygieneproblematik als eigenständigen Gliederungspunkt.

7. Komplikationen
Führen Sie hier bitte nur die Komplikationsmöglichkeiten auf, die nach Ihrer

Erfahrung wahrscheinlich auftreten können.

Beispiel:
Patientin könnte über zu enganliegende und festsitzende Antithrombosestrümpfe klagen.

Komplikationen, die **sehr selten** auftreten, werden später im **Nachgespräch** genannt. Schüler, die während des Vorgespräches erfahren, daß beispielsweise bei der Mundpflege ein reflektorischer Atemstillstand auftreten kann, sind bei der anschließenden Umsetzung viel gehemmter und verunsichert.
Diese unwahrscheinlichen Gefahreninhalte werden zwar in der Literatur aufgeführt, besitzen aber nur wenig Alltagsrelevanz. Darum sollten solche Punkte erst im Nachgespräch erwähnt werden. Der Anleiter muß aber während der Durchführung damit rechnen und im Bedarfsfalle sofort eingreifen können.

8. Nachsorge, Nachbereitung
- Patient
- Personal
- Material
- Umfeld

9. Dokumentation

10. Abschließende Kontrolle des Lernstandes
Zusammenfassung der Intervallwiederholungen zwischen den Schritten 1 bis 10.

2.4.3 Verhaltensabsprache

Durch konkrete und verbindliche Absprachen weiß der Schüler, **welche Aufgaben** oder Tätigkeiten er übernehmen soll. Im Vorgespräch werden mögliche Beobachtungs- oder Beurteilungskriterien transparent gemacht.

Allgemeiner Ablauf
Themenabhängig bieten sich folgende Möglichkeiten:

Anleiterzentriertes Modell
- Der **Anleiter** demonstriert die Maßnahme im Patientenzimmer.
  Der Schüler beobachtet.
- Nach dem Verlassen des Zimmers hat der Schüler die Möglichkeit, weitere Fragen zu stellen.
- Danach übernimmt der Schüler die Maßnahme in einer ähnlichen Situation. Der Anleiter beobachtet.

Partnerschaftliches Modell
- Der **Anleiter** führt z.B. einen Verbandwechsel durch.
  Der **Schüler** assistiert und beobachtet.
- Anschließend werden Fragen außerhalb des Patientenzimmers besprochen.
- Abschließend führt der Schüler die Maßnahme durch.
  Der Anleiter assistiert und beobachtet.

Schülerzentriertes Modell
Voraussetzung:
Der Schüler kennt bereits die Maßnahme (d.h. diese wurde ihm demonstriert), oder er hat im Vorfeld Handlungsanteile selbst durchgeführt. Im Vorgespräch informiert sich der Anleiter über den theoretischen Wissensstand des Schülers.
Schwerpunkt des schülerzentrierten Modells ist das eigenständige Vorgehen des Schülers. Auch die Kombination aus verschiedenen bereits erlernten Handlungsteilschritten zu einem neuen Gan-

zen, bzw. diese in eine sinnvolle Reihenfolge zu bringen, gilt als Anleitungsform mit hohem Anspruch.
- Der **Schüler** führt die Maßnahme durch.
  Der Anleiter beobachtet.
- Reflexion im Nachgespräch.

Details
Überlegen Sie anschließend gemeinsam mit dem Schüler, wer von Ihnen welche Handlungsschritte übernimmt. Berücksichtigen Sie typische zu erwartende Reaktionen.
Unerwartete Begleitumstände überfordern und verunsichern Unterkursschüler schnell. Dagegen kann Schülern des Oberkurses ein gewisses selbständiges Aktionsfeld zugemutet werden.
Beispielsweise erfährt der Oberkursschüler durch die Verhaltensabsprache, daß er für den Gesamtablauf zuständig ist. Der Anleiter soll nur beobachten.

Beispiele:
- Der Schüler führt beim Patienten die Maßnahme durch. Ein Nachbarpatient im Zimmer benötigt Hilfe. Wer wird aktiv?
- Während der Anleitung muß der Patient zur Toilette.
- Pflegekräfte, Angehörige, Reinigungspersonal oder Ärzte betreten während der Maßnahme das Zimmer.
- Der Patient stellt zum Ablauf der Pflegemaßnahme eine Frage. Wer beantwortet diese?
- Sterile Pflegeutensilien werden durch Unachtsamkeit kontaminiert.
- Der Patient äußert Schmerzen oder verweigert plötzlich die Maßnahme.
- Benötigtes Material ist auf der Station nicht vorhanden.

Je größer Ihr Erfahrungsschatz an **gezielten Anleitungen** ist, desto eher halten Sie einmalige oder unabsehbare Situationen und Konstellationen für möglich. Merke: **Die Praxis ist gnadenlos!**
Nach sehr ausführlicher und durchdachter Anleitung zur Thematik „Gesundheitsberatung für den Patienten" stellt Ulli später gemeinsam mit dem Schüler fest, daß der desorientierte Patient die Kukidenttablette® eingenommen hat – und daß das Hörgerät ausgeschaltet im Wasser des Prothesenbechers schwimmt.

Hilfssignale
Besonders wenn der Schüler eine Maßnahme zum erstenmal ausführen soll, ist die **vorherige Vereinbarung** von Hilfssignalen ratsam. Kommt er alleine nicht weiter und möchte im Beisein des Patienten keine direkte Frage stellen, so sagt er einen Satz. Zum Beispiel: *„Als nächstes würde ich jetzt so handeln ..."*.
Der Anleiter kann daraufhin bestätigen oder eingreifen. Umgekehrt „sendet" der Anleiter dem Schüler ein vereinbartes Signal, wenn er bemerkt, daß der Schüler etwas falsch oder unangemessen macht.

Beispiel:
Der Anleiter zum Patienten, der momentan vom Schüler gelagert wird: „Liegen Sie so bequem?" Der Schüler weiß, wenn der Anleiter dem Patienten eine solche Einschätzungsfrage stellt, ist irgend etwas nicht in Ordnung.

2.4.4 Beobachtungsschwerpunkt

Bereits im Kapitel „Beobachtungslernen" konnten Sie lesen, daß Schüler aufgrund der fehlenden Erfahrung nicht immer differenziert beobachten. Daraus ergeben sich auch für die **gezielte Anleitung** Konsequenzen.
Wenn Schüler keinen konkreten Beobachtungsauftrag erhalten, können sie im Nachgespräch vielfach nur allgemeine Informationen über das zuvor Gesehene geben.

> Einer Ihrer Kollegen gibt einem Schüler einen allgemein gehaltenen Beobachtungsauftrag. Beispiel: *„Wir gehen jetzt auf Zimmer 4. Ich lagere den Patienten, und du schaust bitte zu!"*
> Begleiten Sie daraufhin beide. Beobachten Sie genau den Schüler.
> **Wo** steht er im Zimmer?
> **Was** kann er aus seiner Beobachtungsposition sehen?
> **Wohin** schaut er?
> **Wie** schätzen Sie seine Aufmerksamkeit ein?

Verschiedentlich ist zu beobachten:
- Der Schüler schaut nur in den ersten Minuten angestrengt zu.
- Die Aufmerksamkeit nimmt danach kontinuierlich ab.
- Wurden dem Schüler im Vorgespräch keine Hinweise zur Wichtigkeit einzelner Teilschritte gemacht, so kann er auch bei der Beobachtung keine Prioritäten setzen.
- Zuweilen schauen Schüler in diesen **„Anleitungs(?)"**-situationen aus dem Fenster, kommunizieren (durch Augenkontakt oder verbal) mit anderen Kollegen oder Mitpatienten, verfolgen interessiert das laufende Fernsehprogramm oder lesen in ausliegenden Zeitschriften.
- Die abschließende Frage, ob der Schüler „alles" gesehen hat, wird meistens bejaht.

> Schüler können selbständig keine Beobachtungsschwerpunkte setzen. Darum müssen diese vom Anleiter aufgezeigt werden.

Nehmen Sie sich bitte ein Beispiel an Ulli:

Beispiel:

Karl-Heinz	**Ulli**
Schau mal, wie ich dem Patienten die Beine ausmesse!	Erzähle mir bitte nach der Durchführung, an welchen Stellen ich das Maßband angelegt habe.
Beobachte bitte die Ganzkörperwaschung!	Welche Körperbereiche wasche ich mit frischem Wasser?
Beim Legen einer Magensonde mußt du gut achtgeben!	Mit welchen 3 Methoden überprüfe ich, ob die Magensonde richtig liegt?
Komm mal mit, wir lagern jetzt den Patienten!	Beobachte bitte, an welchen Körpermassen (Begriff aus der Kinästhetik) ich den Patienten bewege.

Karl-Heinz	**Ulli**
Ich werde dem Patienten etwas erklären, höre bitte zu!	Nachdem ich dir im Vorgespräch die drei Möglichkeiten des Beratungsgespräches erklärt habe, gehen wir nun zum Patienten. Anschließend möchte ich von dir wissen, welche Gesprächsart ich angewendet habe.

2.4.5 Mentales Training

Der Schüler kennt nun den Inhalt der Anleitung. Er weiß, welche Aufgaben er in der Durchführung übernehmen und was er gezielt beobachten soll. Getreu der Lernmaxime: „Üben und Wiederholen" eignet sich hier das sogenannte **mentale Training**, welches aus dem Leistungssport übernommen wurde: Spitzensportler bestätigen, daß Siege vor dem Wettkampf „im Kopf entschieden werden". Beispielsweise trainieren Skiabfahrtsläufer mental, wie sie die Steckpfähle der Piste am geschicktesten umfahren können. Sie prägen sich die genauen Streckenabschnitte ein, an denen sie durch Köperverlagerung zum Kurvenfahren ansetzen.
Auch in der Pflege kann dieses **geistige Durchdenken** zweckmäßig angewendet werden.

Beispiel:
Da überlegt man sich vorher eine Maßnahme, plant den Ablauf, bespricht vorher die Durchführung und begibt sich vermeintlich siegessicher in das Patientenzimmer. Kurz nach Beginn stellt man fest, daß ein Hilfsmittel fehlt. Also Unterbrechung: Zimmer verlassen, Material holen, zurückkehren und fortfahren. Erst während der Patient aufgedeckt wird, fällt auf, daß das Fenster noch geöffnet ist: erneute Unterbrechung. Endlich startet mann/frau den Verbandwechsel. Nachdem sterile Handschuhe angezogen und die Wunde mit Kompressen gereinigt wurde, verharrt die Pflegekraft bewegungslos (die gebrauchten Kompressen hält sie mit leichtem Tremor in der Hand): Das Abwurfgefäß fehlt ...

Mentales Training bedeutet ein **aufeinanderfolgendes, stückweises Durchdenken** der Pflegemaßnahme.

Visualisieren Sie die geplante Situation (bildhaft machen). **Überlegen Sie**, oder der **Schüler,** oder **beide** gemeinsam, welcher Schritt dem nächsten folgt. Bedenken Sie vorher beispielsweise:
- Wieviel und welches Material benötigt wird?
- An welcher Stelle wird dieses im Zimmer abgestellt?
- Wo lege ich die Bettdecke ab?
- Wohin entsorge ich den alten Verband?

Idealerweise **wiederholt der Schüler** zum Abschluß des Vorgespräches den geplanten Handlungsablauf mit den Ver-

haltens- und Beobachtungsabsprachen. Anleitungsanfänger sollten ihr **Zeitgefühl** trainieren:
Notieren Sie sich auf dem Formular die Start- und Endzeit. Bei Selbsteinschätzung erlebte ich sehr häufig extreme Zeitüber- oder -unterschätzungen.
In Tab. 21 finden Sie die wichtigsten Punkte aus diesem Kapitel noch einmal als Checkliste.

Checkliste Vorgespräch	
❑ geeignete Wahrnehmungskanäle stimulieren	❑ maximal 20 Minuten
❑ verschiedene Medien benutzen	❑ vom Bekannten zum Unbekannten
❑ Schülererfahrungen integrieren	❑ Eselsbrücken erfinden lassen
❑ Schüler soll Lerninhalt mit eigenen Worten wiederholen	❑ zu Beginn klare Zielformulierung
❑ beide Hirnhälften aktivieren: Bilderdenken, etc.	❑ Grundgerüst vorstellen
❑ Loben	❑ Körpersignale beachten
❑ gezielt Neugierde wecken	❑ Sitzposition beachten
❑ entspannte Lernatmosphäre	❑ Verhaltensabsprache
❑ Zeitdruck vermeiden	❑ Beobachtungsschwerpunkt
	❑ mentales Training

Tab. 21

2.5 Vorgehen

Gemäß der Verhaltensabsprache beginnt man je nach Anleitungsmodell wie folgt:
- **Anleiter** führt Maßnahme aus ...
- **gemeinsames** Vorgehen ...
- **Schüler** führt Maßnahme aus ...

Die Pflegepädagogik ordnet den obigen drei Arten zwei verschiedene Beobachtungsarten zu:
1. die **teilnehmende** Beobachtung
2. die **nicht-teilnehmende** Beobachtung

2.5.1 Teilnehmende Beobachtung

Diese Form ist Ihnen sicherlich bekannt. Die Krankenschwester und der Schüler pflegen Patienten in einem Zimmer. **Währenddessen** beobachtet die ausgebildete Pflegekraft den Schüler. Oder beide verteilen gemeinsam das Essen, machen die Betten usw. Später erhält der Schüler eine Rückmeldung (siehe Abb. 48).

Diese **kollegiale** Beobachtungsart ist recht beliebt und wird sowohl von Schülern als auch von examinierten Pflegenden als notwendige und geeignete Maßnahme akzeptiert.

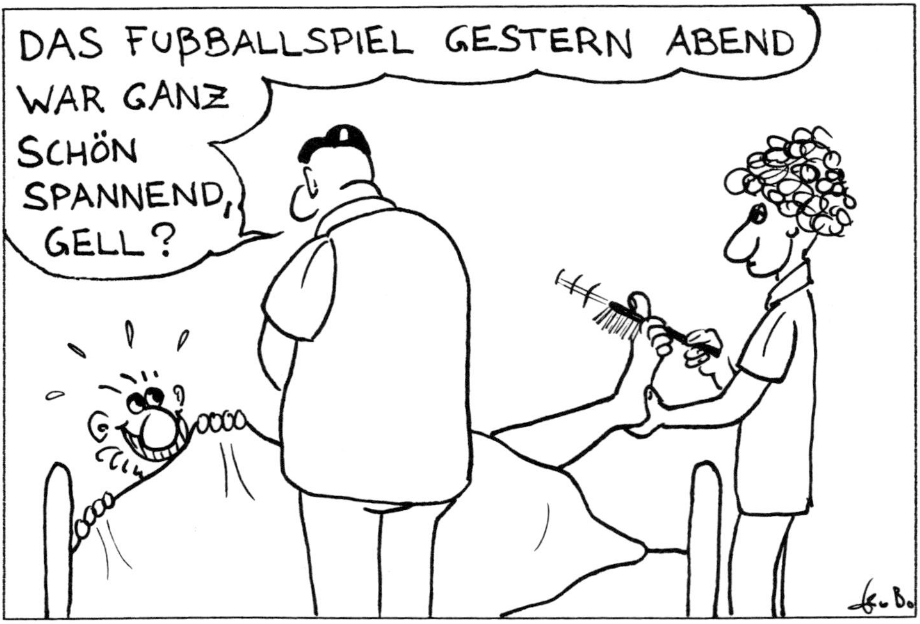

Abb. 48

2.5.2 Nicht-teilnehmende Beobachtung

Diese Art erinnert zuweilen an Prüfungssituationen: Eine Person pflegt. Der „Kontrolleur" **ist nicht an der Handlung beteiligt,** sondern beobachtet (und protokolliert) die Maßnahmen und das Verhalten des „Machers". Pflegekräfte ohne pädagogische Zusatzqualifikation stehen dieser Form vielfach skeptisch gegenüber.

Warum?
Sicherlich ziehen manche Kollegen Parallelen zu unangenehm erlebten Prüfungen. Andere führen an, daß sie sich generell „nicht auf die Finger schauen lassen" möchten. Und wieder andere kritisieren, daß der Beobachter „gar nichts macht". Sie meinen damit die Arbeitsökonomie und bemängeln, daß von zwei Personen nur eine wirklich arbeitet (siehe Abb. 49).

> Vor- und Nachteile beider Arten sind in Tab. 22 nur stichpunktartig gegenübergestellt, weiteres im Kap. 2.7.2.

Ablauf
Haben Sie in der Anleitungssituation den **Patienten** integriert, so sollte dieser **im Mittelpunkt** der Maßnahme stehen. Für den Lernenden ist diese Anleitungsphilosophie kein unwichtiges Nebenprodukt; Schüler registrieren die vom Anleiter gesetzten Prioritäten im Handumdrehen.
Beachten Sie bitte im Zimmer, daß der Schüler **eine günstige Beobachtungsposi-**

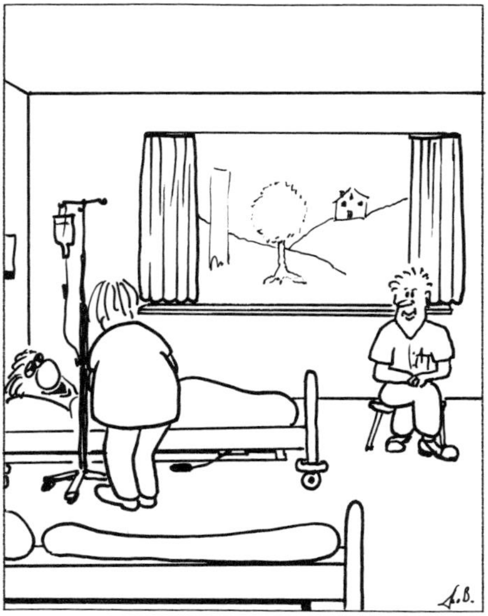

Abb. 49

tion einnimmt. Die zuvor im Vorgespräch dargelegte Maßnahme sollte auch jetzt vom gleichen Blickwinkel aus betrachtet oder vorgenommen werden. Führen Sie komplexe Handlungen **schrittweise** aus. Kleine Pausen nach absolvierten Teilschritten schonen Sie und fördern das Verständnis beim Schüler. Dazu gehört auch ein geeigneter Gesprächsstil mit dem Patienten. Gerade 17 bis 20 Jahre alte Schüler haben Probleme, ihren generationstypischen Wortschatz den Patienten anzupassen (siehe Abb. 50).

Hier kann der Anleiter nicht nur demonstrieren, sondern vorleben, daß es durchaus möglich ist, unterschiedliche Sprachjargons zu pflegen und diese situationsentsprechend einzusetzen. Ma-

Teilnehmende Beoachtung	Nicht-teilnehmende Beoachtung
+ kollegiale, partnerschaftliche Atmosphäre	– Prüfungscharakter
+ beide Personen erbringen Arbeitsleistung	– Beobachter erbringt keine direkte Pflegeleistung
+ dadurch weniger Zeitaufwand	– zeitaufwendig
– oberfläche, beiläufige Beobachtung	+ gezielte Beobachtung
– Zusatzbelastung für Beobachter (durch Kontrolle der Eigen- und Fremdleistung)	+ Konzentration bezieht sich ausschließlich auf den Arbeitsablauf
– gering ausgeprägter Lerneffekt (weil es für den Schüler die Alltagssituation widerspiegelt)	+ Pflegekraft trainiert trotz Beobachtung, ruhig zu arbeiten (Prüfungsvorbereitung)
– Beobachtungsergebnisse können schnell vergessen werden	+ gedächtnisunabhängige Fixierung
– Idealsituation: Anleiter hilft bei Lagern, Waschen, unterstützt und berät (entspricht leider nicht immer dem pflegerischen Alltag)	+ entspricht eher der Praxisrealität: Pflegeperson arbeitet überwiegend alleine: geht alleine *„auf die Klingel“*, wäscht alleine, klärt alleine auf

Tab. 22

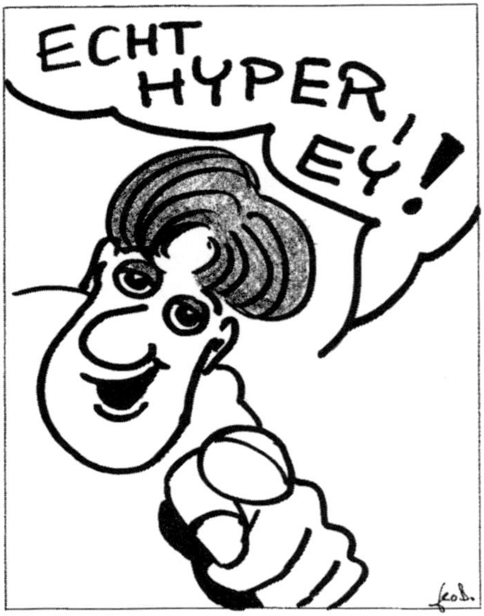

Abb. 50

Checkliste Vorgehen
❑ entspannte Lernatmosphäre
❑ Zeitdruck vermeiden
❑ Schüler in Maßnahmen integrieren oder selbst vornehmen lassen
❑ schrittweise vorgehen
❑ kleine Pausen nach ausgeführten Handlungsschritten
❑ Beobachtungsposition des Schülers kontrollieren
❑ Verhaltensabsprachen einhalten
❑ Aufschreiben von Beobachtungsergebnissen schafft Konzentrationskapazitäten

Tab. 23

chen Sie Ihren Schülern beispielsweise klar, daß nicht jeder ältere Patient oder Bewohner schwerhörig ist und lautstark angesprochen werden muß. Oder demonstrieren Sie den Lernenden, wie sensibel oftmals die Wahrnehmung von Patienten ist, die nicht sprechen.
In Tab. 23 noch einmal die wichtigsten Punkte zu Kap. 2.5.

2.6 Nachgespräch

Das Nachgespräch stellt einen wichtigen Teil des gesamten Anleitungsprozesses dar. In Form eines Dialoges wird die Arbeitssituation ausgewertet.

2.6.1 Raum und Zeit

Alle Kriterien zur Raumgestaltung, die im Abschnitt „Vorgespräch“ aufgezeigt wurden, gelten logischerweise auch hier. Wobei der Faktor „unter vier Augen“ jetzt derart wichtig ist, daß er *„im Quadrat“* gilt.
Dies soll aber nicht bedeuten: Nachgespräch unter vier Augen[2]: 16 Augen, wie etwa in Abb. 51 zu sehen.

Eine **vertrauensvolle** Atmosphäre ohne weitere Zuhörer ist im Nachgespräch besonders wünschenswert. Denn jetzt werden unter anderem auch Kritikpunkte ausgetauscht, welche primär nur die Gesprächspartner betreffen.
Sicherlich können Sie noch auf Situationen Ihrer Schul- oder Ausbildungskarriere zurückblicken, in denen Sie von einem Lehrer bloßgestellt oder ungerechtfertigterweise kritisiert wurden. Andere

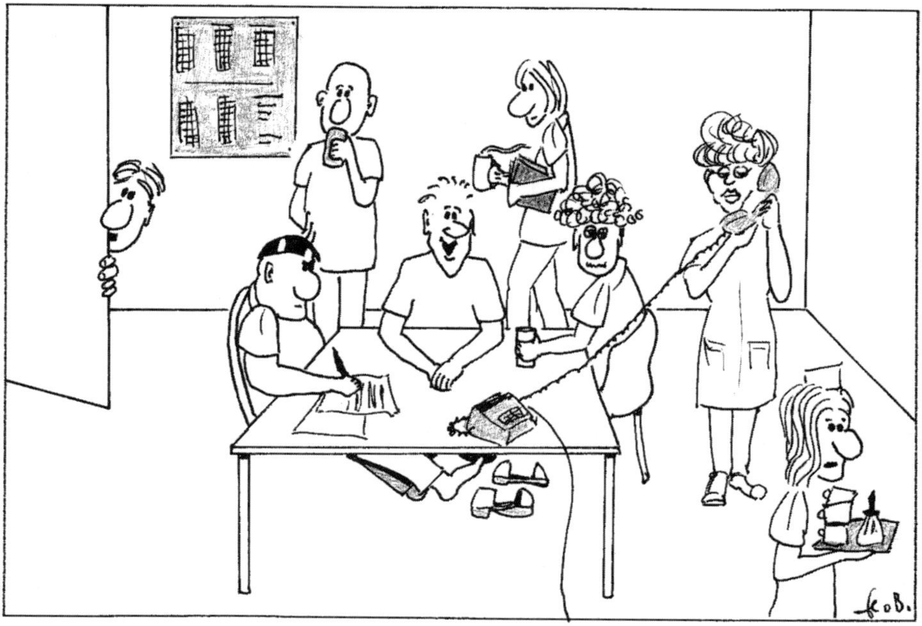

Abb. 51

Zuhörer kannten oft gar nicht die Hintergründe Ihres Verhaltens.

Achten Sie darum bitte auf eine **diskrete** und **unbeobachtete Gesprächsatmosphäre,** die dadurch um so offener wird. Vielleicht können Sie gemeinsam dazu eine Tasse Kaffee, Tee oder ähnliches trinken. Es entspannt und lockert die Situation auf.

Vermeiden Sie jeglichen Zeitdruck.

Idealerweise soll der Schüler selbst Lösungswege ableiten oder Transferleistungen erbringen. Dies erfordert Zeit.

Abwiegen/-wägen des Zeitpunktes

Wieviel Minuten, Stunden oder Tage sollten zwischen der Maßnahme und dem Nachgespräch liegen?

Wiederholt diskutieren Anleiter darüber kontrovers. Dabei kristallisieren sich folgende Möglichkeiten heraus:

1. **Sofort,** also unmittelbar im Anschluß an die Anleitungssituation.
2. Nach einer **Pause:** Empfohlene Erfahrungswerte liegen zwischen 15 und 60 Minuten.
3. **Später,** d.h. nach mehreren Stunden oder Tagen.

Wiegen wir zunächst die jeweiligen Vor- und Nachteile ab. Die Abb. 52, 53 und 54 sollen dies veranschaulichen.

2.6.2 Struktur

Das Nachgespräch ist kein unverbindliches Beratungsgespräch. Darum sollte es nach didaktischen Gesichtspunkten strukturiert werden. Vermeiden Sie lernfeindliche Situationen.

Die im folgenden vorgeschlagene Gliederung ist individuell zu ändern. Sie ist stark abhängig vom Vorgespräch bzw.

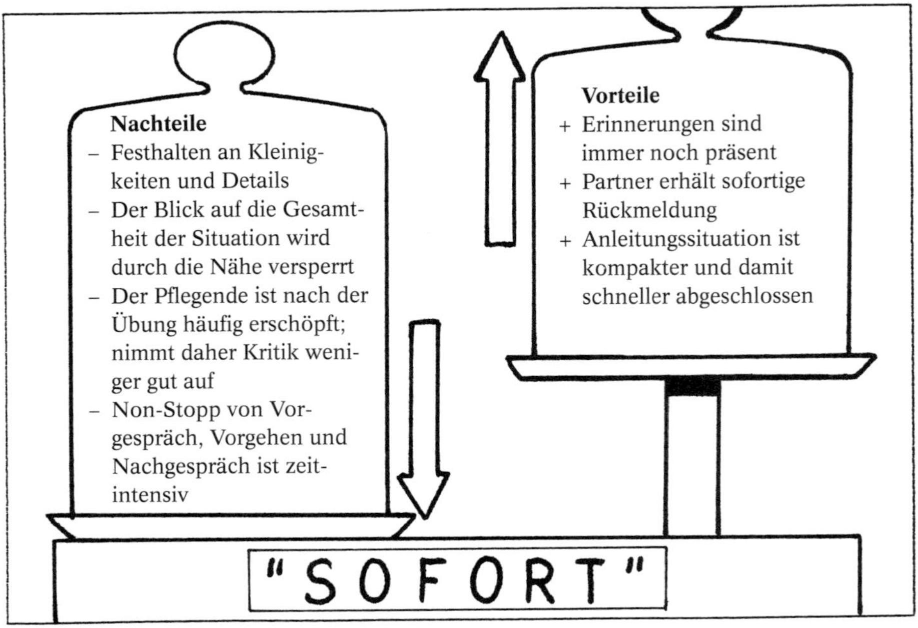
Nachteile
– Festhalten an Kleinigkeiten und Details
– Der Blick auf die Gesamtheit der Situation wird durch die Nähe versperrt
– Der Pflegende ist nach der Übung häufig erschöpft; nimmt daher Kritik weniger gut auf
– Non-Stopp von Vorgespräch, Vorgehen und Nachgespräch ist zeitintensiv
Vorteile
+ Erinnerungen sind immer noch präsent
+ Partner erhält sofortige Rückmeldung
+ Anleitungssituation ist kompakter und damit schneller abgeschlossen
"SOFORT"

Abb. 52

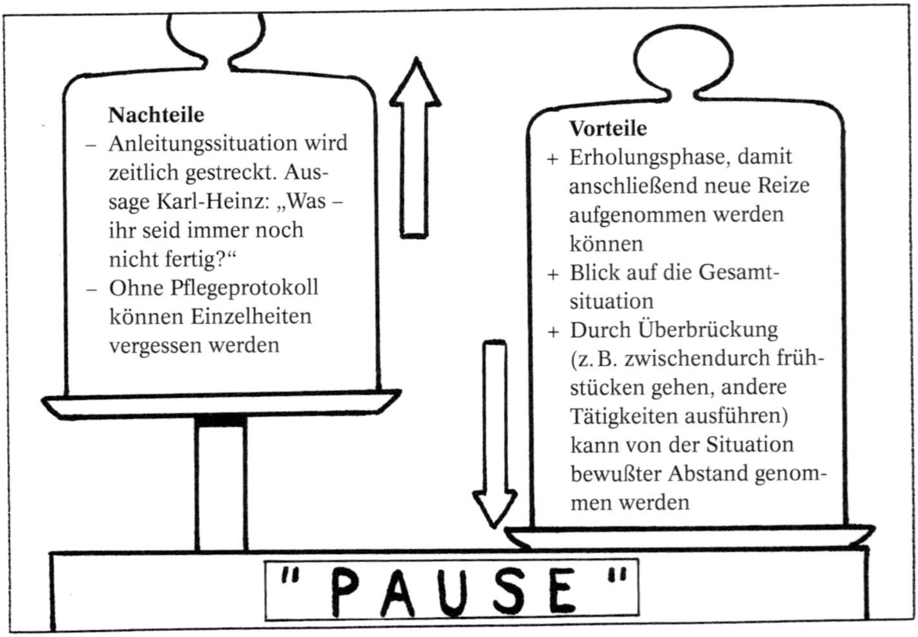
Nachteile
– Anleitungssituation wird zeitlich gestreckt. Aussage Karl-Heinz: „Was – ihr seid immer noch nicht fertig?“
– Ohne Pflegeprotokoll können Einzelheiten vergessen werden
Vorteile
+ Erholungsphase, damit anschließend neue Reize aufgenommen werden können
+ Blick auf die Gesamtsituation
+ Durch Überbrückung (z. B. zwischendurch frühstücken gehen, andere Tätigkeiten ausführen) kann von der Situation bewußter Abstand genommen werden
"PAUSE"

Abb. 53

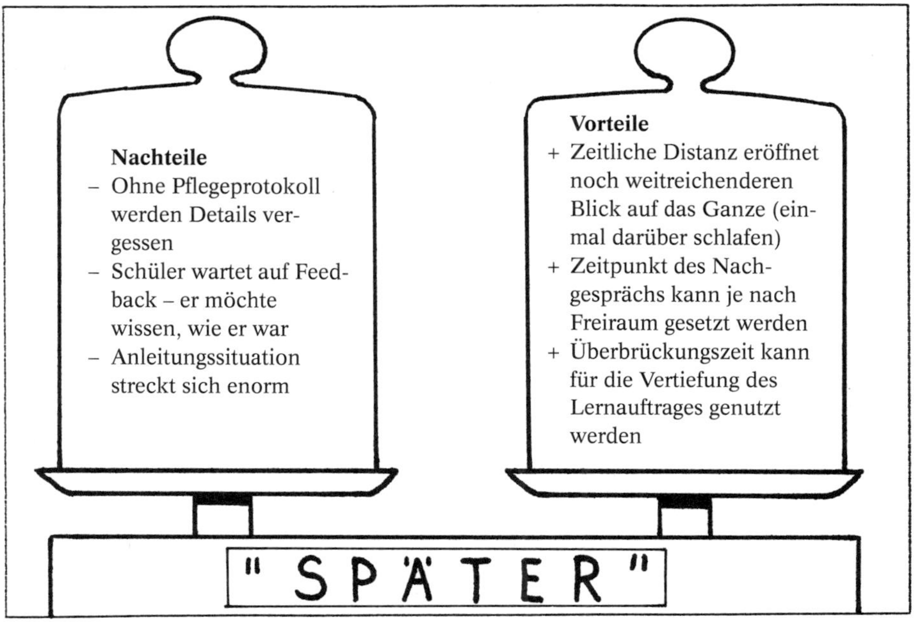

Abb. 54

von der Maßnahme. In der Weiterbildung zum Praxisanleiter analysieren die Teilnehmer zahllose Videosequenzen aus Anleitungssituationen. Nachdem z. B. das Vorgespräch gesehen wurde, diskutieren die angehenden Praxisanleiter, wie wohl die Übungssituation ablaufen könnte. Oder Sie sehen das Nachgespräch und erörtern, welche Anteile im Ablauf bzw. im Vorgespräch besprochen oder vergessen wurden. So trainiert mann/frau das Einschätzen der „erbarmungslosen“ Praxismöglichkeiten.

Einstieg

Zunächst sollte der Einstieg mit einem Gedankenaustausch über die **Befindlichkeiten** beider Partner stattfinden. Bereits hier verstrickt man sich schnell in Details. Schüler äußern oft sofort ihr Ärgernis, daß gewisse Anteile nicht geklappt haben. Der Anleiter interveniert hier und verschiebt die fachliche Diskussion über Einzelaspekte auf die spätere Reflexion. Verdringliche Inhalte sind:

- **das momentane Gefühl des Schülers:** Freude, weil geschafft – Erbitterung oder Unmut, weil mißlungen; Angst vor Beurteilung; Überlastung, weil der Kopf immer noch voller Eindrücke ist...
- **subjektive Einschätzung der Gesamtsituation** von seiten des Schülers.

Selbsteinschätzung des Schülers

Sofern der Schüler Handlungen während der Maßnahme übernommen hat.

Damit Sie den Schüler besser kennenlernen und später beraten können, ist es wichtig, daß er sich **selbst einschätzt.**

Würden Sie nämlich die Antwort des Schülers vorwegnehmen und ihn beispielsweise sofort kritisieren oder loben, übernimmt er oftmals den Standpunkt des Anleiters.

> Durch die Selbsteinschätung läßt sich erahnen, welches Selbstbild der Schüler hat. Siehe auch Kap. 2.1.2.

Dafür bieten sich solche Fragestellungen an:

- Hast **du** das gesetzte Ziel der Maßnahme erreicht?
- Konntest **du** das verwirklichen, was du dir vorgenommen hast?
- Was würdest **du** in der gleichen Situation beim nächsten Mal anders machen?

Erfahrungsgemäß berichten Schüler **ausführlich,** was sie alles falsch gemacht haben. Als Anleiter können Sie diese Selbstanklage durch das Erwähnen von Positivaspekten sinnvoll vervollständigen.

Fragen Sie den Schüler:

- Was ist **gut** gelaufen?
- Was ist dir besonders **gelungen**?
- Worauf bist du **stolz?**

> Zuweilen reagieren Schüler auf diese Fragen verstört und genieren sich, ihre eigenen Leistungen zu würdigen. Leider liegen die Gründe im Gesamtsystem Schule. Lehrer, aber auch Anleiter sind es gewohnt, Fehler, Lücken und Inkompetenzen des Schülers aufzudecken. Schüler haben sich an die bittere Erfahrung gewöhnt, daß ihre Ausbilder viel häufiger in der *„Wunde des Noch-Nicht-Wissens“* wühlten, anstatt die bisher erlangten Fähigkeiten anzuerkennen und ins rechte Licht zu rücken. (Vergleiche Kap. 1.8.2)

Sie müssen dieses nicht übernehmen. **Würdigen** Sie (neben den vorhandenen negativen Kritikpunkten) auch kleinste Lern**fort**schritte des Schülers. Selbst bei noch so schlecht verlaufenden Maßnahmen findet der Anleiter meistens einen (wenn auch noch so kleinen) **Positiv**aspekt.

> Dem Anleiter, der loben kann, wird Kritik viel eher abgenommen!

Im weiteren Verlauf können Sie Schüler, die sich **unterschätzen,** bestärken und zu mehr Eigeninitiative anregen bzw. sich selbst **überschätzende** Schüler zu mehr Selbstkritik verhelfen.

Lernende zeigen ihren Anleitern gegenüber viel Offenheit, sofern diese **nicht** an späteren, zensurrelevanten Überprüfungen beteiligt sind. Brisant gestaltet sich das Nachgespräch aber, wenn der Anleiter auch an Prüfungen teilnehmen wird *(dieses ist das Los von Praxisanleitern und Lehrern für Pflege).* Durch eine positiv oder negativ beeinflußte Erwartung des Anleiters findet eine Vorentscheidung über die Gesamtbewertung des Examens statt. Leider kann sich davon niemand ganz freimachen.

Fehler durch den Anleiter

Zeigen Sie keine falsche Scham! *Obwohl es viele nicht glauben, sind Anleiter auch nur Menschen.* Und diese machen Fehler.

Schüler empfinden Sie um so **glaubwürdiger,** je mehr Sie von sich zeigen. Ver-

tuschte Fehler sind bedenklich und gefährlich, vor allem wenn man davon ausgeht, daß sie als Anleiter **Vorbild** sind, an dem sich Schüler orientieren.
Deklarieren Sie einen Fehler ganz deutlich. Machen Sie dem Schüler klar, daß der betreffende Handlungsschritt falsch war. Verdeutlichen Sie ihm aber auch, warum Sie den Irrtum begangen haben, von welcher Annahme Sie ausgegangen sind.

Verhaltensabsprache

Manchmal müssen Handlungen, die fest geplant und besprochen waren, anders ausgeführt werden. Glücklicherweise haben wir es bei der Praxisanleitung nicht mit Demopuppen oder isolierten Spielszenen zu tun, sondern wir sind gefordert, auf die Bedürfnisse von Menschen (Patienten, Schüler und Anleiter) einzugehen. Gerade dies macht die Anleitung so abwechslungsreich und spannend.
Wenn sich eine geplante Anleitung aufgrund der aktuellen Situation in ihrem Ablauf ändert, muß dies unbedingt im Nachgespräch geklärt werden. Fragen Sie den Schüler zunächst, ob all das, was Sie sich beide vorgenommen und abgesprochen hatten, auch ausgeführt wurde. Hin und wieder bemerken Lernende nicht, daß Sie beispielsweise planten, während der Ganzkörperwaschung die Körpertemperatur zu messen, diese Messung aber nicht realisierten. Weisen Sie dann den Schüler darauf hin.

Kritikschwerpunkte

Beginnen Sie wie erwähnt mit einem **Positivaspekt.** Leider erleben Anleiter auch Situationen, bei denen sie kurz vor dem Eingreifen oder Abbrechen stehen. Nach Abwägen der Patientensituation entschließen sie sich verschiedentlich, den Schüler die Maßnahme beenden zu lassen.
Der Lernende schildert Ihnen vielleicht zu Beginn des Nachgespräches, daß er froh ist, alles geschafft zu haben.
Sie schlucken, überlegen und sind nun ganz gefordert:
Butter bei die Fische.
Wie sag ich's meinem Kinde?
Kritisieren ist nicht einfach.

Wenn Sie dem Schüler alle Fehlerpunkte vortragen und dazu auch noch erklären, was er besser machen kann, fühlt er sich *regelrecht erschlagen.* Dem Pflegeschüler, *nach der Anleitung sowieso ausgelaugt,* bleibt nichts anderes übrig, als innerlich abzuschalten und darauf zu warten, daß das Nachgespräch möglichst bald zu Ende gehen möge (siehe Abb. 55).

Karl-Heinz protokollierte folgende Fehlerpunkte:

- bei Transfer Bett-Sessel blockierte Schüler Bewegungsressourcen
- Elektrothermometer direkt im Bett abgelegt, anschließend bei anderen Patienten weiterverwendet
- Desinfektionsmittel-Einwirkzeit vor Injektion nur 7 Sekunden
- falsche Wischrichtung (außen nach innen)
- kein Info über Vorhaben und Tätigkeit
- keine Händedesinfektion
- keine Info über Abänderung für den Patienten gewohnter Pflegemaßnahmen
- keine Info vor Injektion
- Mund ohne Info geöffnet
- Patient an Achsel gefaßt und hochgezogen

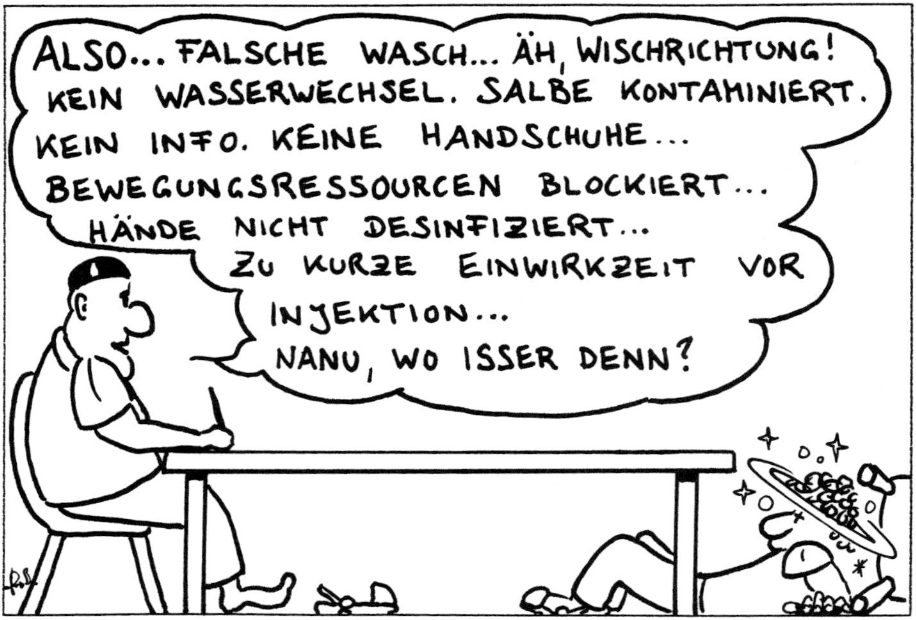
ALSO... FALSCHE WASCH... ÄH, WISCHRICHTUNG! KEIN WASSERWECHSEL. SALBE KONTAMINIERT. KEIN INFO. KEINE HANDSCHUHE... BEWEGUNGSRESSOURCEN BLOCKIERT... HÄNDE NICHT DESINFIZIERT... ZU KURZE EINWIRKZEIT VOR INJEKTION... NANU, WO ISSER DENN?

Abb. 55

- Patient auf Bettpfanne gehoben
- Salbentubenöffnung beim Abstreifen mit Fingern kontaminiert
- trotz Fußpilz kein Wasserwechsel vor Intimwaschung
- Urinbeutel ohne Handschuhe geleert

Ordnen Sie deshalb in derartigen Situationen die vielen Tadel zu sogenannten **Kritikschwerpunkten** zusammen.

Beispiel:

Hygienefehler:	7×
vorherige Patienteninformationen vergessen:	4×
Kinästhetikfehler:	3×

Nun können Sie abwägen, wie viele der einzelnen Details aus den drei Fehlerschwerpunkten im Nachgespräch erörtert werden. Zudem sollten Sie die **Aufnahmekapazität** des Schülers **berücksichtigen.**

Bei umfangreicher Kritik empfiehlt es sich, einen Gesprächsteil auf den Folgetag zu verlegen.

Begründungen der Teilschritte

Lassen Sie den Schüler zuerst begründen, warum er einen Teilschritt so und nicht anders vollzogen hat. Hier erinnere ich mich an einige Nachgespräche, in denen ich mein **falsches Urteil** durch die Argumentation des Schülers **revidieren** mußte. Erst als ich erfuhr, aus welchem Grund und mit welcher Intention er etwas machte, erkannte ich die positiven Seiten der Handlung. In solchen Momenten, und natürlich auch bei der Beurteilung, merken Sie immer wieder, wie subjektiv und einseitig Fremdbeurteilungen sein können.

In der Regel sind die Kritikpunkte des Anleiters stichhaltig und angebracht. Das gleiche, das vom Schüler verlangt wird (Handlungen begründen), muß nun auch der Anleiter praktizieren:

> Begründen Sie Ihre Kritik.

Nichts ist für Schüler frustrierender als fadenscheinige, unklare, vage, vieldeutige oder für sie nicht nachvollziehbare „Begründungen" erfahren zu müssen.

Negativbeispiele:
Das macht man eben so!
Das macht man eben nicht so!
Das habe ich so gelernt!
Das machen wir bei uns aber schon immer so!
Da könnte ja jeder kommen!
Das machen die anderen auch so!
Ich weiß am besten, was gut ist!

Geben Sie darum **echte** Begründungen. Machen Sie dabei Prinzipien klar. Erklären Sie die Auswirkung des Fehlverhaltens, oder lassen Sie den Schüler die Folgen abschätzen.

> **Beispiel Hygiene:**
> „Du hast mit deinen kontaminierten Händen/Handschuhen, mit denen du eben das Gesäß gewaschen hast, die Öffnung der Salbentube berührt. Welche Folgen kann das haben? (Schüler Zeit zum Antworten geben). Die Kolibakterien sind jetzt in der Tube der Wund- und Heilsalbe. Wofür wird diese beim nächsten Patienten verwendet?" ...

Komplikationen

> In Ergänzung zu Kap. 2.4.2 können hier weitere, sehr selten auftretende Komplikationen besprochen und illustriert werden.

Auswertung

Nach dem Besprechen der Maßnahme wird das Fazit gezogen:

Anleiterzentriertes Modell:
- Schüler soll abschätzen, ob der Anleiter das im Vorgespräch gesetzte Ziel erreicht hat.
- Anleiter überprüft durch Kontrollfragen, ob dem Schüler das angeleitete Thema einsichtig geworden ist.

Partnerschaftliches Modell:
- Schüler überprüft, ob beide das gemeinsame Ziel erreicht haben.
- Danach bestätigt der Anleiter, ob das gesetzte Ziel erreicht wurde.

Schülerzentriertes Modell:
- Nachdem der Schüler die von Ihnen geäußerte positive und negative Kritik zur Kenntnis genommen hat, soll er abschließend einschätzen, ob er das Ziel erreicht hat.
- Im Anschluß daran teilt der Anleiter seine Einschätzung der Gesamtsituation mit.

Neuplanung

Gemeinsam überlegen Schüler und Anleiter, wie die Maßnahme weiter verbessert werden kann.

Beispiel:
Der Schüler hat den Lerninhalt nicht verstanden. In der Folgeanleitung wird darauf ein Schwerpunkt gelegt.

Förderungsvorschläge

In den seltensten Fällen erreichen die Schüler das Anleitungsziel fehlerlos. Beteiligen Sie auch jetzt wieder den Schüler, indem Sie gemeinsam überlegen, wie das Ziel zukünftig einwandfrei erarbeitet werden kann.

Die vom Schüler selbst identifizierten bzw. die von Ihnen aufgedeckten Mängel werden nun im letzten Schritt nochmals behandelt. Ausgangslage war:

1. Schüler schätzt die Anleitungssituation ein, kann Fehler als solche deklarieren.
2. Teilschritte werden einzeln besprochen. Anleiter macht jetzt Fehler kenntlich.
3. In der Auswertung wurde abgeschätzt, ob die Kritikpunkte das Anleitungsziel erreichbar bzw. unerreichbar machten.

Fordern Sie den Schüler auf, seine Fehler zu überdenken. Machen Sie ihm Mut! Meistens ist er einsichtig und kann für sich **selbst** einen entsprechenden **Verbesserungsvorschlag ableiten.** Sehr selten sind Schüler hier blockiert und benötigen weitere Hilfe und Beratung.

Wieder gelten die Aussagen *„Schüler Gedanken entwickeln lassen"*. Nehmen Sie die endgültige Lösung nicht vorweg, sondern führen Sie ihn lediglich auf den Lösungsweg. **Schrittweise** erreicht er so (zwar durch Ihre Unterstützung, aber mit **seinen** Ressourcen) das Ziel.

Aus pädagogischen Gründen sollte man es dabei nicht beim mündlichen Besprechen belassen. Bitten Sie den Schüler, die Förderungsvorschläge **schriftlich** in Kurzform auszuarbeiten. Er soll die von Ihnen genannten (bzw. per Pflegeprotokoll überreichten) Kritikpunkte in entsprechende korrekte **Positivformulierung** bringen.

Beispiele zu Förderungsvorschlägen
- Salbenstrang auf Hand bzw. Handschuh fallen lassen oder mit Spatel entnehmen. Wichtig: Tubenöffnung nicht kontaminieren!
- Patient **vor** Mundpflege informieren.
- Patient an der Masse des Beckens fassen und bewegen (Grundregel der Kinästhetik).

Nachgesprächsprotokoll

Auf dem Formblatt in Tab. 24 haben Sie zusätzliche Dokumentationsmöglichkeiten. Punkt 1 kann beispielsweise der Schüler zu Beginn des Gespräches ausfüllen. Dabei orientiert er sich an den drei Beurteilungskriterien, die den individuellen Ausbildungsstand berücksichtigen.

In der Auswertungsphase (Punkt 2) notiert der Anleiter stichpunktartig die Kritikschwerpunkte.

Im dritten Abschnitt des Formulars kann der Schüler die Förderungsvorschläge eintragen.

Vertiefung

Sollte das Anleitungsthema ein Teil aus einem größeren Themengebiet sein, (z.B. *„pflegetherapeutische Maßnahmen bei Mundtrockenheit"*, welches zum großen Bereich *„Mundpflege"* gehört), so kann jetzt die Vertiefung beginnen. Der Schüler erhält einen **Litera-**

Nachgesprächsprotokoll
Schülername: ______________________ Datum: ____________
+ Leistung über dem Ausbildungsstand ○ Leistung entsprechend dem Ausbildungsstand – Leistung unter dem Ausbildungsstand
1. Einschätzung des Schülers: ______________________ ______________________ ______________________ ______________________ ______________________
2. Einschätzung des Anleiters: ______________________ ______________________ ______________________ ______________________ ______________________
3. Förderungsvorschläge: ______________________ ______________________ ______________________ ______________________ ______________________

Tab. 24

turhinweis, um den eben vermittelten Lerninhalt weiter zu festigen. In der Anleitungspraxis kommt allerdings überwiegend eine **mündliche** Vertiefung zur Anwendung. Diese kann (je nach Ausbildungsstand) in Form einer Teil- oder Gesamtzusammenfassung geschehen.

Transfer

Wie eingangs erwähnt, werden viele Maßnahmen in der Pflege von vielen Pflegekräften unterschiedlich ausgeführt. Darum darf dem Schüler während der Anleitung nicht der Eindruck vermittelt werden, daß diese Version die einzig wahre ist. Vielmehr sollten Sie ihn

informieren, daß Sie *die Pflegehandlung aus den Gründen X, nach den Prinzipien Y bei diesem Patienten Z anwendeten.*
Zum Abschluß des Nachgespräches ist es unerläßlich, auf andere Alternativen hinzuweisen.

- **Transfer → Patient**
  Wenn von einer individuellen Pflege gesprochen wird, muß dem Schüler deutlich gemacht werden, daß die eben vorgenommene Maßnahme bei Patient A anders verlaufen kann als bei Patient B.
- **Transfer → Pflegekraft**

> Jeder Pflegende ist durch seine Art, durch sein Verhalten und seine Fähigkeitsstufe (siehe Kap. 1.11.1) einzigartig. Somit vermittelt jeder Anleiter auch seine individuelle Note. Wird dieses dem Schüler nicht verdeutlicht, könnte es zu Unverständnis und Unsicherheiten kommen.

- **Transfer → Pflegeanwendung**
  Schüler sollen lernen, daß es **verschiedene**, aber gleichwertige Pflegeanwendungen gibt. Wenn Anleiter Karl-Heinz die reinigende Ganzkörperwaschung als unumstößliche und einzig richtige Methode *„verkauft"*, kann dies den Schüler derart prägen, daß er später alternativen Ganzkörperwaschungs-Methoden z. B. aus der basalen Stimulation skeptisch gegenübersteht.

- *beruhigende Waschung*
- *belebende Waschung*
- *zusammenführende Waschung (bei Hemiplegie)*
- *fiebersenkende Waschung*

} *anstatt nur der reinigenden Ganzkörperwaschung*

Trainingsphase festlegen

Abschließend überprüfen Anleiter und Schüler, ob die zu Beginn des Vorgespräches anvisierte Trainingsphase auch **jetzt noch realistisch** ist. Nicht selten sind hier Änderungen notwendig.
Denken Sie an die Lernmaxime und planen Sie **zeitnahe Wiederholungen,** bei denen der Schüler die neu erlangten Fähigkeiten anwenden kann. Weisen Sie auf seine **neu erworbene** Handlungskompetenz hin.
Zeitnah bedeutet, die Trainingsphase beginnt möglichst schon am Folgetag. In Anlehnung an den Wochenplan kann beispielsweise folgendes festgelegt werden:

> **Beispiel:**
> *14. April:* **Gezielte Anleitung:**
> *„Umgang mit ATS"*
>
> Anleitungsziel: *selbständig*
> Trainingsphase: *dreimal üben*
>
> *Schülerin soll in den folgenden drei Diensten (15., 16. und 21. April) bei drei verschiedenen Patienten die betreffenden Lerninhalte anwenden. Dabei beobachtet und kontrolliert der Anleiter.*
>
> *gez. Ulli*

Dokumentation

Wenn Sie die vorgestellten Anleitungsprotokolle verwenden, genügt das Abheften des ausgefüllten Blattes in der Schülermappe. Damit können sich Anleiterkollegen der Folgeeinsätze ein umfassendes Bild über den Lernstand des Schülers machen.
Liegt ein **Lernzielkatalog** vor, zeichnet man die betreffenden Lernziele ab.

Wird das Anleitungsformular nicht verwendet, sind die nachfolgenden Gliederungspunkte festzuhalten:
- Welches **Thema** wurde angeleitet?
- Welches **Ziel** (Grad der Ausführung) verfolgte die Anleitung?
- **Name** des Anleiters
- **Besonderheiten** des Patienten/Umfeldes
- **Verhaltensabsprache** bzw. tatsächliche Umsetzung
- **Trainingsphase**
- **Datum** der Anleitung

Indem Sie alles aufschreiben, dokumentieren Sie den **Nachweis praktischer Ausbildung.** Schon jetzt gibt es EDV-Schulverwaltungsprogramme, in denen Sie (bei entsprechender Vernetzung) „Anleitungen" direkt über einen Stationsterminal eingeben können. Sie markieren damit, daß Sie Schülern erst etwas beibringen, bevor Sie es einfordern.

Ebenso sichern Sie sich im Falle einer rechtlichen Auseinandersetzung ab. Pflegeschüler dürfen prinzipiell **keine Tätigkeiten ohne Aufsicht** vornehmen. Der Pflegealltag sieht leider manchmal anders aus. Häufig werden Schüler von examinierten Pflegekräften beauftragt, selbständig ohne Aufsicht zu pflegen. Die Pflegekräfte übernehmen damit die volle haftungsrechtliche Verantwortung. Eine Ausnahme ist es, wenn der Schüler grob fahrlässig bzw. vorsätzlich handelt und die examinierte Pflegekraft **nachweisen kann,** daß der Schüler **fachkompetent angeleitet** und dieses mehrmals kontrolliert und überprüft wurde.

Beispiel:
Ulli dokumentiert auf dem Anleitungsprotokoll, daß er Schüler Ali den Umgang mit der Wärmflasche zeigte, (laut Protokoll) u. a.:
- Wassertemperatur darf maximal 37° C betragen.
- Wassertemperatur muß mit Thermometer kontrolliert werden.
- Zwischen Wärmflasche und Haut muß ein Schutztuch liegen.

Er dokumentiert, daß er in der Trainingsphase den Schüler bei obigen Tätigkeiten viermal beaufsichtigte und überprüfte. Jedesmal führte er die Maßnahme ordnungsgemäß aus.

Karl-Heinz dokumentiert nichts. – *„Quatsch"*, wie er meint!

Mögliche Konsequenz: Vor Gericht erklärt der Schüler, daß er vom Pfleger den Auftrag bekam, eine Wärmflasche an die Füße des Patienten zu legen. Von einem Schutztuch hätte der Krankenpfleger nicht gesprochen. Dem Patienten (Diabetiker) mußten eine Woche später beide Füße amputiert werden.

Der Schluß

Fragen Sie den Schüler abschließend, ob er Ihre **Kritik**punkte **akzeptiert.** Vielleicht fühlt er sich ungerecht beurteilt, oder er deutet manche der von Ihnen festgestellten Mängel als „überzogen". Sprechen Sie darüber?

Die wichtigsten Punkte zum Thema „Nachgespräch" noch einmal in Tab. 25.

Checkliste Nachgespräch

- ❑ Kritikgespräch unter vier Augen
- ❑ den Schüler loben
- ❑ entspannte Lernatmosphäre
- ❑ dem Schüler muß die Maßnahme einsichtig sein
- ❑ nicht in Einzelheiten verlieren, exemplarisch vorgehen
- ❑ bei vielen Fehlern → Kritikschwerpunkte setzen
- ❑ Verhaltensabsprache eingehalten?
- ❑ Fehler des Anleiters?
- ❑ Fragen beantworten
- ❑ Transfer
- ❑ Vertiefung
- ❑ Trainingsphase besprechen
- ❑ Kritik akzeptiert?
- ❑ Ende: klare Handlungsbetonung

Tab. 25

2.7 Trainingsphase

2.7.1 Übung macht den Meister

Nach der gezielten Anleitung hat der Schüler Zeit zum **Trainieren** und **Üben.** Damit ist die regelmäßige Wiederholung zum Zwecke des Lernens und zum Steigern der Leistung gemeint. Zusätzlich wird **Training** mit der Vorbereitung auf einen Wettkampf definiert. Das Examen stellt auch so etwas wie einen Wettkampf dar.

Vor noch nicht allzu langer Zeit war die Vorstellung verbreitet, daß **Üben** im Gegensatz zur Vermittlung nur ein Nebenprodukt bzw. lästiges Beiwerk ist. Man verstand darunter gedankenloses Reproduzieren von Lerninhalten.

Kurzum: *Üben war out!*

Dann wurde mann/frau von der Wirklichkeit eingeholt. Typische Feststellung eines Stationsteams: „Die Schüler von heute wissen alles – können aber nichts.“ Also etablierte sich das Üben wieder.

Heute ist die Notwendigkeit dieser Lernphase akzeptiert, wobei allerdings eher der Begriff „Training“ Anwendung findet. Aus den alten Fehlern (monotones und langweiliges Üben) wurde gelernt, und die Trainingsphase neu gestaltet.

Einmal ist keinmal

Einmaliges Verstehen ist ohne Zweifel wichtig. Mit der gezielten Anleitung wird dieses in der Regel erreicht. Dies setzt der Schüler in der Praxis um und führt dabei einige Anteile aus.

Doch wenn dieser die Maßnahme nur **einmal** selbständig übernimmt, ist ein langfristiger Lernerfolg ausgeschlossen.

Aus dem ersten Teil des Buches wissen Sie, daß nur **Wiederholen** und **mehrmaliges Durchdenken** die Lerninhalte sichert und einprägt.

> Die **gezielte Anleitung** erzeugt Klarheit und Beweglichkeit der gedanklichen Struktur; sie verfeinert das Gewebe der Lerninhalte. Erst das Trainieren macht es robust und stark.

Umsetzung

- Voraussetzung ist auch hier die Motivation des Schülers. Zudem sollte er die Maßnahmen **bewußt** trainieren.
- Der Lerninhalt sollte für ihn **bedeutsam** sein.
- Das setzt wiederum voraus, daß ihm das Grundprinzip der Maßnahme **einsichtig** ist. Lassen Sie darum den Schüler nur das üben, was von ihm wirklich verstanden wurde.
- Beobachten Sie den Lernenden, wie er die Trainingsphase erlebt. Pflegepädagogen haben festgestellt, daß der Schüler sich in dieser Situation nicht so sehr auf die Bedürfnisse des Patienten konzentriert, sondern vielmehr auf sein eigenes Handeln.
- Schüler zeigen häufig gerne, was sie können. Als Anleiter erleben Sie zuweilen, wie die Lernenden mit Konzentration und Spannung, zugleich aber auch mit Spaß und Engagement an die Arbeit gehen.
- Der Anleiter optimiert dieses Verhalten durch eine abwechslungsreiche, interessante und möglichst zum Erfolg führende Gestaltung. **Neue Variationen** schaffen für den Schüler **neue Herausforderungen.**
- Die Trainingsphasen sollten **kurz, aber häufig** sein.
- Mißerfolgserlebnisse sollten dem Schüler, wenn möglich, erspart bleiben. Der Schüler wird nur **aus Fehlern klug,** wenn er eine mentale und praktische **Korrektur** vornimmt. Die wenigsten schaffen dies alleine. Darum brauchen Schüler nach Fehlern kein: siehe Abb. 56!

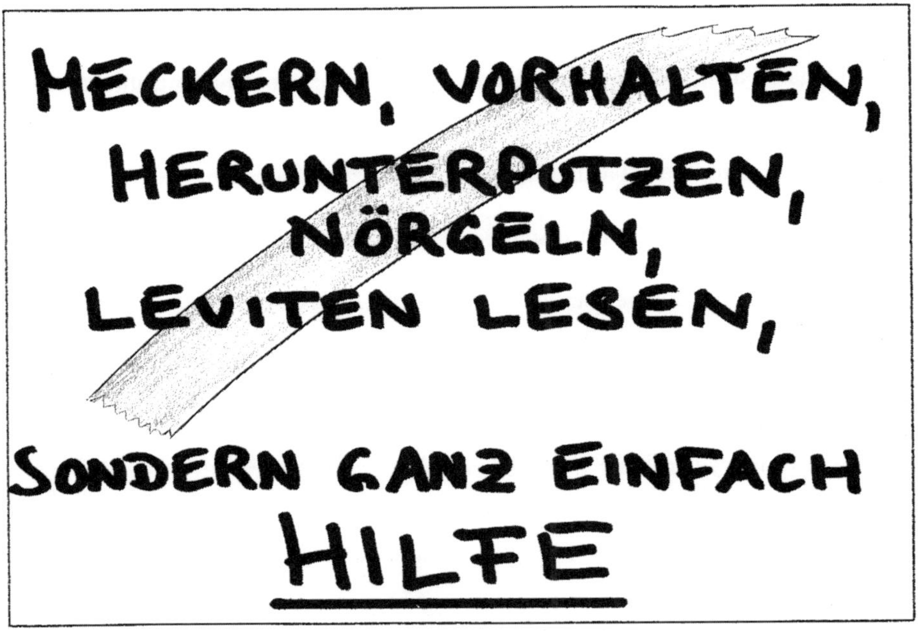

Abb. 56

- Ermuntern Sie die Lernenden immer wieder zum Fragen.
  Schüler sollen sich als Schüler fühlen dürfen.
- Der Lernfortschritt hängt entscheidend von den Wiederholungen ab. Doch Vorsicht: Zuviel Üben führt zur Überreizung und oftmals zu Chaos! Sicherlich erinnern Sie sich an Generalproben zu verschiedensten Anlässen. Nach langem und intensivem Lernen und Trainieren klappt die letzte Probe oder das letzte Abfragen vor der Prüfung meist nie so gut wie vorher. Der Trainierende ist entsetzt und schockiert, wo er doch vorher mit seiner Leistung zufrieden war.
  Pflegepädagogen sprechen hier vom **Overlearning.**
- Wenn die während des Nachgespräches vereinbarte Trainingsleistung (z.B. fünfmal üben) erreicht ist, sollten **neue Lernziele** anvisiert werden. Eine Wiederholung hin- und wieder reicht dann aus, um dem Vergessen vorzubeugen.
- Vermeiden Sie es auch, allzu starre Formen zu trainieren. **Flexibilität** ist hier gefragt.
- Regelmäßige **Kontrollen** und anschließende **positive Verstärkung** tun das übrige. Schüler möchten möglichst sofort mit ihren Lernergebnissen konfrontiert werden. „Na wie war ich?"
- Berücksichtigen Sie im Team, daß der Lernende **in der Trainingsphase mehr Zeit** benötigt als der Ausgebildete. Räumen Sie ihm darum während des Dienstes individuelle Lern- bzw. Trainingszeiten ein.

Beispiel:
Ulli bei der morgendlichen Teambesprechung zu seinen Kollegen: „Schülerin Petra kann sich nach der Frühstückspause in Ruhe mit der Materialbestellung beschäftigen. Gestern erhielt sie eine gezielte Anleitung zu dieser Thematik; jetzt soll sie es selbst versuchen."

2.7.2 Beobachtung

Anleiter sollten über eine gute Beobachtungsgabe verfügen. Diese Fähigkeit kann durch **Eigenbeobachtung** und **Selbstprüfung** trainiert werden. Das Anforderungsprofil eines guten Beobachters enthält folgende Punkte:

- hohe pflegerische Kompetenz
- hohe pädagogische Kompetenz
- Neutralität
- differenziertes Protokollierungsvermögen
- ausgeprägte Konzentrations- und Merkfähigkeit

Beobachten ist **nicht** Beurteilen, sondern eine Vorstufe des letzteren. Es bringt dem Schüler wenig, wenn Sie beispielsweise im Pflegeprotokoll notieren: „arbeitet unsteril". Beschreiben Sie statt dessen die Handlungsschritte, die zu Ihrer Einschätzung führten. Beispiel: „berührt Kompressen mit Fingern".
Eine gezielte Beobachtung ist auf korrekte **Kriterien** ausgerichtet. Diese sollten sowohl dem Beobachter wie auch dem Beobachteten **vorher** klar sein. Je nach Ausbildungsstand können mehrere Kriterien zur Beobachtung kombiniert werden.
Pflegeanfänger können sich unter manchen Begriffen wenig vorstellen. Be-

schreiben Sie darum besonders Unterkursschülern, was Sie mit folgenden Beobachtungskriterien meinen:
- Pflegequalität (gefährlich, sicher, angemessen, optimal)
- Hygiene
- Teamverhalten
- Arbeitsverhalten

Pflegeprotokoll

In vorigen Kapiteln wurden bewußt die Begriffe „Beobachter“ und „Pflegender“ verwendet. Es ist mir wichtig festzuhalten, daß der Anleiter, ob Mentor, Praxisanleiter oder Pflegelehrer **nicht** automatisch den Beobachterstatus und der Schüler die ausführende Rolle übernimmt.

Anleiten heißt: jemandem etwas zeigen.

Anleiten heißt nicht, den anderen ausschließlich zu beobachten und später zu kritisieren.

Das, was vom Schüler gefordert wird, muß der Anleiter selbst praktizieren.

An zwei bis drei Terminen, die möglichst nahe aneinanderliegen sollten, wird das Pflegeprotokoll angewendet. Dafür empfehlen sich Dienste mit entsprechend günstiger Personalbesetzung.

Die **Kombination** verschiedener Pflegeteilhandlungen ist hier Schwerpunkt. Für einen Unterkursschüler beispielsweise „die reinigende Ganzkörperwaschung inklusive der Prophylaxen“ laut Pflegeplan. Für den Mittelkursschüler käme **dazu** die Aktivierung des Patienten sowie spezielle prä- oder postoperative Vorbereitungen; vom Oberkursschüler würde **zusätzlich** eine individuelle Gesundheitsberatung, die Förderung der Ressourcen und die Organisation dieser Pflege verlangt.

Es ist ein großer Unterschied, ob nur ein Thema punktuell angeleitet wird, oder ob Schüler und Anleiter nach ihrem Ermessen Pflegemaßnahmen zusammenfügen oder verflechten. Ohne Zweifel ist die Notwendigkeit für die gezielte Anleitung einer Thematik unbestreitbar. In der Trainingsphase werden die einzelnen Lernsequenzen miteinander verknüpft (siehe Abb. 57).

Verlauf

Nach Schüler-, Patienten-, Inhalts- und Umfeldanalyse wählen Anleiter und Schüler den Patienten aus. Während Sie in der **gezielten Anleitung** den Einstieg frei bestimmen können, ist es hier erforderlich, mit dem Patienten zu starten.

Wählen Sie den Patienten, bei dem der Schüler die Maßnahmen bereits **öfter** vorgenommen hat. Der Lernende sollte sich in der Ausführung **sicher** fühlen. Beispiel: der Mittelkursschüler hat diesen Patienten an den Vortagen mehrmals gewaschen.

Der Lernende erfährt nun, daß er diesen Patienten am Folgetag so pflegen soll, wie er es auch bisher getan hat. Einziger Unterschied (und dieser ist entscheidend), der Anleiter ist am **ersten Tag** anwesend und **beobachtet.** Abschließend folgt ein Nachgespräch.

Am zweiten Tag ist die Situation anders. Nun pflegt der Anleiter den Patienten, führt alle im Nachgespräch eingeforderten Förderungsvorschläge aus und läßt sich vom **Schüler beobachten.**

Informieren Sie den **Patienten,** daß der Schüler ihn am nächsten Tag in gewohnter Weise pflegen wird. Neben der Frage zum Einverständnis erklären Sie dem Pflegebedürftigen, daß Sie sich morgen die Zeit nehmen möchten und die Ausführungen des Schülers beobachten werden.

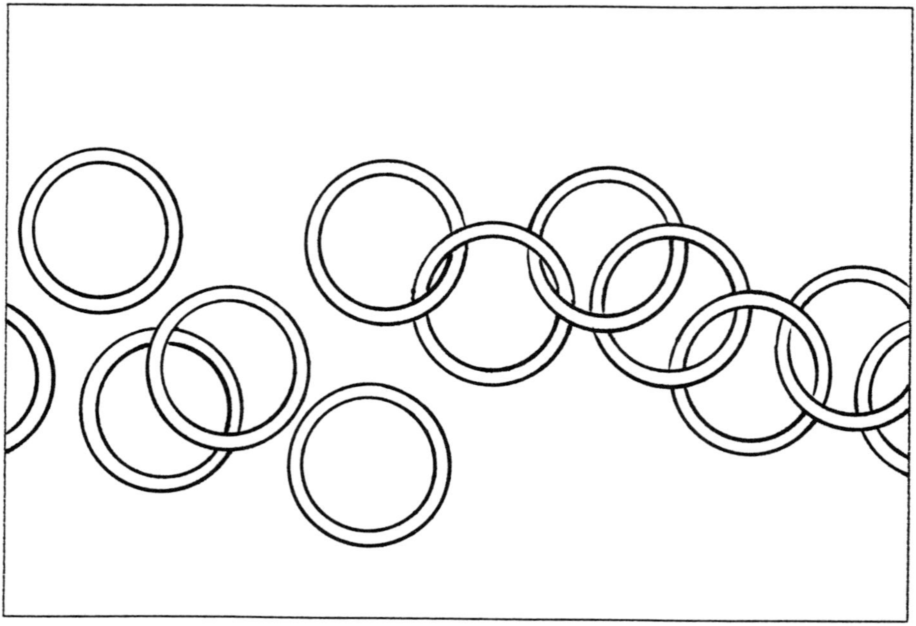

Abb. 57

Erster Tag: Vorgespräch

Der Schüler stellt den Patienten vor. Die häufig in Kurzform formulierten Pflegeprobleme und Maßnahmen läßt man sich mündlich erläutern.

Der Anleiter informiert:

- noch einmal, daß der Schüler heute ganz normal und nach bestem Wissen pflegen solle.
- daß Sie als Anleiter im Zimmer anwesend bleiben.
- daß der Anleiter den Patienten über seine Beobachtungsaufgabe informiert, und darum in dieser Zeit auf ein Gespräch verzichten wird.

> **Beispiel:**
> Ulli zu Patient: „Wundern Sie sich also nicht, wenn ich mich gleich **nicht** mehr mit Ihnen unterhalte. Schüler Franz soll sich nämlich in aller Ruhe um Sie kümmern können".

- daß der Anleiter ein **Pflegeprotokoll** ausfüllt, welches später der Schüler behalten kann (in Mappe abheften oder mit nach Hause nehmen).
- daß der Schüler seine Maßnahmen während der Pflege **nicht** zu begründen braucht. Sollte der Beobachter Fragen haben, kann er diese notieren und im Nachgespräch stellen.
- daß auf diesem Protokoll **Beobachtungsnotizen** gemacht werden. Verweisen Sie darauf, daß Sie ohne Protokoll einiges vergessen und später nur wenige Rückmeldungen geben können.

> Welche Beobachtungsart liegt der Methode des **Pflegeprotokolls** zugrunde? (Lösung auf Seite 111)

- daß der Schüler für die beobachteten Maßnahmen **keine** Noten erhält, sondern die Pflegequalität des Schülers im Alltag beobachtet und dokumentiert wird, um daraus im Nachgespräch eventuell **Förderungsvorschläge** abzuleiten.

- daß der Anleiter am zweiten Tag dem Schüler zeigt, wie **eine professionelle Pflege** bei „seinem" Patienten realisiert werden kann.
- Die **Beobachtungsnotizen** werden mit folgenden **Beurteilungskriterien** kombiniert:
  - \+ Leistung **über** dem Ausbildungsstand
  - ○ Leistung **entsprechend** dem Ausbildungsstand
  - – Leistung **unter** dem Ausbildungsstand
  - / ohne Wertung (Notizfunktion)

  Weitere Zeichen bedeuten:

  ? Frage an die Pflegekraft

  TIP Alternativvorschlag

Der **Ausbildungsstand** bezieht sich immer auf den **Leistungsstand des Schülers.** Wenn dieser am zweiten Tag den Anleiter beobachtet und beurteilt, soll er die „+/-Wertung" nur für Leistungen verwenden, die er als Schüler in ähnlichen Situationen selten oder nie gesehen hat und als „sehr gut" bewertet.

- Alle Maßnahmen sind auf die **Praxismöglichkeiten** ausgerichtet. Beispiel: Der Schüler hat den Patienten auch an den Vortagen bereits allein gewaschen und gelagert. Genauso soll es heute ablaufen.
- **Hilfsmöglichkeiten** des Anleiters werden gerne, **aber nur nach Aufforderung** erbracht. Er wird von sich aus keine Hilfe anbieten, sondern nur nach Anfrage aktiv.

  Problem: Bei diesem kurzzeitigen Aktivwerden wechselt der Beobachter in die **teilnehmende Beobachterrolle** (Lösung vom Versuch S. 110). Während dieser Zeit ist er auf seine Merkfähigkeit angewiesen.

Abschließend nennt der Schüler seine **Zielsetzung,** die ein wichtiger Schwerpunkt dieser Lernform ist. Schüler, die ohne Ziel pflegen oder unstrukturierte und ungeplante Handlungen ausführen, ermitteln Sie während der Maßnahme zügig.

Auch der Ausbildungsstand manifestiert sich dadurch. So kündigen beispielsweise Mittelkursschüler als Ziel an, den Patienten waschen zu wollen. An dieser Stelle intervenieren Sie bereits und fragen, ob der Patient an den Vortagen dabei nicht Anteile übernehmen konnte. Öfter bestätigen die Schüler dieses, so daß anschließend im Ziel die Ressourcen integriert werden.

Ein Pflegeprotokoll-Blatt kann so aussehen wie in Tab. 26 gezeigt.

Vorgehen

Wählen Sie im Zimmer einen **geeigneten Beobachtungspunkt,** von dem aus Sie Schüler und Patient nicht irritieren (möglichst außerhalb des direkten Blickfeldes).

Notieren Sie ihre Beobachtungen stichpunktartig. Je nach Erfahrung mit dieser Lernform können Sie die Bewertung (+, ○, –, usw.) direkt während der Beobachtung vornehmen oder später im Nachgespräch zufügen.

Gerade Schüler, bei denen Sie dieses didaktische Modell erstmals verwenden, haben Zweifel und werden unsicher, sobald der Beobachter mit dem Schreiben beginnt. Sie vermuten, Fehler gemacht zu haben. In Extremfällen zeigt man dem Schüler die bis dahin gemachten Notizen.

Pflegeprotokoll

+	Leistung **über** dem Ausbildungsstand
○	Leistung **entsprechend** dem Ausbildungsstand
–	Leistung **unter** dem Ausbildungsstand
/	ohne Wertung *(Notizfunktion)*
?	Frage an die Pflegekraft
TIP	Alternativvorschlag

Name der Pflegekraft: ______________________ Protokollführer: ________________

Datum: _____________ Station: ______ Patientenkürzel: ___________ Alter: ______

Pflegestufe: A ______ S _______

Diagnose: ____

Zielsetzung: ____

Tab. 26

Beobachtungsfehler

Obwohl diese **Methode differenziert** und **genau** vorgeht, sind Sie vor Fehlern **nicht** geschützt. Hier bieten sich leider viele Möglichkeiten:

- Unkonzentriertheit des Beobachters.
- Keine Beobachtung während des Schreibens.

- Im Pflegeprotokoll werden nur Wertungen festgehalten, die für den Schüler später keine Hilfe darstellen (siehe auch Kap. 2.8.2).
- Ablenkung durch das Umfeld (Mitpatienten, Personal).
- Durch entfernte Beobachtungsposition werden kleinere Details nicht oder falsch wahrgenommen.
- Falsche, da subjektive Einschätzung der Situation.

Nachgespräch

Nachdem der Schüler die Pflegemaßnahmen dokumentiert hat und eine Pause eingehalten wurde, können **Sie** starten. War das **Vor**gespräch bei der gezielten Anleitung das sogenannte „Herzstück", so ist an dieser Stelle das **Nach**gespräch als solches zu klassifizieren (siehe Abb. 58).

Wie bei der gezielten Anleitung gelten die erwähnten Richtlinien bezüglich des Ablaufes:

1. Befindlichkeiten klären.

2. Selbsteinschätzung des Schülers geben lassen.

(Wurde die Zielsetzung erreicht?)

3. Loben und Bestätigen.

4. Reflexion anhand des Protokolls:

Ihre Notizen werden jetzt **schrittweise** besprochen. Obwohl der Anleiter Zeile für Zeile vorgeht, neigen Schüler erfahrungsgemäß dazu, bereits die nächste Eintragung lesen zu wollen. Dadurch hören sie Ihnen nicht mehr richtig zu. Aus diesem Grund einfach das Blatt so abdecken, daß nur die bis dahin besprochenen Beobachtungen sichtbar sind (siehe Abb. 59).

5. Begründungen der Teilschritte:

Bevor Sie dem Schüler Ihre Bewertung mitteilen, lassen Sie ihn für den jeweili-

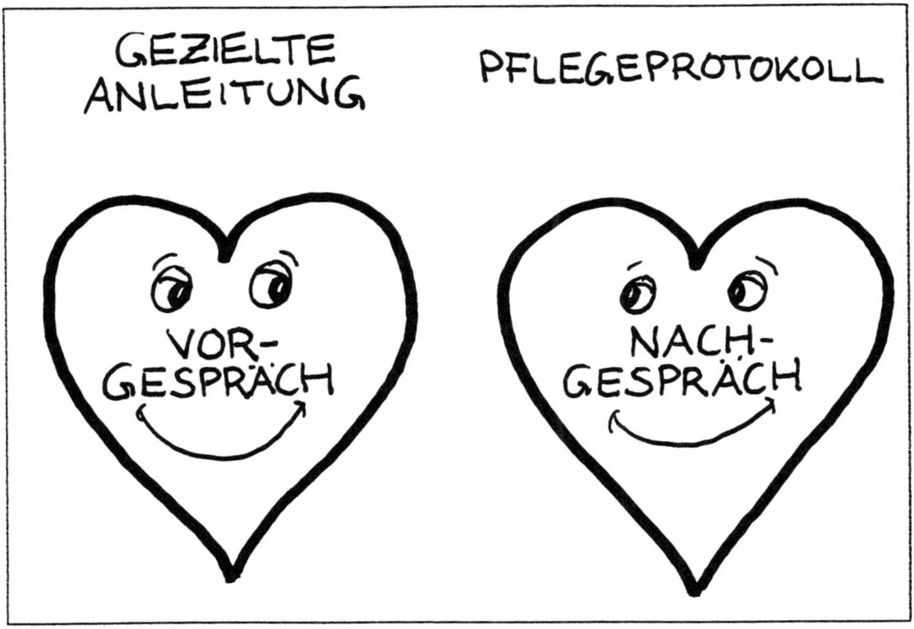

Abb. 58

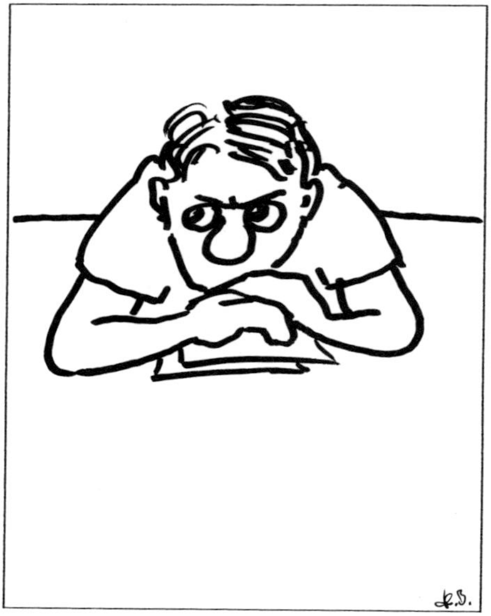

Abb. 59

gen Teilschritt eine **Selbstbewertung** und eine Begründung geben. Danach zeigen Sie Ihre Notizen mit der Beurteilung Ihrer Beobachtung. Möglicherweise kann dieses Urteil jetzt bei Bedarf von Ihnen revidiert werden.
Sofern Sie während der Maßnahme noch keine Wertung vorgenommen haben, beurteilen Sie Ihre Beobachtungen jetzt in Anwesenheit des Schülers.

6. Auswertung:
Abschließend kann ein Fazit über die gesamte Pflegequalität gezogen werden.

7. Förderungsvorschlag:
Der Schüler wird gebeten, für alle mit „–" markierten Fehler bis zum nächsten Tag eine Positivformulierung zu verfassen.
Die weiteren methodischen Möglichkeiten aus dem Nachgespräch: Neuplanung, Vertiefung und Trainingsphase entfallen in der Regel.

Zweiter Tag: Vorgespräch

Nachdem der Schüler seine Förderungsvorschläge vorgestellt hat, beschreibt der **Anleiter,** welches Ziel er heute bei dem Patienten erreichen will. Achten Sie darauf, daß Sie in der von Ihnen geplanten Pflege besonders die Fehler, die der Schüler am Vortag machte, vermeiden.
Integrieren Sie nach Möglichkeit einen aktuellen pflegerischen Schwerpunkt oder vermitteln Sie eine für den Schüler neue Thematik in Form der gezielten Anleitung.

> **Beispiel:**
> Aktuelle Pflege nach dem Konzept der „Basalen Stimulation" mit der Schülerplanung des Vortages kombinieren.

Verhaltensabsprache

Schüler und Patient wissen, daß die Pflege heute vom Anleiter ausgeführt wird. Bitten Sie den Lernenden, für Sie ein Pflegeprotokoll zu erstellen.
Anfangs bemerken Sie wahrscheinlich, daß Schüler den Pflegeleistungen ihres Anleiters (Vorbild) gegenüber häufig sehr **unkritisch** sind. Die Tatsache, daß der Praxisanleiter die richtige Anwendung demonstriert, reduziert evtl. die Beobachtungs- und Kritikfähigkeit des Schülers. *Der Anleiter kann das doch bestimmt? Er wird es wohl richtig ausführen ...*
Aus diesem Grunde sollte jetzt die Verhaltensabsprache geändert werden. Informieren Sie den Schüler, daß er bei Ihrer Pflege *mit allem rechnen müsse.* Auch Ihnen könnten Fehler unterlaufen. Wenn nicht, würden Sie eventuell einen solchen *„einbauen"*. Dieser darf

natürlich den Patienten nicht bedrohen oder gefährliche Pflege darstellen.
Also nicht so, wie in Abb. 60 dargestellt.

Sondern:

Beispiel:
Bei Abschluß fragt der Anleiter (Pflegender) die Schülerin (Beobachter):
Ulli: „Habe ich etwas vergessen?"
Petra: „Nein".
Ulli: „Überlege einmal, was der Patient sonst üblicherweise noch bekommt?"
Petra, nach kurzer Bedenkzeit: „Du hast ihm noch nicht die Tabletten für heute gegeben".
Ulli: „Genau, und das hole ich jetzt nach."

Erfahrungsgemäß beobachten und beurteilen Schüler dann weitaus **differenzierter.**

Nachgespräch

Bevor Sie als Anleiter Ihre Selbsteinschätzung geben, fragen Sie den **Schüler** nach seiner **Meinung.**
Meist empfinden die Schüler diese Situation (sofern sie das Pflegeprotokoll erstmals ausfertigen) als ungewöhnlich, nur zu beobachten und „nichts" tun zu dürfen.
Manche Lernenden gestehen vereinzelt Probleme mit dem Ausfüllen des Protokolls ein. Erfahrungsgemäß sind die Schüler aber bei späteren Wiederholungen dieses didaktischen Modells weitaus sicherer.

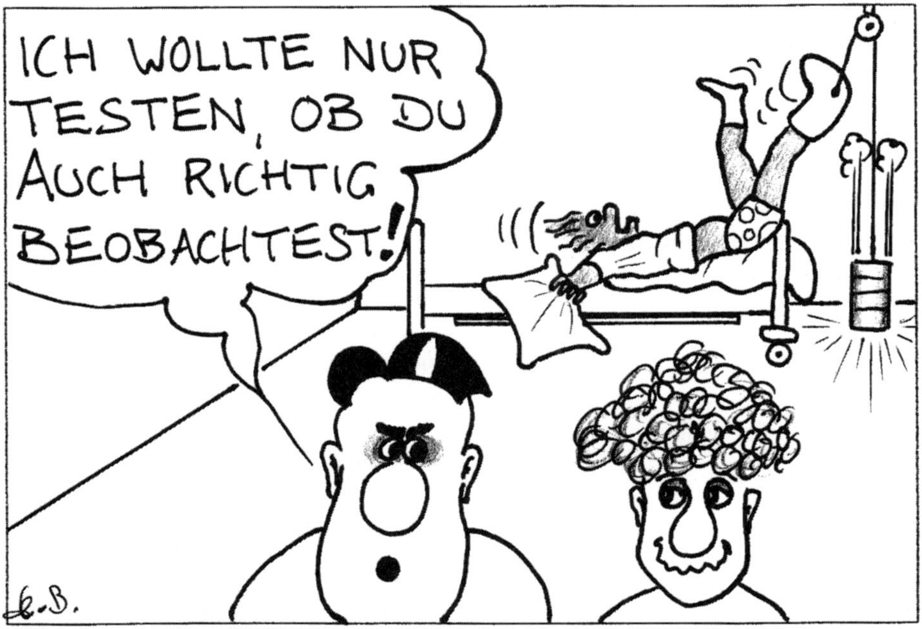

Abb. 60

Diese Lehr- und Lernform ist bei Schülern sehr beliebt. Überwiegend würdigen sie den **Lerneffekt.** Folgende schülertypische Aussagen wurden bei den ersten Probeläufen gemacht:

- „Endlich konnte ich mal in Ruhe zuschauen!"
- „Das war gar nicht einfach. Ich mußte soviel bedenken und schreiben ..."
- „Jetzt habe ich verstanden, was du mit ganzheitlicher Orientierung/Bereichspflege meintest."
- „Ich habe zwischendurch überlegt, wie du jetzt an dieser Stelle weitermachen wirst, damit du das Ziel erreichst."
- „Es war echt geil zuzuhören. Endlich habe ich gesehen, daß man sich auch über eine längere Zeit gut mit dem Patienten unterhalten kann. Nicht nur übers Wetter oder ob er gut geschlafen hat, Super ...!"
- „Ich habe den Patienten vorhin anders erlebt als sonst."
- „Wenn wir das öfter machen, habe ich später bei Prüfungen viel weniger Angst."

> Mit der Unterweisungsart **„Pflegeprotokoll"** können Schülern Prinzipien, Auffassungen oder ganze Pflegemodelle **demonstriert** und **vorgelebt** werden.

> Pflege vorzuleben ist viel bedeutender, aber zugleich komplexer, als Pflege vorzureden.

Folgende Ziele können mit dem Pflegeprotokoll am zweiten Tag erreicht werden:

1. Der Schüler verfolgt zusammenhängende Pflegemaßnahmen in der Praxis bei Patienten, die er kennt.
2. Die Schüleraufzeichnungen erlauben Rückschlüsse auf Pflegeauffassungen und Wertvorstellungen des Schülers.

Nach der Einschätzung der Gesamtsituation können Sie mit der **detaillierten Reflexion** starten. Überprüfen Sie, ob die Beobachtungen und Beurteilungen des Schülers auch Ihrer Wahrnehmung entsprechen.

Hin und wieder meinen es Schüler mit ihren Anleitern zu gut und beurteilen normale Standardpflegeleistungen mit „+". Sollte auch Ihr Schüler Sie mit solchen (übertriebenen) Schmeicheleien erfreuen wollen, bringen Sie ihn mit der Begründungsfrage auf den Boden der Realität zurück.

Beispiel: „Ich habe vor Eintritt in das Patientenzimmer angeklopft. Warum hast du das mit „+" bewertet?" Kann der Schüler diese Frage nicht begründen, so bitten Sie um Abänderung von „+" nach „○". Entsprechendes gilt für Fehler, die vom Schüler nicht wahrgenommen wurden bzw. für Tätigkeiten, in denen Sie ungerechterweise vom Schüler eine Fehlerwertung erhielten.

Bitte legen Sie großen Wert auf die **fachliche Richtigkeit des Pflegeprotokolls,** weil Schüler dieses als einzig schriftlich fixierte Grundlage zur Vorbereitung auf praktische Prüfungen verwenden. Oberkursschüler unseres Hauses vergleichen ihre bis dahin erhaltenen Pflegeprotokolle und bereiten sich so auf die praktische Prüfung vor.

Vertiefung und Trainingsphase

Abschließend erhält der Schüler **Literaturhinweise,** damit er die demonstrierten neuen Lerninhalte nachlesen kann. Gemeinsam wird die weitere Trainingsphase besprochen und der Schüler **ermuntert,** den Anleiter **zu imitieren.**

Sofern Sie zeitliche Möglichkeiten haben, kann am nächsten (dritten) Tag der Schüler erneut die Maßnahme übernehmen. Als Anleiter überprüfen Sie damit, inwieweit der Schüler sein Pflegeverhalten zwischen dem ersten und dritten Tag geändert hat.

Dokumentation

Inhalt und Ablauf dieser Lernform wird anschließend in der „Schülermappe" dokumentiert.

2.7.3 Praktische Lernziele der Pflegeausbildung

Anforderungen des Gesetzgebers

Je nach Pflegeausbildungsberuf stellt der Gesetzgeber unterschiedliche Anforderungen an die Ausbildung. Am Beispiel des Krankenpflegegesetzes werden im folgenden die Bestimmungen, die **Einfluß auf die Lernziele** der Praxis haben, erläutert.

Krankenpflegegesetz (KrPflG), II. Abschnitt: Ausbildung

„§ 4 Ausbildungsziele

(1) Die Ausbildung für Krankenschwestern und Krankenpfleger und für Kinderkrankenschwestern und Kinderkrankenpfleger soll die Kenntnisse, Fähigkeiten und Fertigkeiten zur verantwortlichen Mitwirkung bei der Verhütung, Erkennung und Heilung von Krankheiten vermitteln (Ausbildungsziel). Die Ausbildung soll insbesondere gerichtet sein auf ..." (17)

Diese Inhalte, die das Ausbildungsziel enthalten (Kenntnisse, Fähigkeiten, Fertigkeiten), können **nicht** durch Beobachtungslernen vermittelt werden, sondern bedürfen des einsichtigen Lernens (gezielte Anleitung).

Umsetzung

Weitere Vorgaben sind:

1. Die sach- und fachkundige, umfassende, geplante Pflege des Patienten

Sach- und fachkundig bedeutet unter anderem:
- aktuelle Pflegeerkenntnisse, die das Machbare anstreben, z. B. Pflegemaßnahmen, die von Pflegegutachtern in einem Rechtsstreit akzeptiert werden,
- Ausrichtung der Pflege auf mögliche Aktivierung der Patienten.

Lernzielbeispiele:
- atemstimulierende Einreibung
- Säuglingsbad
- Dekubitusprophylaxe durch T-Lagerung, V-Lagerung

Umfassende Pflege heißt:
- eine patienten- und pflegebezogene Arbeitsweise/Pflegeorganisation, z. B. Bereichspflege, Zimmerpflege und **nicht** Funktionspflege

Lernzielbeispiele:
- Zimmereinteilung in der kommenden Woche für Bereichspflege
- Organisation der Visite für Bereichspflege

Geplante Pflege des Patienten:
- Dafür ist die Einführung des Pflegeprozesses auf Ihrer Station Voraussetzung. Es reicht nicht, daß Schüler davon nur in der Schule hören, sie müssen dies auch in der Pflegepraxis lernen und trainieren können.

Lernzielbeispiele:
- Erstellen der Pflegeanamnese
- individuelle Planung der Körperpflege: z. B. am Montag/Mittwoch/

Freitag jeweils die Ganzkörperwaschung, an anderen Tagen Teilwaschung
- Überprüfung des Pflegeplanes

2. Die gewissenhafte Vorbereitung, Assistenz und Nachbereitung bei Maßnahmen zur Diagnostik und Therapie

Wahrscheinlich sind hier die meisten Lernziele Ihrer Station wiederzufinden. Typisch ist hier eine deutliche Medizinorientierung.

Lernzielbeispiele:
- Assistenz beim Legen einer Magensonde
- fraktionierte Blasenentleerung
- Bestimmung des zentralen Venendrucks

3. Die Anregung und Anleitung zu gesundheitsförderndem Verhalten

Obwohl der Gesetzgeber ganz eindeutig seit 1985 (!) **Gesundheitsberatung** einfordert, wird dies von Pflegenden leider noch viel zu wenig realisiert. Innovativen Ideen sind keine Grenzen gesetzt:

Lernzielbeispiele:
- Kontinenztraining
- Ernährung bei Wundheilungsstörungen (Zink, Eiweiß, Vitamine etc.)
- Krankheitsverständnis des Patienten („Gesundheit beginnt im Kopf")
- Trainieren der Orientierung
- unterstützende Lagerungen bei Atmungsproblemen
- Zahnputztraining
- Körperpflegeverhalten des Patienten
- Beratung von Angehörigen bei „bewußtlosen" Patienten
- Informationen an Patienten über krankheitsbezogene Selbsthilfegruppen
- Erstellung eines Trinkplanes
- Informationen und Aufklärung zu Pflegehilfsprodukten
- Pflegeüberleitung

4. Die Beobachtung des körperlichen und seelischen Zustandes des Patienten

Psychiatrische und psychosomatische Abteilungen haben in diesen Bereichen die höchsten Kompetenzen.

Lernzielbeispiele:
- Patientenreaktion auf Initialberührung (Basale Stimulation)
- Auswirkungen des psychischen Zustandes auf die Dekubitusgefahr

Besonders geeignet sind die Lehr- und Lernformen aus dem dritten Teil des Buches:
- Checklisten zur Beobachtung
- Pflegequiz „Kurve"
- Wochenthemen

5. Die Einleitung lebensnotwendiger Sofortmaßnahmen bis zum Eintreffen der Ärztin oder des Arztes

Wir setzen voraus, daß Unterkursschüler die Grundlagen der **Ersten Hilfe** kennen, bevor sie auf Station eingesetzt werden. Hier geht es um die praktische Umsetzung.
- Viele Oberkursschüler klagen, daß sie nach fast drei Jahren Ausbildung noch nie bei einem Notfall anwesend waren. Bitte berücksichtigen Sie dies.

Sprechen Sie vielleicht schon beim Erstgespräch ab, daß Schüler generell bei Notfällen im Zimmer beobachten sollen. Sofern sie nicht assistieren müssen, sollen sie eine Beobachtungsposition einnehmen, in der sie die Maßnahmen nicht stören.

Sie können diesen Gesetzestext auch so interpretieren, daß darunter nicht ausschließlich der **große** Notfall mit Herz-Lungen-Wiederbelebung verstanden wird, sondern auch die **„kleinen"** Komplikationen des Alltags.

Beispiel: Im Vorgespräch erklären Sie beispielsweise, wie der Ablauf der jeweiligen Maßnahme zu gestalten ist und führen anschließend eine „Trockenübung" vor.

Lernzielbeispiele:
- Patient zieht sich den Venenkatheter. Was ist zu tun?
- Patient kollabiert in der Waschzone oder Toilette des Patientenzimmers.
- Welche Maßnahmen ergreife ich bei Feuerausbruch auf Station?
- Wie verhalte ich mich, wenn ich mit einem operierten Patienten im Aufzug steckenbleibe?
- Wer muß im Notfall verständigt werden?

6. Die Erledigung von Verwaltungsaufgaben, soweit sie in unmittelbarem Zusammenhang mit den Pflegemaßnahmen stehen

Schüler sollen schrittweise an **administrative Tätigkeiten** herangeführt werden. Wie im Beispiel *„Unterkursschüler richtet Medikamente"* können ähnliche Anleitungen zu Themen wie Visitenbegleitung oder Materialbestellung geübt werden.

Lernzielbeispiele:
- Ausfüllen der Pendelliste
- Anforderung von Büromaterial, Einmalartikel etc.

Wie Lernzielkataloge erstellt werden, können Sie im dritten Teil nachlesen.

2.8 Beurteilung

2.8.1 Grundlagen

Gesetzliche Anforderungen

Grundlage der Schülerbeurteilung ist § 1 der Ausbildungs- und Prüfungsverordnung für die Berufe in der Krankenpflege (KrPflAPrV). Unter Punkt 5 heißt es: *„Die regelmäßige und erfolgreiche Teilnahme an den Ausbildungsveranstaltungen [...] ist [...] nachzuweisen."* (18)

Hier gibt es schon die ersten Streitpunkte.

- Wie kann man die **erfolgreiche** Teilnahme an der praktischen Ausbildung nachweisen?
- Welche Konsequenzen können bei **nicht erfolgreicher** Teilnahme gezogen werden?

Nachdem der Schüler die sechsmonatige Probezeit *überstanden* hat, ist eine spätere Beendigung des Ausbildungsverhältnisses seitens der Schule nahezu unmöglich.

Fakt ist, daß alle während der Ausbildungszeit erbrachten theoretischen wie praktischen Leistungen keinerlei Einfluß auf die Examensnote haben dürfen.

Beispiel:
Schüler A erbringt im Verlauf der dreijährigen Ausbildung gute Zensuren und sehr gute Stationsbeurteilungen. Durch Prüfungsangst besteht er das Examen nicht.
Schüler B übersteht gerade noch die Probezeit. Anschließend fallen seine Leistungen rapide ab. Im Durchschnitt liegen seine Noten bei 5 (mangelhaft). Auch die Stationen klagen über mangelnde Motivation und einen unzureichenden Wissensstand.

Im letzteren Fall kann die Pflegeschule den Antrag des Schülers auf Zulassung zur Prüfung verweigern, weil die Leistungen nicht erfolgversprechend sind. Dazu der Kommentar zum Gesetzestext: „Erfolgreich ist eine Teilnahme dann, wenn die zu beobachtenden Leistungen des Schülers erfahrungsgemäß seine grundsätzliche Eignung für den angestrebten Beruf erkennen lassen. Liegen diese Voraussetzungen im Einzelfall nicht vor oder bestehen begründete Zweifel, so kann die Bescheinigung auch versagt werden, so daß unter Umständen eine verlängerte Ausbildungszeit erforderlich wird.“ (19)
Doch leider machen Schulen hier die *Rechnung ohne die „Wirte“* (Medizinalbeamte der zuständigen Behörde inklusive ihrer Chefs, den Regierungspräsidenten).
Es gibt Fälle, in denen solche Schüler trotzdem zur Prüfung zugelassen werden. Im Kommentar der Verordnung wird der **Schule** unmißverständlich die **Auslegung** des unbestimmten Rechtsbegriffes **„erfolgreich“** zugesprochen. Dazu heißt es:
„Die Art und Weise der Feststellung, ob die Teilnahme erfolgreich war, ist der Schule überlassen, die hierzu auch regelmäßige Leistungskontrollen, so z. B. auch Zwischenprüfungen, vornehmen sollte. Allgemeine Grundlage für die Beurteilung der erfolgreichen und regelmäßigen Teilnahme an den vorgeschriebenen Ausbildungsveranstaltungen bilden insbesondere die Aufzeichnungen, die die Schule über jeden Schüler während der Ausbildung führen sollte.“ (20)
Glücklicherweise kommen obig erwähnte „Gesetzesuntergrabungen“ nur vereinzelt vor. Engagierte Schulen könnten hier mit Dienstaufsichtsbeschwerden und Eingaben an zuständige Politiker Druck ausüben.

Fazit
Damit die Pflegeschule die erfolgreiche Teilnahme an der **praktischen Ausbildung** nachweisen kann, ist sie auf **Stationsbeurteilungen** angewiesen. Der Gesetzgeber macht allerdings keine Vorgaben zum Beurteilungsverfahren. Ob der Beurteilungsbogen frei formuliert, angekreuzt, oder mit Noten ausgefüllt werden soll, entscheiden in der Regel die Schulen in Zusammenarbeit mit den Stationen.

Zwischengespräch
Im Zwischengespräch erfolgt eine **Ist-Analyse**. Der Schüler erhält von der Station eine Rückmeldung zu seinem derzeitigen Lern- und Leistungsstand.
Das Zwischengespräch liegt **im Interesse des Schülers.** Er erfährt, wie ihn das Stationspflegepersonal einschätzt. Dadurch

erhält er die **Chance,** unerwünschtes Verhalten abzulegen und sich zu verbessern.
Machen Sie dem Schüler dies schon im Erstgespräch klar. **Wenn** er ein Zwischengespräch möchte, **muß er die Initiative** ergreifen und die Krankenschwester und -pfleger daran erinnern.
Dies sollte zu **Beginn der zweiten Einsatzhälfte** zwischen Anleiter und Schüler geführt werden. Dabei ist das Vorliegen der Schülermappe sinnvoll. Die bis dahin ausgefüllten Lernzielkataloge, Einsatzplanungen usw. werden analysiert.
Anschließend erhält der Schüler eine **Rückmeldung** von seinen Beurteilern. Überwiegend wird diese Einschätzung in mündlicher Form gegeben. In Kap. 2.8.3 sehen Sie eine Möglichkeit, wie diese Einschätzung schriftlich (ohne größeren Schreibaufwand) fixiert werden kann.
Aber auch der **Schüler** sollte ein **Feedback** geben. Das ist auch hilfreich für die Station.
Bestärken und loben Sie den Schüler für seine bis dahin erbrachte Leistung. **Doch Vorsicht:** Manche Schüler verschlechtern sich nach zuviel Lob im Zwischengespräch.

Formular „Zwischengespräch"
So wie in Tab. 27 gezeigt, könnte das Formular „Zwischengespräch" aussehen.

Forderungen

- Schüler und Beurteiler müssen **zu Einsatzbeginn** erfahren, ob eine Beurteilung erstellt werden soll, und wenn ja, auf welche Art und nach welchen Kriterien dies geschieht.
- Im Erstgespräch sollten diese Einzelheiten **verständlich** dargestellt werden.
- Die **Grundlagen** der Beurteilung müssen vermittelt und **erlernt** werden.
- Reduzieren Sie die Einflußnahme von subjektiven Vorurteilen auf die Beurteilung. Bei Vergleichen von **verschiedenen** Beurteilungen **eines Schülers** können sich erhebliche Differenzen ergeben. Machen Sie sich Vorurteile bewußt.

Nicht:

> **Beispiel:**
> Karl-Heinz: „Bei mir sind alle Schüler gleich!"

Sondern:

> **Beispiel:**
> Ulli: „Schüler Ali ist mir schon von Anfang an negativ aufgefallen, weil er schon am ersten Tag neun Spätdienste tauschen wollte!"
> Oder: „Schülerin Petra kann ich besonders gut leiden, weil wir uns schon vier Jahre kennen und gemeinsam Volleyball spielen."

Wichtig: Beide sollten in obigen Situationen ihre **Einflußnahme auf die Beurteilung** von sich aus **vermindern.**

- Beurteilungen dürfen **keine** Formulierungen enthalten, die **persönliche Werturteile** zulassen:

> **Beispiel:**
> doppelzüngig, unberechenbar, launenhaft, schludrig, schusselig, lotterhaft.

- Beurteilungen müssen **Lernfortschritte** und eine Entwicklungstendenz erkennen lassen.

Zwischengespräch

Geführt am: ______________________ Station: ______________________

Zwischen: ____

Welche Lernziele wurden **angeleitet?** ______________________

Welche Lernangebote wurden bisher **trainiert?** ______________________

Sind die **Wunschlernziele** des Erstgespräches **umgesetzt?** ______________

Welche Lernangebote wurden **noch nicht vermittelt?** ______________

Bemerkungen: ____

____

Rückmeldung an Schüler:

- Derzeitiger Stand anhand der Beurteilungskriterien ______________
- Besonderheiten ____

____

Rückmeldung an Station:

- Einarbeitungsphase ______________________________________
- Stationsklima ______________________________________
- Unter- bzw. Überforderung ______________________________
- Besonderheiten ______________________________________

____

Weitere Planung der zweiten Einsatzhälfte

- Was kann der Schüler gezielt auf dieser Station lernen? ______________

____

____

Termin für Beurteilung/Abschlußgespräch: ______________________

____

Unterschrift Schüler *Unterschrift Mentor*

Tab. 27

- Die Beurteilung wird objektiv, wenn die vorgegebenen Lernziele auf die **Umsetzung** der Lerninhalte hin **überprüfbar** sind.

Beispiel:

Lernziel:	**Vorbereitung Mundpflege**	*Überprüfung*
Lerninhalt:	1. Patient informieren	✓
	2. Mundinspektion	✓
	3. Utensilien richten	✓

- Nur der kann beurteilen, der **mit dem Schüler gearbeitet** und ihm Lerninhalte vermittelt hat.
- Mitarbeiter, die **nie** mit dem Schüler pflegten, dürfen am Beurteilungsprozeß **nicht teilnehmen.**
- Im Vordergrund sollten die Beurteilung seiner Entwicklung und eine **Lernberatung** stehen.
- Die Notenfindung ist **sekundär.**
- Die Bewertung darf sich nicht ausschließlich auf Einzelaspekte beziehen, sondern soll die **Gesamtleistung** im Blick behalten.

> Alle **vier Schritte** des Beurteilungsprozesses sollen eingehalten werden. (Vergleiche Kap. 2.8.2)

Ziele der Beurteilung

- Förderung der **Entwicklungs**möglichkeiten des Schülers, keine Hemmung.
- Förderung des **Selbstbewußtseins.**
- Eine möglichst **realistische** und **nachvollziehbare** Aussage treffen.
- Anhand von Beurteilungskriterien erhält der Schüler Rückmeldung, wie sein Wissensstand und seine Verhaltensweisen **von anderen** eingeschätzt werden.
- Die Schule erlangt Kenntnisse über die Stärken und Probleme des Schülers. Bei Bedarf können **gezielte Förderungsmaßnahmen** ergriffen werden.

Noten

Wie erwähnt, fordert der Gesetzgeber für die Zulassung zur Prüfung lediglich den Nachweis der erfolgreichen Teilnahme an der praktischen Ausbildung.

Pflegeschulen, die mit Beurteilungsbögen ohne Notenschema arbeiten, können *ein Lied davon singen,* wie Schüler die Schulbüros stürmen, um die *Benotung ihres Bogens ohne Note zu erfahren.*

Kein Wunder, denn deutsche Schulen arbeiten in der Regel mit Notenschemata. Die Ausbildungs- und Prüfungsordnung des deutschen Krankenpflegegesetzes definiert diese Noten folgendermaßen:

- **„Sehr gut“ (1),**
  wenn die Leistung den Anforderungen in besonderem Maße entspricht,
- **„gut“ (2),**
  wenn die Leistung den Anforderungen voll entspricht,
- **„befriedigend“ (3),**
  wenn die Leistung im allgemeinen den Anforderungen entspricht,
- **„ausreichend“ (4),**
  wenn die Leistung zwar Mängel aufweist, aber im ganzen den Anforderungen noch entspricht,
- **„mangelhaft“ (5),**
  wenn die Leistung den Anforderungen nicht entspricht, jedoch erkennen läßt, daß die notwendigen Grundkenntnissse vorhanden sind und die Mängel in absehbarer Zeit behoben werden können,
- **„ungenügend“ (6),**
  wenn die Leistung den Anforderungen nicht entspricht und selbst die

Grundkenntnisse so lückenhaft sind, daß die Mängel in absehbarer Zeit nicht behoben werden können. (21)

Leider ist das Raster sehr gut bis ungenügend sehr grob. Hilfreich ist die Bewertung mit den sogenannten Kommaabstufungen:

Beispiel:

1,7 2,0 2,3 2,7 3,0 3,3

Dadurch erhalten Schüler eine **differenziertere** Rückmeldung als durch ganze Noten.

Oft empfinden Schüler die „3", also befriedigend, als Stigma (siehe Abb. 61). Vielleicht hat die „3" in Pflegeberufen den schlechten Ruf wegen ihrer Nähe zur „4". Ab Note 4,01 fallen Schüler in der schriftlichen Prüfung durch. Alternativ zu der Kommaabstufung empfehlen sich auch Punktesysteme (1 bis 15), wie diese z. B. an Gymnasien zum Einsatz kommen.

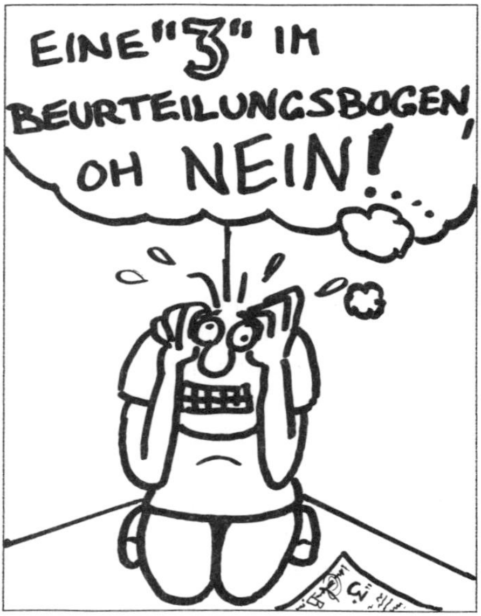

Abb. 61

Beispiel:

15	=	*1+*
14	=	*1*
13	=	*1–*
12	=	*2 + usw.*

2.8.2 Prozeß der Beurteilung

Eine Beurteilung entsteht durch einen Prozeß, in dem die bis dahin gemachten Beobachtungen zusammengefaßt werden und der Beurteilende ein Fazit zieht. Der Ablauf mit den „Vier-B" (Beobachten, Beschreiben, Bewerten, Besprechen) ist dabei einzuhalten.

Beobachten

- **Nehmen** Sie Situationen mit Ihren Sinnen **wahr.**
- Machen Sie sich eventuell bestehende **Vorurteile bewußt.**
- Übernehmen Sie keine Urteile von anderen, sondern machen Sie sich ein **eigenes Bild.**
- Schließen Sie **nicht von der ersten** Beobachtung auf alle anderen.

Beschreiben

Im Kap. 2.7.2 **Pflegeprotokoll** wurde die Problematik des Vergessens von Beobachtungen dargelegt. Um so mehr gilt gerade hier die Notwendigkeit des **schriftlichen Notierens.** Am Ende des Stationseinsatzes, z. B. nach acht Wochen, soll der Schüler beurteilt werden. Ohne kurze stichpunktartige Beschreibungen können Sie Ihr Urteil nicht mit Fakten belegen.

Schreiben Sie die positiven und negativen Verhaltensweisen auf, die für den Schüler **charakteristisch** sind. **Zur Erin-**

nerung: Das Beschreiben Ihrer Beobachtung darf **keine Werturteile** enthalten. Das kommt erst im nächsten Schritt.

Bewerten

Überdenken Sie folgendes:

- Überprüfen des **eigenen** Maßstabes.

> **Beispiel:**
> Wo mache ich mich selbst zum Maß aller Dinge?

- Welche **Ressourcen** (Stärken) hat der Schüler, welche **Probleme** bereiten ihm und uns Schwierigkeiten?

> **Beispiel:**
> Schüler nimmt Kritik an und setzt diese um.

- **Parallelen** zu den Mitschülern des zu Beurteilenden ziehen. Dabei die Gesamtleistung berücksichtigen.

> **Beispiel:**
> Haben die anderen Unterkursschüler nicht auch ähnliche Probleme wie Schüler Franz?

- Positive und negative **Konsequenzen** des Urteils in Betracht ziehen.

> **Beispiel:**
> Möglicherweise wird durch die Beurteilung das Ausbildungsverhältnis in der Probezeit beendet.

- Bei Bedarf: **Eine Nacht darüber schlafen.**

> **Beispiel:**
> Ich habe mich so darüber geärgert und muß erst einmal Abstand gewinnen.

- **Umfeld** berücksichtigen: Zeit für Anleitung, Arbeitsbelastung, Personalausfälle.

> **Beispiel:**
> Der Schüler kann deswegen so wenig, weil er von uns keine gezielte Anleitung erhielt.

- Sympathie und Antipathie **ernst** nehmen.
  Beispiel siehe Abb. 62.

- Viele Pflegekräfte möchten den Beurteilungsbogen im Team **ohne den Schüler** ausfüllen. Sie begründen dies damit, daß Schüler vor den versammelten examinierten Kollegen nur schwer sprechen würden und einige Schwestern und Pfleger lieber ohne die Anwesenheit von Schülern formulieren wollen.
  Sollten Sie so ähnlich verfahren, wird der nächste Punkt um so wichtiger:

Besprechen

Irgend jemand sagte einmal: „Wer A sagt, muß nicht B sagen. Sollte er bemerken, daß B falsch ist, kann er auch C sagen.“

- Dem Schüler muß das Ergebnis der Beurteilung erläutert werden.
- Anschließend hat er die Möglichkeit, dazu Stellung zu nehmen, um mögliche **Fehlurteile richtigzustellen.**
- Danach haben die Beurteiler die Möglichkeit, ihr **Urteil** zu **revidieren.**
- Während in der Bewertungsphase die Ressourcen und Probleme des Schülers aufgedeckt werden, sollten dem Schüler beim Besprechen Wege aufgezeigt werden, wie er mögliche **Probleme lösen** kann.
- Das gegenseitige Beurteilen gehört zu den Forderungen des modernen Ma-

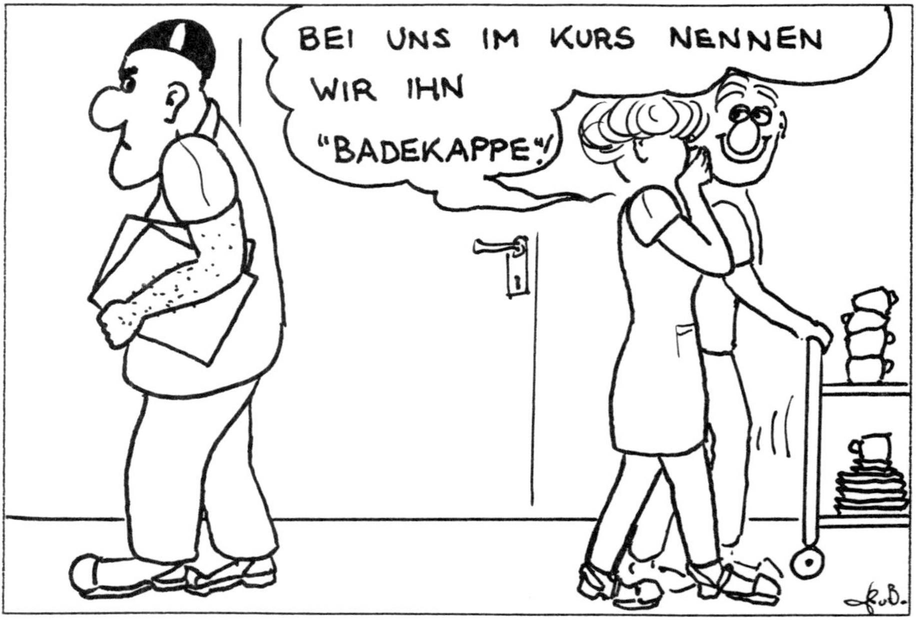

Abb. 62

nagements. Scheuen Sie sich darum nicht, den **Schüler** zu bitten, Sie und Ihre **Station** zu **beurteilen.**

2.8.3 Beurteilungsverfahren

Wie erwähnt, stellt der Gesetzgeber keine Anforderungen an die **Form** von Beurteilungen. Im folgenden werden Unterschiede zwischen verschiedenen Beurteilungsverfahren und Bögen vorgestellt.

Mündliche Beurteilung

Im Pflegealltag kommt diese Methode relativ häufig vor. Person A hat eine Maßnahme bei Person B gesehen und bewertet diese daraufhin **verbal.**

Berücksichtigen Sie bitte die Gedächtnisphysiologie. Obwohl manche Beurteilungsgespräche den Charakter des „dramatisierenden Lernens" aufweisen, **vergessen** die Beurteilten und ihre Beurteiler recht **bald.**

Markante Einzelheiten (sehr positive bzw. negative Aspekte) prägen sich zwar länger ein, die pädagogischen Förderungsvorschläge werden aber nur kurze Zeit behalten.

Die Inhalte der mündlichen Beurteilungsgespräche können später **nicht** mehr **nachgewiesen** werden. Selbst anwesende Zeugen vergessen.

Trotzdem eignet sich dieses Beurteilungsverfahren für folgende Bereiche:

- Nach dem Beobachten von **einzelnen** Maßnahmen.
- Für die Gesamteinschätzung im **Nachgespräch.**
- Um dem Schüler den aktuellen Lernstand während des **Zwischengespräches** mitzuteilen.

Die Nachteile des Vergessens können durch kurze beigefügte Notizen kompensiert werden.

> Für die Beurteilung des **gesamten** Stationseinsatzes ist die ausschließlich mündliche Beurteilung **abzulehnen.**

Schriftliche Beurteilung

Diese Form variiert in verschiedensten Ausführungen. Die schriftlich fixierten Inhalte der Beurteilung **können** später **nachgelesen** werden. Fast alle Bögen lassen sich den folgenden Kategorien zuordnen:

Freie Formulierung

Hierbei sind *keine* Kriterien vorgegeben. In Tab. 28 sehen Sie ein Beispiel:

Vorteile:

+ Unabhängigkeit von Kriterien.
+ Individuelle und freie Beschreibung.

Nachteile:

- Die Beurteilung ist sehr stark von der sprachlichen Ausdrucksfähigkeit des Verfassers abhängig.
- Die Vergleichbarkeit unter mehreren Bögen ist gering.
- Fehlende Kriterien machen die Beurteilung sehr subjektiv.
- Der Verfasser beurteilt, und andere Kollegen unterschreiben nur.

Beispiele:

Aussage:
„Die persönliche Haltung wirkte sich spürbar auf die Zusammenarbeit aus.“

Deutung:
- beeinflußt andere positiv/negativ?
- integriert sich oder integriert sich nicht in das Team?
- kollegiale oder egozentrische Persönlichkeit?

Aussage:
„Er war durchaus brauchbar. Manchmal auch für Aufgaben, die etwas mehr Geschick erforderten.“

Deutung:
- Unselbständigkeit/Selbständigkeit?
- kein Engagement/einsatzfreudig?
- unfähig/innovativ?

Beurteilung
Name des Schülers: ______________________
Einsatz von ____________ bis ____________ Station: ________
____
____
____
____
Unterschriften: ______________________

Tab. 28

Kennzeichnungsverfahren

Der chiffrierte Bogen in Tab. 29 gehört zu einer Sammlung von mehreren, stammt aus den 80er Jahren und wurde von verschiedenen Krankenpflegeschulen verwendet. Alle Aussagen erhalten unterschiedliche Punkte. Daraus resultiert die Gesamtpunktzahl, die dann in einer Note ausgedrückt wird. Je höher die Summe, desto besser die Note.

Vorteile:

+ (Scheinbar) einfache Handhabung.
+ Schnelle Zuordnung im Ankreuzverfahren.
+ Relative Vergleichbarkeit.

Nachteile:

- Beurteilungskriterien und Antwortmöglichkeiten sind interpretierbar.
- Durch leichte Wort- oder Satzteilverschiebungen werden Aussagen umgedeutet und oft gegensätzlich gewertet.
- Viele Formulierungen entsprechen der sogenannten „Zeugnissprache". Nur wenige Kollegen können diese klar auslegen.
- Manche Bögen werden erst später mit einem sogenannten Chiffrierschlüssel und/oder Punktzahlen ausgewertet. Liegt dieser Schlüssel der Station nicht vor, so erfahren die Beurteiler häufig nicht die Note des Bogens.

„Arbeitsausführung (bitte kreuzen Sie an):

1. Zuverlässig und gewissenhaft, erledigt alles genau.
2. Arbeitet im allgemeinen ordentlich und versucht, nichts zu übersehen.
3. Manuell geschickt, arbeitet mit Übersicht und Überlegung.
4. Ist unsicher in der Arbeitsausführung und bedarf der Kontrolle und Nachhilfe.
5. Führt übertragene Aufgaben unvollständig aus.
6. Läßt Arbeiten liegen, ist manchmal zu großzügig und verläßt sich auf andere.
7. Arbeitet nachlässig, ist wenig auf Sauberkeit und Ordnung bedacht". (22)

Tab. 29

Ordnen Sie den obigen sieben Sätzen eine Wertigkeit zu. Welche Aussagen bewerten Sie mit der höchsten Punktzahl?
(Lösung am Ende dieses Kapitels)

Einstufungsverfahren mit einer Skala des Ausprägungsgrades

Meist werden Noten- oder Punkteskalen verwendet. In Tab. 30 sehen Sie ein Beispiel:

Einstufungsverfahren						
	1	2	3	4	5	6
Verhalten zum Patienten						
Beachtung der Krankenhaushygiene						
Verhalten gegenüber Angehörigen						

Tab. 30

Vorteile:
+ Relativ einfache Handhabung.
+ Ausgefüllte Bögen mehrerer Schüler sind miteinander vergleichbar.
+ Schüler sind an Noten- oder Punktesysteme gewöhnt. Auch ihre Examensbeurteilung wird mit Noten angegeben.

Nachteile:
- Grobes Notenraster bei ganzen Noten.
- Beobachtungskriterien können sehr einseitig sein.

Der Beurteilungsbogen in Tab. 31 stammt aus den 70er Jahren. Die Quelle ist unbekannt.
An den Beurteilungsbögen merken Sie schnell, welche **Zielsetzung** bzw. welche **Pflegephilosophie** darin steckt.

Kombination aus freier Formulierung und Einstufungsverfahren mit Skala der Ausprägung

In Tab. 32 finden Sie das Beispiel eines **Beurteilungs-** und **Förderbogens.** Diese Bezeichnung wurde gewählt, weil hier die pflegepädagogischen Aspekte: *Förderung und Empfehlung gleich Lernchancen* im Vordergrund stehen.
Fünf Beobachtungsfelder sind zu berücksichtigen:
1. Verhalten zu Patienten
2. Pflege
3. Hygiene
4. Arbeitsverhalten
5. Teamverhalten

Die Schülerleistungen werden in einer Ausprägungsskala zwischen:

sehr negativ *normal* *sehr positiv*

eingeschätzt und beurteilt, durch Ankreuzen mit wenigen Sätzen zusätzlich erläutert.

Versuchen Sie, bei der **Begründung** Ihrer Einstufung konkrete und **eindeutige** Aussagen zu treffen.

Beispiel:
Beobachtungsfeld: *„Arbeitsverhalten“.*
Einstufung: *im linken negativen Bereich.*
Falsch:
„Der Schüler kann noch nicht einmal einen Wäschesack schließen!“
Sondern:
„Trotz gezielter Anleitung am 30. September und 1. Oktober sowie nach fünfmaligem Üben und einer achtwöchigen Trainingsphase kann der Schüler keine Wäschesäcke schließen.“

Für die **Beobachtungsfelder:**
- Verhalten zu Patienten
- Pflege
- Hygiene

werden als **zusätzliche** Beurteilungskriterien die vier **Stufen der Pflegequalität** hinzugefügt.
Lernverlauf: Zum Zwischengespräch erhält der Schüler eine Rückmeldung über den bisherigen Leistungsstand. Anhand des Beurteilungs- und Förderbogens können Krankenschwestern und -pfleger eine rote Markierung auf der Skala vornehmen. Darüber wird das Zwischengespräch geführt.
Wichtig: Der Schüler erfährt somit in mündlicher und schriftlicher Weise, wie sein Leistungsstand bei *Halbzeit* ist. In unserem Krankenhaus haben wir vereinbart, daß diese Zwischenbewertung **keine Auswirkung** auf die Abschlußbeurteilung hat.

Beurteilungsbogen aus den 70er Jahren					
	1	2	3	4	5
Krankenpflege					
Erfüllt sie/er die Pflichten sorgfältig und mit Geschick?					
Zeigt sie/er echtes Interesse am Wohlbefinden und den Fortschritten der Kranken?					
Berichtet sie/er über Zwischenfälle und besorgniserregende Symptome?					
Hat sie/er ein gutes Verhältnis zu den Kranken?					
Verantwortung					
Kommt sie/er pünktlich zum Dienst?					
Bemerkt sie/er die zu verrichtenden Arbeiten und zeigt eigene Initiative?					
Befolgt sie/er Anweisungen korrekt und mit Urteilsvermögen?					
Führt sie/er Verordnungen prompt aus?					
Ordnungsliebe					
Tracht, Haube, gut frisiert, kein Schmuck usw.?					
In der Arbeit bringt sie/er gebrauchte Gegenstände wieder an ihren Platz und hilft, die Station in sauberem, aufgeräumtem Zustand zu halten?					
Gesundheit					
Hat sie/er gute hygienische Angewohnheiten wie Reinlichkeit, Händewaschen, gute Haltung usw.?					
Erscheint sie/er am Morgen ausgeruht?					
Anpassungsfähigkeit					
Ist sie/er verständnisvoll und höflich?					
Paßt sie/er sich gut neuen Situationen an?					
Nimmt sie/er Verbesserungsvorschläge freundlich hin?					
Redlichkeit					
Vermeidet sie/er kritische Bemerkungen vor dem Patienten?					
Vermeidet sie/er zersetzende Kritik?					
Hält sie/er feststehende Regeln ein?					
Bringt sie/er die Anliegen an der richtigen Stelle vor?					

Tab. 31

Name und Anschrift der Einrichtung

Beurteilungs- und Förderbogen

Name des Schülers:

____

Einsatz vom: ____________ bis: ____________

Station: ________________________

Tab. 32

So wird der Bogen benutzt: *Die Leistungen werden anhand der Grafik markiert. Zusätzlich beziehen sich die 4 Stufen der Pflegequalität auf die Kategorien „Verhalten zu Patienten“, „Pflege“ und „Hygiene“. Während des Zwischengesprächs wird der Leistungsstand in Rot angekreuzt.* *Bei diesem Gespräch werden zusätzliche mündliche Erläuterungen gegeben. Zum Abschlußgespräch wird der endgültige Leistungsstand mit der Farbe Schwarz oder Blau markiert und in Stichworten begründet.*	**Gefährliche Pflege** Die Bedürfnisse des Patienten werden nicht berücksichtigt. Der Patient kann körperlichen Schaden erleiden.
Verhalten zu Patienten • Wie ist die Zuwendung? • Wie werden die Bedürfnisse erkannt? • Wie führt er Gesundheitsberatung durch? • Wie zeigt er Interesse für den Patienten? • Wie ist sein Gesprächsführungsstil? • Wie adaptiert er Pflegemaßnahmen an den Patienten?	_ Bitte ankreuzen! **Begründung:**
Pflege • Wie setzt er seine Kenntnisse um? • Wie zeigt er Eigeninitiative? • Wie koordiniert er verschiedene Pflegemaßnahmen? • Wie sorgfältig führt er die Pflege aus? • Wie gibt er wichtige Informationen weiter? • Wie setzt er den Pflegeprozeß um?	_ Bitte ankreuzen! **Begründung:**
Hygiene • Wie hält er die allgemeinen Hygieneregeln ein? • Wie ist sein persönliches Hygieneverhalten? • Wie führt er Desinfektionsmaßnahmen aus?	_ Bitte ankreuzen! **Begründung:**
Arbeitsverhalten • Wie ist seine Systematik im Ablauf? • Wie ist die Belastbarkeit? • Wie ist seine Motivation? • Wie ökonomisch geht er mit Material um?	_ Bitte ankreuzen! **Begründung:**
Teamverhalten • Wie bringt sich der Schüler ein? • Wie nimmt er Kritik an? • Wie äußert er Kritik oder Anregungen? • Wie ist die Zuverlässigkeit?	_ Bitte ankreuzen! **Begründung:**

Tab. 32 (Fortsetzung)

Sichere Pflege	Angemessene Pflege	Optimale Pflege
Die Bedürfnisse des Patienten werden berücksichtigt, soweit diese die Routine nicht stören. Die Mindestanforderungen werden eingehalten.	Die Bedürfnisse und Ressourcen des Patienten werden erkannt. Patienten und Angehörige erhalten Beratung und Erklärung.	Alle Bedürfnisse und Ressourcen des Patienten werden vollständig erkannt. Die Krankenhausroutine wird an den individuellen Patienten angepaßt.

+

+

+

+

+

Tab. 32 (Fortsetzung)

Datum des Eingangsgespräches: ______________________________

Teilnehmer: ______________________________

Datum des Zwischengespräches: ______________________________

Teilnehmer: ______________________________

Fehlzeiten während des Einsatzes (Krankheit, Urlaub, AZV-Tage, Nachtwache usw.):

____

____

____

Arbeitsumfeld der Station (Belegung, Pflegeintensität, Personalbesetzung usw.):

____

____

____

Förderungsvorschlag oder Anmerkung der Station:

____

____

____

____

____

An der Beurteilung haben teilgenommen: ______________________________

____

(Unterschriften)

Bemerkungen des Schülers:

____

____

____

____

Unterschrift des Schülers: ______________________________

Tab. 32 (Fortsetzung)

> Die Zwischenbeurteilung ist unverbindlich. Der Schüler hat die Chance, seine Leistungen weiter zu steigern.

In der Regel verbessern sich bei diesem Verfahren die Schüler. Zur Abschlußbeurteilung wird der endgültige Leistungsstand in der Farbe **Schwarz** oder **Blau** markiert. Damit dokumentieren Sie den individuellen Lernverlauf.
Vereinzelt bleibt es bei einem Gleichstand der Leistung, in äußerst seltenen Fällen verschlechtern sich die Schüler. Darum:

> **Zuviel Lob** während der Zwischenbeurteilung kann die Lernmotivation bremsen, zuwenig aber auch.

Auf der Rückseite des Bogens dokumentiert man die Termine und die Namen der Teilnehmer des Erst- und Zwischengespräches.
Fehlzeiten: Zwischen der Brutto- und Nettozeit des Einsatzes können erhebliche Unterschiede liegen.

Beispiel:

Brutto:	6-Wochen-Einsatz
Fehlzeiten:	2 Wochen Urlaub, 5 Tage Nachtwache auf einer anderen Abteilung, 3 Tage krank
Netto:	weniger als 2 Wochen Tagdienst

Ebenso kann das **Arbeitsumfeld** großen Einfluß auf die Beurteilung haben. Je weniger qualifiziertes Personal für Anleitungsaufgaben zur Verfügung steht, desto geringer ist die Lerneffektivität.

Beispiel:
110% Belegung, davon überwiegend pflegeintensive Patienten (A3/S3). Mentor hatte 3 Wochen Urlaub, 2 Krankenschwestern krank.

Im Feld **Förderungsvorschlag** kann Bilanz gezogen werden.
Die Krankenschwestern und -pfleger der Station notieren bei Bedarf einen Lernvorschlag oder **Empfehlungen** für den Schüler.

Beispiel:
Wir empfehlen Schüler Franz eine Wiederholung und Aufarbeitung der Hygieneunterrichte. Wir halten es für erforderlich, daß er diese Kenntnisse im nächsten Stationseinsatz konzentriert umsetzt.

Unterschreiben sollten nur die Pflegekräfte, die auch an der Erstellung des Beurteilungsbogens beteiligt waren. Das **Beurteilungsgespräch** sollte zeitnah stattfinden. Aus diesem Grund ist es empfehlenswert, das Beurteilungsgespräch **an den letzten Tagen** des Einsatzes zu führen.
Der Schüler erhält anschließend den Beurteilungsbogen. Die Pflegekräfte **veranschaulichen und konkretisieren** die wichtigsten Aspekte. Anschließend hat der **Schüler** die Möglichkeit, seine **Einschätzung** wiederzugeben.
Fragen Sie ihn, ob er sich ungerecht beurteilt fühlt. Wenn im Einsatzverlauf ein Zwischengespräch und mehrere gezielte Anleitungen stattgefunden haben, kommt es kaum noch vor, daß Pflegekräfte **nach der Schülerbegründung** ihr **Urteil revidieren** müssen.
Bevor der Schüler den Bogen in der

Schule abgeben soll, kann er **Bemerkungen** hinzufügen und abschließend seine Unterschrift daruntersetzen.

Dieser Lösungsschlüssel wurde dem Originalbogen entnommen.
1. = 17 Punkte
2. = 12 Punkte
3. = 17 Punkte
4. = 10 Punkte
5. = 8 Punkte
6. = 8 Punkte
7. = 6 Punkte

3 Anleitung bei wenig Zeit

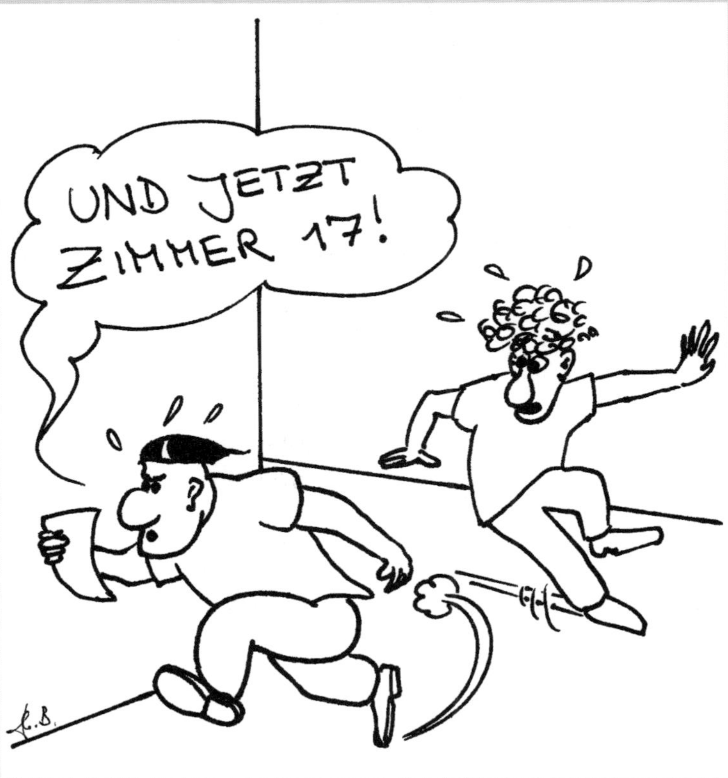

3.1 Einleitung

Im ersten Teil des Buches wurden die verschiedenen Lernarten voneinander abgegrenzt und die Auswirkungen des weitverbreiteten **Beobachtungs-** und **Signallernens** geschildert.

Anschließend wurde die Effektivität des **Lernens durch Einsicht** aufgezeigt. Die praktische Umsetzung dieser Lernform steht im zweiten Teil des Buches als Prozeß der **gezielten Anleitung**. Dabei wurde Ihnen der personelle und zeitliche Aufwand **nicht** vorenthalten. An dieser Stelle erfolgt deshalb das wiederholte Darstellen von Lernaussagen.

- Professionelle Pflege kann nicht durch Beobachten erlernt werden.
- Um Freiräume für Anleitungen zu ermöglichen, müssen im Stationsalltag andere Prioritäten gesetzt werden.
- Schüleranleitung ist Aufgabe von allen Krankenschwestern und -pflegern.
- Abgesprochene Anleitungstermine akzeptiert das Pflegeteam und hält es eher ein als spontane Unterweisungen.

Leider zeigt die Praxis, daß nur relativ wenige Kollegen die gezielte Anleitung wertschätzen. Oft geschieht dies aus Unwissenheit oder Vorurteilen.

Die Praxisanleiter sollten sich dadurch nicht irritieren lassen. Denn hier gilt auch der Grundsatz, nur bei dem was man korrekt beherrscht, kann man auch beurteilen, ob Abstriche möglich sind. Erfährt der Schüler aber nur Unterweisungen nach dem Zufallsprinzip, wird er nie ein kritischer, professionell handelnder Kollege.

Natürlich kann man davon ausgehen, daß das Konzept der **gezielten Anleitung** nicht immer vollständig umzusetzen ist. Trotzdem wurden die Inhalte in diesem Buch klar auf **Praxisnähe** und **Praxismöglichkeiten** hin ausgewählt.

Manche engagiert geplante Anleitung ist an diesen Kleinigkeiten gescheitert – oder nur mit Mängeln dem Schüler vermittelt worden. Hier sei an die Aussage erinnert: **Die Praxis ist gnadenlos.** Und weiterhin kann hinzugefügt werden:

> Der Teufel steckt (auch bei Anleitungen) im Detail.

Nachdem Sie im ersten und zweiten Teil des Buches über die optimale, gezielte Anleitung informiert wurden, erhalten sie in diesem dritten Teil andere Anleitungs- und Organisationsmöglichkeiten, die für Sie **weniger zeitaufwendig** sind, weil:

- diese rationell und zeitsparend die **gezielte Anleitung** aus dem zweiten Teil **ergänzen.**

> **Beispiele:**
> - Vorbereitung von gezielten Anleitungen durch Pflegestandards
> - Erstellung von Lernzielkatalogen

- Ihnen mit dem **Impulslernen** neue wirkungsvolle Anleitungsmöglichkeiten eröffnet werden.

> **Beispiele:**
> - Erstellung von Wochenthemen
> - Erstellung von Beobachtungs-Checklisten
> - Lernen durch Quiz und Rätsel

- zunächst aber geeignete **Voraussetzungen** aufgezeigt werden, um die praktischen Stationseinsätze effektiver zu gestalten.

3.2 Geeignete Voraussetzungen

Als Grundübel der praktischen Pflegeausbildung wird häufig die Mauer zwischen Theorie und Praxis bezeichnet, wie in Abb. 63 gezeigt.
Dabei werden Schüler laufend damit konfrontiert, das Gelernte auf der Station nicht umsetzen zu können, zu dürfen oder keine Unterstützung dafür zu erhalten. Oder ihre Frustrationsschwelle steigt bereits gehörig im Unterricht an, weil sie wissen, daß der neue Stoff **so niemals im Pflegealltag anzuwenden ist**.
Mit den folgenden Vorschlägen ergibt sich evtl. die Möglichkeit, die Mauer wie in Abb. 64 ein wenig abzubauen.

3.2.1 Informationsweitergabe von Schule an Pflegepraxis

Auf einige organisatorische Maßnahmen der Schule haben Sie als Krankenschwester oder -pfleger keinen Einfluß. So beansprucht das sogenannte **Schultagesystem** die Praktiker mehr als Unterricht in reiner **Blockform.**
Einige Stationen kritisieren dabei insbesondere die **Mehrbelastung durch Informationsdefizite** der Schüler.

Beispiel:
Montags Frühdienst, dienstags und mittwochs Schule, donnerstags Spätdienst, anschließend ein freies Wochenende usw.

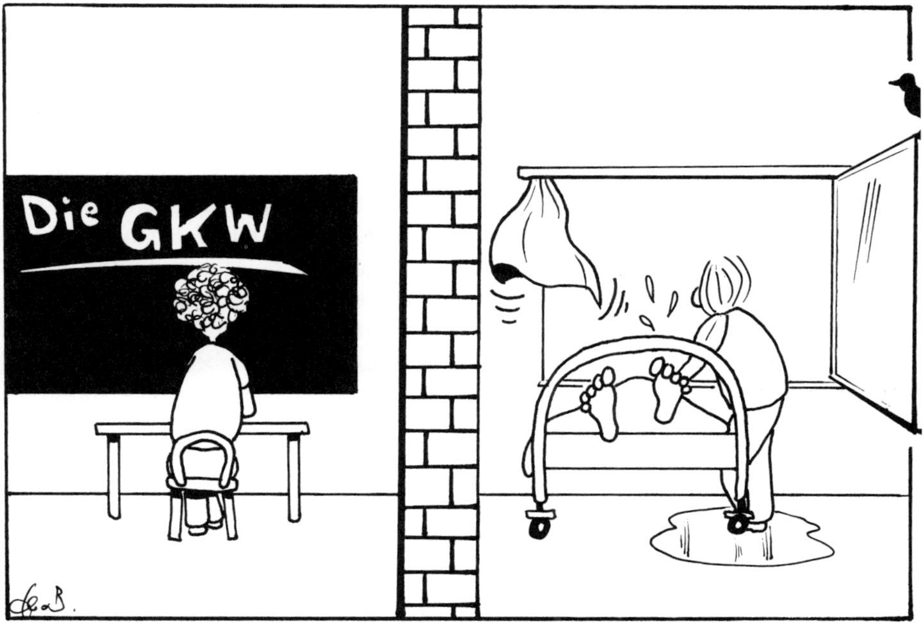

Abb. 63

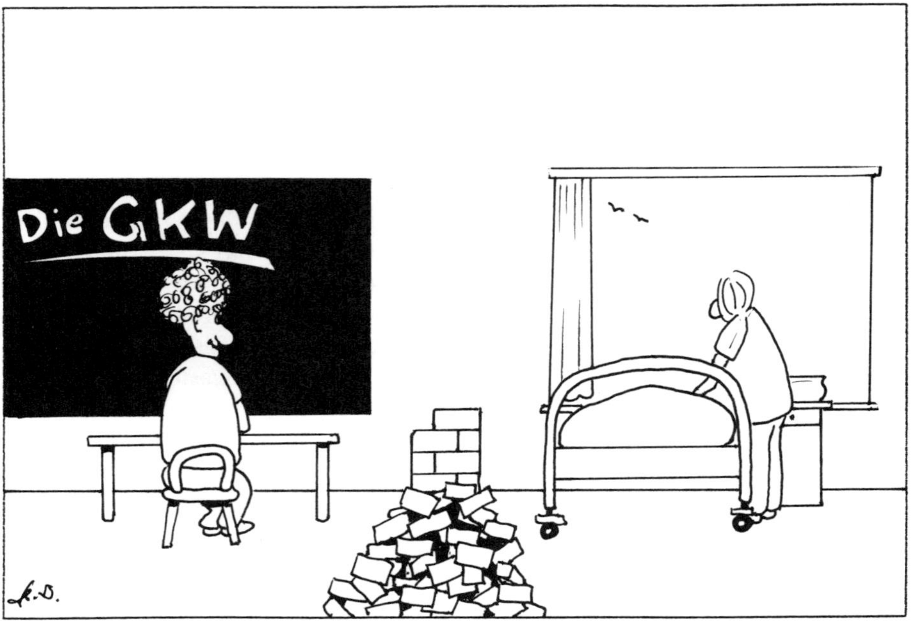

Abb. 64

Sicherlich lassen sich diese Vorbehalte durch Pflegedokumentation und Planung teilweise ausgleichen. Und doch können bei einem ausschließlichen Schultagesystem die individuellen Patientenveränderungen vom **Schüler häufig nur unzureichend** beobachtet werden.
Andere schulorganisatorische Maßnahmen zur Förderung des Informationsflusses werden nachfolgend aufgeführt:

Mentorenkreis

Machen Sie Ihrer Pflegeschule den Vorschlag, einen Mentorenkreis zu gründen. *Sollten Sie sich bereits glücklich schätzen, solch einen funktionierenden Arbeitskreis am Hause zu haben, so steigen Sie doch selbst aktiv ein.*
In diesem Kreis sprechen, arbeiten und lernen die Mentoren eine Menge über **pflegepädagogische Inhalte.** Neben den Mentoren ist die Teilnahme von Lehrpersonal der Schule wie auch die Mitarbeit des Leitungspersonals des Hauses (Pflegedienstleitung oder Abteilungsleitungen) sinnvoll. Häufig wird dieser Arbeitskreis von Praxisanleitern geführt. Je nach Kompetenz und Erfahrung übernehmen oder delegieren sie Inhalte an kompetente Pflegekollegen.
Die Inhalte: Zielsetzung, Aufbau und Organisation des Arbeitskreises würden den Rahmen dieses Buches sprengen. Darum beziehe ich mich im folgenden nur auf die für Sie relevanten Möglichkeiten des Aktivwerdens.

Ablauf und Inhalte

Im Jahresdurchschnitt sollte sich der Mentorenkreis alle vier bis sechs Wochen treffen. Zu Beginn ist die Vermitt-

lung der **Grundlagen des Anleitens** von großer Bedeutung. Weitere Folgethemen sind beispielsweise:
- Erarbeitungen von Lernzielkatalogen;
- Erarbeitung einer Schülermappe;
- Anregungen und Hinweise zur aktuellen Ausbildungssituation
  - langfristige Schülereinsatzplanung
  - aktuelle Bewerbersituation
  - Fragen der Krankenschwestern und -pfleger zu schulspezifischen Themen;
- Erarbeitung von Themen zu gezielten Anleitungen;
- Häufig liegt das Examen der Mentoren viele Jahre zurück. Darum sind Informationen über die theoretischen Unterrichtsinhalte der Schule geeignet. Ebenso wird der Wiedereinstieg nach der Familienphase durch die Vermittlung von praxisnahen Pflegethemen erleichtert.

Klassenbuchauszüge

Empfehlen Sie Ihrer Pflegeschule, nach jedem Blockunterricht oder nach einer bestimmten Anzahl von Schultagen, die vermittelten **pflegerelevanten Unterrichtsinhalte** schriftlich für die Stationen in Form eines Klassenbuchauszuges wie in Tab. 33 **zusammenzustellen.** Dadurch reduziert sich ebenfalls das Informa-

Klassenbuchauszüge Oberkurs „Februar-Block"
Nachfolgende Inhalte wurden im Fach „Krankenpflege" vermittelt:
• Psychiatrische Einrichtungen; Definitionen für wichtige Krankheitssyndrome in der Psychiatrie; Krankheitskomplexe: Psychosen und Neurosen; gestörte Persönlichkeiten; paranoide, halluzinogene Schizophrenie anhand eines Fallbeispiels;
• Schwerpunkte in der Betreuung von manisch-depressiven Patienten; schwere exogene Psychosen: HOPS, Delirium tremens und andere Verlaufsformen aus dem exogenen Psychosenkomplex;
• Neuroseformen; gestörte Persönlichkeiten; neurotische Depression (Video); Alkoholabusus: Ursachen, Verlauf und pflegerische Begleitung;
• Pflege bei oligophrenen Patienten; Berufsgruppen in der Psychiatrie und ihre sich ergänzenden Aufgaben;
• Video: „Skandal in deutschen psychiatrischen Anstalten";
• Anleitung: Gestaltung und Beratung; Terminabsprache;
• Einführung in die Kinderkrankenpflege: Geschichte; Unterschiede zwischen Erwachsenen- und Kinderkrankenpflege; Krankenbeobachtung bei Kindern;
• Baden eines Säuglings: Vorbereitung, Vorgehen, Nachsorge; Videofilm;
• Pflegetheorien: Einführung; Gesundheitsdefinitionen; Informationen zu Dorothea Orem; Selbstpflegedefizite; Selbstpflegebedarf und Handlungskompetenz als Voraussetzung für Selbstpflege; Pflegesysteme nach Orem; fünf Methoden der Hilfestellung;
• Pflegeprozeß nach Orem anhand eines Fallbeispiels: „Niereninsuffizienz"; Vorstellung eines individuellen Pflegeplans mit Bewertung;
• Pflege bei akutem Abdomen in Gruppenarbeit: a) die Peritonitis; b) der Ileus; c) die intraabdominelle Blutung.

Tab. 33

tionsdefizit zwischen Theorie und Praxis. Die Pflegekräfte der Station erfahren, welche Inhalte den Schülern bereits vermittelt wurden, und können sich somit ein besseres Bild über den Lernstand machen. Sie erleichtern sich die Anleitung und verhindern folgende Situation:

Beispiel:
Schüler Ali fragt Pfleger Karl-Heinz, ob er ihm das Katheterisieren zeigen wolle. Der Anleiter fragt, inwieweit schon die Thematik im Unterricht durchgenommen wurde. Der Schüler erwidert, es sei besprochen worden. Karl-Heinz macht (während des Vorgespräches) **keine** Lernstandüberprüfung von Ali. Erst während dem Vorgehen bemerkt er, daß dem Schüler wesentliches Hintergrundwissen fehlt und ihm dadurch eklatante Fehler unterlaufen.

Anleitung durch Lehrer für Pflege

Wie bereits im Kapitel 2.7.2 erläutert, bietet das Pflegeprotokoll viele Möglichkeiten, um den theoretischen Anspruch des Anleiters (bzw. des Lehrers für Pflege) in die Praxis umzusetzen. Gerade Schlagworte wie Patientenorientierung, ganzheitliche Pflege oder auch einfachste hygienische Grundregeln werden im Unterricht nicht nur angemahnt und von Schülern bei praktischen Prüfungen eingefordert, sondern nun auch **vom Pflegelehrer** in Realsituationen **vorgelebt.**

Negativbeispiele:
Pflegelehrer, welche von Schülern einfordern, Türklinken **nach jeder** Benutzung zu desinfizieren, in der Pflegeanamnese alle ATLs einzeln abzufragen, während der Ganzkörperwaschung immer zweimal das Wasser zu wechseln.

Lehrer für Pflege, die in der Schule wesentliche Anteile des Unterrichtsfaches „Krankenpflege" vermitteln, müssen regelmäßig in die Pflegepraxis gehen, um ihre Glaubwürdigkeit zu erhalten. Unter regelmäßig darf **nicht** verstanden werden, einmal zum sogenannten *„Probewaschen"* unmittelbar bei Ausbildungsbeginn, sowie jeweils einmal vor der Zwischenprüfung bzw. vor dem praktischen Examen.
Daraus folgt die These:

Lehrer für Pflegeberufe, die nicht mehr in der Praxis (mit Schülern) pflegen, sollten ihre **Kompetenz** zur Unterrichtung des Faches „Krankenpflege" überdenken. Ebenso die Kompetenz zur Abnahme von praktischen Prüfungen.

Wobei in diesem Zusammenhang nochmals festgestellt werden muß, daß die oben erwähnten Begleitungen in Form von **nicht-teilnehmenden Beobachtungen** äußerst wichtig sind. (Beispiel: Schüler pflegt, Lehrer beobachtet und bereitet somit den Schüler auf Prüfungen vor.)
Aber diese stellen **keine Anleitungen** und auch **keinen praktischen Unterricht** dar.
Suchen Sie auf der Station den Kontakt zu den *pflegenden* Lehrern. Sie können sie in ihrer Anleitungs- und Unterrichts-

aufgabe unterstützen, indem Sie ihnen weitere Informationen geben. Zum Beispiel: Näheres zum Patienten oder zum Schüler.
Unterstützen Sie diejenigen Lehrer, die die Notwendigkeit für Praxisanleitungen und „echten praktischen Unterricht" sehen. Schon nach kurzer Zeit können diese Kollegen auf einen immensen Erfahrungsschatz zurückblicken; denn durch die Anleitungstätigkeit **lernen** sie **selbst erheblich** und haben Ihnen gegenüber den Vorteil, die Pflegemaßnahmen kritisch (*ohne Stationshektik und Streß*) überdenken zu können.

> Es ist **nicht schlimm,** etwas nicht zu wissen und nachzufragen. Es ist aber **schlimm,** so zu tun, als sei mann/frau kompetent und hätte keine Alltagserfahrungen nötig.

Was auch für Sie als Anleiter gilt (*Anleitungszeiten mit Kollegen absprechen*), hat eine ähnlich hohe Priorität für Lehrer. Ein alter Merksatz von Praxisanleitern besagt: „Die besten gezielten Anleitungen lassen sich dort vornehmen, wo der Arbeitsanfall nicht zu hoch ist".

Schülerhandbuch

Die Schule verteilt bei Ausbildungsbeginn ein Schülerhandbuch in Form eines Ordners bzw. einer Mappe, worin alle wichtigen schriftlichen Unterlagen für die praktische Ausbildung zusammengestellt sind. Diese sollen die Schüler während der Einsätze auf den Stationen mitführen. Es ist empfehlenswert, daß die Mappen auf der Station bleiben.
Folgende Inhalte gehören hinein:
- Stundennachweis,
- Beurteilungs- und Förderbogen,
- Checkliste „Lernziele Unterkurs/Mittelkurs/Oberkurs",
- Lernverlaufsbogen der Station,
- ausgefüllte Erstgesprächsprotokolle,
- Sammlung von Anleitungsprotokollen,
- Sammlung von ausgefüllten Pflegeprotokollen.

Integration der Mentoren

Wie so oft können durch das gegenseitige Aufeinanderzugehen Vorurteile und Mißverständnisse abgebaut werden. Krankenschwestern und -pfleger, die Mentorenfunktionen übernommen haben und gerne Unterricht erteilen möchten, sollten dies der Schulleitung signalisieren. Gerade im Fach „Krankenpflege" gibt es viele Unterrichtseinheiten, bei denen praktisch im Demonstrationsraum geübt wird. Integriert die Schule dazu fachkompetente und motivierte Pflegekräfte der Stationen, so kann auch durch diese Maßnahmen die „Theorie-Praxis-Mauer" abgetragen werden.
Einige Pflegeschulen beziehen Mentoren auch bei praktischen Prüfungen ein. Als **Zweitprüfer** benoten sie (auch hier wird Motivation vorausgesetzt) die Pflegeleistung des Schülers. Vor allem die Lernenden begrüßen die Vorgehensweise, weil sie diese Notenfindung als gerechter empfinden.
Schüleraussage: *„Der Zweitprüfer (Mentor) steht auf unserer Seite, weil er weiß, was man auf der Station machen kann,* ***und was nicht****..."*
Interessanterweise zeigt die Erfahrung, daß die unabhängig ermittelten Noten der Mentoren überwiegend mit den ermittelten Noten der Lehrer für Pflege übereinstimmen.
In wenigen Fällen geben die Mentoren schlechtere Noten als die „Theoretiker".

Sie beurteilen kritischer, weil sie wissen, *„was man auf der Station* ***machen kann***".

3.2.2 Informationsweitergabe von Pflegepraxis an Schule

Ein intakter Informationsfluß ist keine Einbahnstraße. Praktiker beklagen teilweise, daß beispielsweise in der Schule veraltete Pflegemaßnahmen unterrichtet werden. Leider bleibt es oft beim Klagen. Welches Verhalten sich zum Verändern dieser Situation eignet, können Sie nachfolgend lesen.

Besprechungen

Schul- und Pflegedienstleitung sollten gemeinsame, regelmäßige Besprechungen praktizieren. Die Qualität dieses Verhältnisses prägt maßgeblich die praktische Ausbildungssituation der Schüler.

Ihr Einfluß als Krankenschwester und -pfleger beschränkt sich auf Besprechungen mit der Basis. Regen Sie bei Pflegekonferenzen oder Stationsleitungssitzungen an, auch Vertreter der Schule einzuladen. Unmittelbar und zeitnah können wichtige Informationen zwischen beiden Partnern ausgetauscht werden.

Die Erfahrung zeigt leider, daß die Einhaltung des offiziellen Dienstweges (siehe Tab. 34) zeitaufwendig, hinderlich und umständlich ist, wodurch wichtige Informationen verlorengehen können.

Während allgemeiner Besprechungen lassen sich Auskünfte oder **Fragen** an die Schulkollegen **direkt stellen:**

Beispiele:

- Die **Wünsche** von Ihnen und Ihren Kollegen zur Schuljahresplanung: *Möglichst keine Blockzeiten während der Urlaubszeit usw.*
- **Rückmeldungen** über praktische Unterrichte der Lehrer auf der Station: *Ungünstig gewählte Anleitungszeiten während der Stoßzeiten.*
- **Anregungen** zur Aktualisierung von Unterrichtsinhalten:

Beispiel:
Sie stellen bei der Anleitungsplanung anhand der Schüleraufzeichnungen fest, daß die Schule noch Originalmedikamente im Unterricht vorstellt, obwohl in der ganzen Einrichtung durchweg Generica (kostengünstigere Arzneimittel) zum Einsatz kommen – siehe Abb. 65.

Offizieller Dienstweg
Schulleitung an Lehrer für Pflege
Pflegedienstleitung an Schulleitung
Abteilungsleitung an Pflegedienstleitung
Stationsleitung an Abteilungsleitung
Krankenschwester an Stationsleitung

Tab. 34

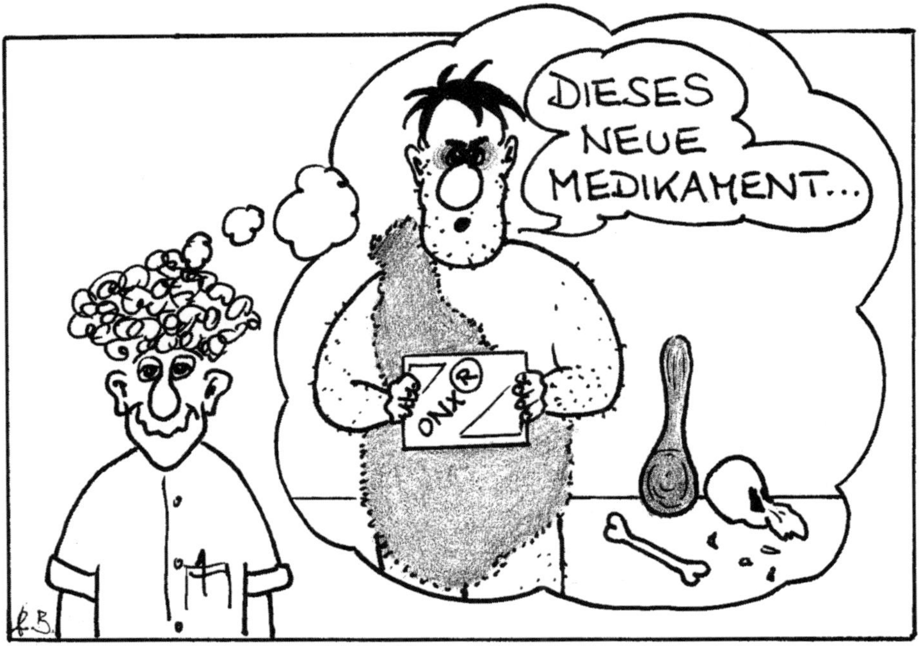

Abb. 65

- **Rückfragen** zu Unterrichtsinhalten:
  Regen Sie (nach Absprache mit Ihrer Pflegedienstleitung) die Ausbilder an, eventuell eine innerbetriebliche Fortbildung zu einer anleitungsrelevanten Thematik abzuhalten. So erfahren Sie noch mehr über den Lernstand der Schüler und aktualisieren zugleich Ihren Wissensstand.
  Beispiel: Ulli nach innerbetrieblicher Fortbildung „Pneumonieprophylaxe" durch die Schule: „Jetzt weiß ich auch, was Schüler meinen, wenn sie häufig von der ‚Lippenbremse' sprechen!".
- Rückfragen vom Mentorenkreis an die Schule:
  Setzt sich die Schule für eine Freistellung der Mentoren ein?
- **Beratungen** über:
  Pflegestandards, Pflegesysteme oder die Einstufung der Pflegeleistungen etc.

Hospitationen

Fragen Sie Ihre Pflegeschule, ob Möglichkeiten zur Hospitation (als Gast am Unterricht teilnehmen) bestehen. In erster Linie ist hier Krankenpflegeunterricht gefragt. Themen wie
- Pflegeplanung,
- Injektionstechniken,
- Integration des Bobath-Konzeptes bei hemiplegischen Patienten,
- Basale Stimulation,
- Kinästhetik, oder aber auch die
- Grundlagen der Schüleranleitung

interessieren vor allem dann das Pflegepersonal der Station, wenn darüber keine oder unzureichende innerbetriebliche Fortbildung angeboten wird.

Manche Krankenschwestern und -pfleger möchten gerne im Arztunterricht hospitieren, weil sie beispielsweise erst vor kurzem in der Einrichtung angefangen haben und noch nicht wissen, welche Inhalte und Schwerpunkte der Mediziner in seinen Unterrichten setzt.

Für diese Schulbesuche eignen sich klare Regelungen und Absprachen:

- Dozent und Schüler müssen mit der Hospitation einverstanden sein.
- Während des Unterrichtes wird der Gast nicht integriert, das bedeutet, er stellt keine Fragen und wird auch vom Lehrer nicht angesprochen. Ausnahmen sind vorher zu vereinbaren.
- In den Pausen oder bei Unterrichtsende können zwischen Dozent und Gasthörer weitere Fragen oder Anmerkungen ausgetauscht werden.

Der Hospitant erhält durch die Unterrichtsbesuche weitreichende Informationen und kann sich somit viel besser ein Bild von der Ausgangssituation der Schüler machen. Durch die abschließende Auswertung können Sie dem Lehrer/Dozent direkt Ihre Einschätzung mitteilen; *wenn nach Ihrer Meinung beispielsweise Lerninhalte praxisfern vermittelt wurden.*

Auch Besuche von Schulveranstaltungen oder Exkursionen (*Besichtigungen von Gesundheitsberatungseinrichtungen, Pharmafirmen, Messen, Ausstellungen, Sektionen, Veranstaltungen zu pflegenahen Themen usw.*) sind für ausgebildete Krankenschwestern und -pfleger interessant.

3.2.3 Informationsweitergabe von Station an Schüler

Der Stationsalltag *bietet Ihnen eine Fülle* von **Kommunikationsproblemen.** Schüler berichten zuweilen, daß sie mangelhaft, teilweise sogar ungenügend informiert werden. Die Lernenden kritisieren dabei am häufigsten die

Übergabesituationen

Beispiel:
Petra, Karl-Heinz und zwei weitere Krankenschwestern beginnen mit der Übergabe von Früh- an Spätdienst. Nach kurzer Zeit muß die Übergabe unterbrochen werden, weil die Patientenrufanlage ertönt. Karl-Heinz schickt Petra zum Patienten und setzt die Berichterstattung fort. Nach einer Minute erneute Unterbrechung: Die Unterkursschülerin kehrt zurück und berichtet, daß eine Infusionspumpe auf Zimmer 4 Alarm gibt und sie mit diesem Gerät nicht umgehen kann und darf. Jetzt wird Schwester Erna (Frühdienst) beauftragt, nachzuschauen. Gerade als Karl-Heinz von den Untersuchungsergebnissen eines Patienten berichtet, klingelt das Telefon. Wieder soll Petra aktiv werden. Wenige Sekunden später muß die Übergabe erneut unterbrochen werden, weil die Schülerin am Telefon generell keine Auskunft geben darf. Schwester Erna (zurück aus Zimmer 4) erledigt das Telefonat. Petra setzt sich wieder vorne an den Stationszimmertisch (Springerposition) und bedauert, daß sie die Ergebnisse der Untersuchung verpaßt hat. Sie traut sich aber nicht nachzu-

fragen. Und schließlich klopft es etwas später an der Stationszimmertür. Karl-Heinz stoppt und beauftragt Petra, „nachzuschauen, wer was will!“ Und weiter geht es mit der Übergabe. Doch nur wenige Sekunden danach unterbricht er wieder (diesmal ärgerlich), weil Petra berichtet, daß Angehörige erfahren möchten, wie es Frau X von Zimmer 4 geht. Petra sagt, sie wisse dies nicht und könne auch nichts sagen.
Schweigend – nur über Augenkontakt – beauftragt Karl-Heinz erneut Schwester Erna, die Angehörigen zu informieren. Er schluckt, atmet tief durch und setzt die Übergabe fort, bis erneut...

Neben den mehrfachen Unterbrechungen, die auf falsche Organisation zurückzuführen sind (*Unterkursschülerin ist aufgrund ihres Ausbildungsstandes nicht in der Lage, die Störungen zu beseitigen*), merken Sie schnell, welche Prioritäten im Team gesetzt werden. Mit den nachfolgenden Fragen ist überprüfbar, welche Schwerpunkte bei Ihrem Team im Mittelpunkt stehen. Fragen Sie sich bitte anschließend, welche Bedeutung dies für Ihre Schüler hat.

- Stehen die **Patienten im Vordergrund**? *Werden z.B. Pflegepläne oder pflegerische Veränderungen besprochen, deren psychosoziale Siuation thematisiert?*
- Oder beschäftigt sich das Team hauptsächlich mit **den ärztlichen Anordnungen** der Visite, *die übrigens auch nachgelesen werden* können?
- Stehen **private Interessen** oder Hobbys im Vordergrund?
  Beispiel: Überwiegende Gespräche über Mode, Kataloge oder neueste Gerüchte?
- Steht **eine Person** häufig im Vordergrund?
  Beispiel: Die Stationsschwester berichtet überwiegend alleine. Alle anderen sind passiv.
- Auch die **Stellung der Schüler** ist leicht absehbar.
  Beispiel: Der Schüler soll brav den Dienst mit den Krankenschwestern und -pflegern tauschen, Kaffee kochen, Frühstück organisieren und auf die Klingel gehen.

Folgende Tips sollen Ihnen Anregungen zu einer **lernfördernden Übergabe** geben. Übrigens profitieren davon nicht nur Schüler, sondern alle Mitarbeiter des Teams.

1. Machen Sie die Übergabezeit für Patienten und andere Berufsgruppen deutlich.
2. Setzen Sie klare Prioritäten über die Inhalte und Abläufe.
3. Richten Sie einen sogenannten Außendienst ein.
4. Schüler sind Lernende und benötigen besonders viele Informationen.
5. Beachten Sie die Sitzplatzgestaltung.
6. Die berichtende Pflegekraft sollte Blickkontakt mit allen Teammitgliedern incl. Schüler halten.
7. Kaffee, Kuchen oder diverse Getränke später.
8. Fordern Sie den Schüler zum Berichten auf.
9. Vermeiden Sie stationsinterne Kürzel.
10. Vermeiden Sie weitschweifendes Erzählen.

Zu 1:
Viele Patienten können mit dem Begriff „Übergabe" wenig anfangen. Informieren Sie diese von Anfang an *(zum Beispiel während der Pflegeanamnese oder in der Patientenbroschüre)*, daß die Übergabe eine wichtige Einrichtung ist, da hier Daten über den Patienten und seine Veränderungen vollständig an alle Kollegen weitergegeben werden.
Aussage einer Krankenschwester zu einem neuen Patienten:
„Zwischen 13.00 und 13.30 Uhr haben wir Übergabe, das heißt, der Frühdienst berichtet dem Spätdienst, welche wichtigen Veränderungen, die auch Sie betreffen könnten, vormittags eingetreten sind. Rufen Sie uns während dieser Zeit nur in dringenden Fällen."
Den Pflegebedürftigen ist diese Erklärung meist einleuchtend. In einer Patientenbefragung erwiderten die Patienten, daß sie sich – bis zur **Klärung** des Begriffes „**Übergabe**" – wunderten, warum die Krankenschwestern in Zeiten hoher Arbeitsbelastung alle zusammen sitzen und Kaffee trinken. Ein zusätzliches **Schild an der Tür** informiert auch *„die nach Blumenvasen fragenden Angehörigen"*.
Ergänzend dazu kann Ihre zuständige Pflegedienstleiung eventuell mit anderen Funktionsbereichen absprechen, daß während der Übergabezeiten **keine** Patientenanforderungen zur Diagnostik, Materiallieferungen der Apotheke oder ähnliches anfallen sollten.

Zu 2:
Übergabe des Pflegepersonals bedeutet, daß in erster Linie **pflegerelevante Informationen** besprochen werden. Medikamentenan- oder -absetzungen können zwar erwähnt werden, doch sind diese zusätzlich dokumentiert und jeder kann sie nachlesen.
Ohne Frage sind auch stationsinterne oder private Themen für unseren Teamberuf von Bedeutung. Räumen Sie dafür Freiräume ein: *Aber bitte schön* ***nach*** *der Patientenübergabe.*

Zu 3:
Der „Außendienst" ist eine Pflegekraft, die alle ankommenden Telefonate oder Patientenrufe annimmt und bearbeitet. Damit jeder einmal dran kommt, können Sie einen Wochenplan erstellen und diesen beispielsweise im Kalender vermerken.
Wichtig: Diese Person sollte **fachkompetent** sein. Wie im vorigen Beispiel fallen somit Unterkursschüler heraus, weil diese immer nachfragen müssen und damit **doppelt „stören"**. Des weiteren sollte die Außendienst-Pflegekraft generell aus der auslaufenden Dienstschicht stammen (Übergabe von Früh- an Spätdienst: *Außendienstmitarbeiter* aus dem Frühdienstteam).

Zu 4:

> Darum sollten **Schüler** während der Übergabe **permanent anwesend** bleiben (siehe auch Kapitel 3.5.1 Übergabeauftrag).

Zu 5:
Personen, die in der Nachfolgeschicht arbeiten, sollten die **Sitzplätze** wählen, von denen aus sie am schlechtesten aufstehen können. Empfehlen Sie diese auch den Schülern des Frühdienstes, damit sie am spontanen Aufstehen im Falle eines Klingelrufes regelrecht gehindert werden (siehe Abb. 66).
Den Springerplatz (Position in Tür-

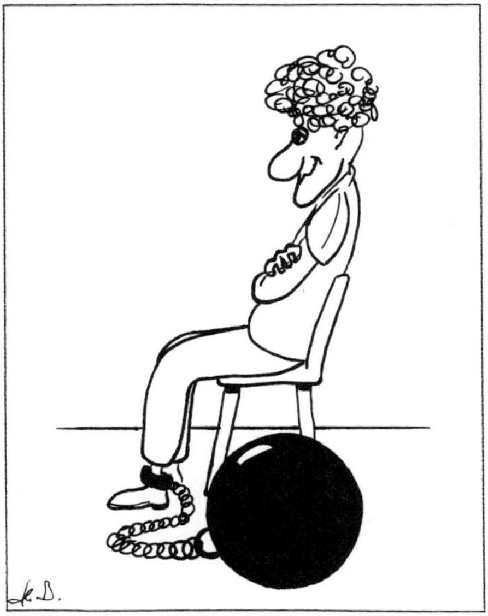

Abb. 66

nähe), nimmt dann der *regelmäßig wechselnde „Außendienstmitarbeiter“* ein.

Zu 6:
Für Schüler ist es frustrierend, wenn die Stationsschwester des Frühdienstes kontinuierlich und ohne Pause ausschließlich nur mit einer/einem Krankenschwester oder -pfleger des Spätdienstes kommuniziert. Auch andere Kollegen und vor allem die Lernenden schalten in solchen Situationen schnell ab und denken: *„Die zwei meinen mich ja gar nicht; die handeln das unter sich aus“.*
Darum:

> Während der Übergabe hält die berichtende Pflegekraft Blickkontakt zu allen Teammitgliedern.

Zu 7:
Diese Speisen und Getränke sind zwar wohlverdient, können aber durch das Klappern und Nachfragen *(zum Beispiel Kaffee mit Milch oder Zucker oder Süßstoff, – was, ach wirklich, trotz deiner Diät Sahnetorte?)* erhebliche Unruhe und Störungen verursachen. Verschieben Sie das **„Schlemmen“** bis **zum Abschluß** der Patientenübergabe (siehe Abb. 67).

Zu 8:
Schüler benötigen ein **Training im Sprechen**. Es ist unsinnig, ihnen drei Jahre lang jedes Aktivwerden bei Übergabesituationen zu verwehren, es dann aber in der Endphase der Ausbildung einzufordern. Auch Unterkursschüler des Frühdienstes sollten von „ihren Patienten“ berichten, und den Kollegen mittags etwaige Situationsveränderungen beschreiben. Der Anleiter ist dabei und kann bei Bedarf eingreifen oder ergänzen. Andernfalls haben sie keine Möglichkeiten, die pflegerische Fachsprache zu erlernen und vor allem zu trainieren. Generell ist es erforderlich, die Pflegemaßnahmen zeitnah zu dokumentieren. (*Also **bitte nicht** die morgendliche Pflege von 6.15 Uhr mittags um 12.50 Uhr niederschreiben*). Pflegekräfte sollen bei der Vorstellung der Patienten die vorhandene Dokumentation benutzen.

Zu 9:
Versetzen Sie sich wieder in die Lage des Schülers. Bei der Übergabe auf
- Station A (Chirurgie) bedeutet die Abkürzung **S.K.** *„Sichtkontrolle“*,
- Station B (Urologie) versteht man darunter *„Spülkatheter“*,
- Station C (HNO) deklariert dieses als *„Sondenkost“*,

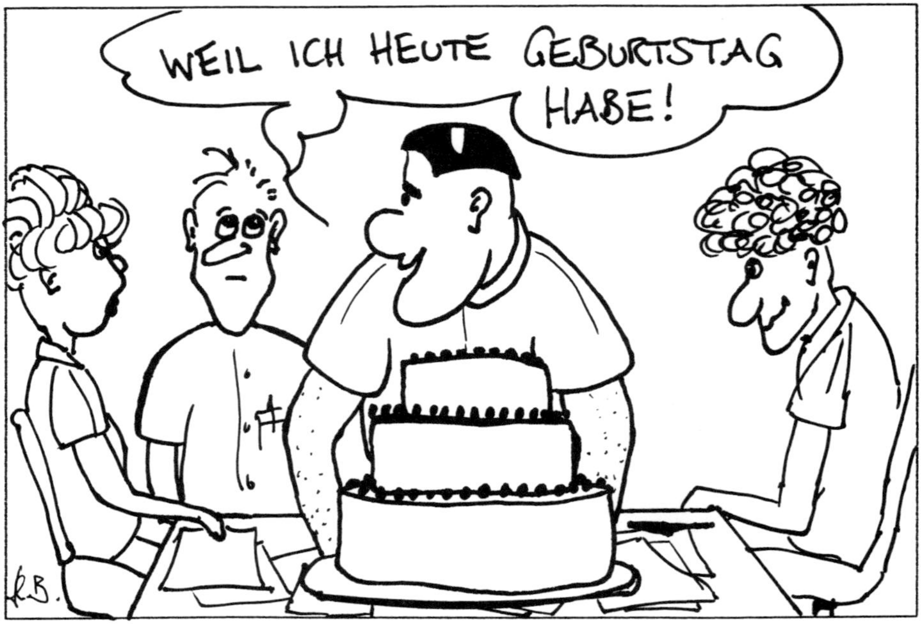

Abb. 67

- Station D (Innere) hat sich auf *„Schonkost"* festgelegt,
- Station E (Orthopädie) bestellt mit dieser Abkürzung *„sterile Kompressen"*.

Lernzielkataloge

Vorhandene Lernzielkataloge **vereinfachen** und **beschleunigen** Anleitungen, weil Sie u. a. die Inhaltsanalyse schneller bearbeiten können. Sie haben aber einen weiteren entscheidenden Effekt: Durch den Einsatz von Lernzielkatalogen werden Situationen, wie sie Schüler Ali auf der Station von Karl-Heinz erlebte, verhindert:

Beispiel:
Weil weder ein Erstgespräch noch eine Wochenplanung erstellt wurde, lernt Ali das, „was täglich gerade anfällt". Auf die Frage, welche Tätigkeiten er auf dieser chirurgischen Station im zurückliegenden Acht-Wochen-Einsatz ausgeführt hat, antwortet er, wie in Abb. 68 zu sehen ist.

Lernzielkataloge haben die Aufgabe, das Lernen aus dem Bereich des Zufälligen herauszuführen.

Christel Bienstein veröffentlichte im Jahre 1983 die These:
„Je länger sich der Schüler in der Ausbildung befindet, desto weiter entfernt er sich von dem Patienten." In Abb. 69 wird diese Aussage veranschaulicht.
Diese These wird auch heute noch leider von vielen Schülern, aber auch von ex-

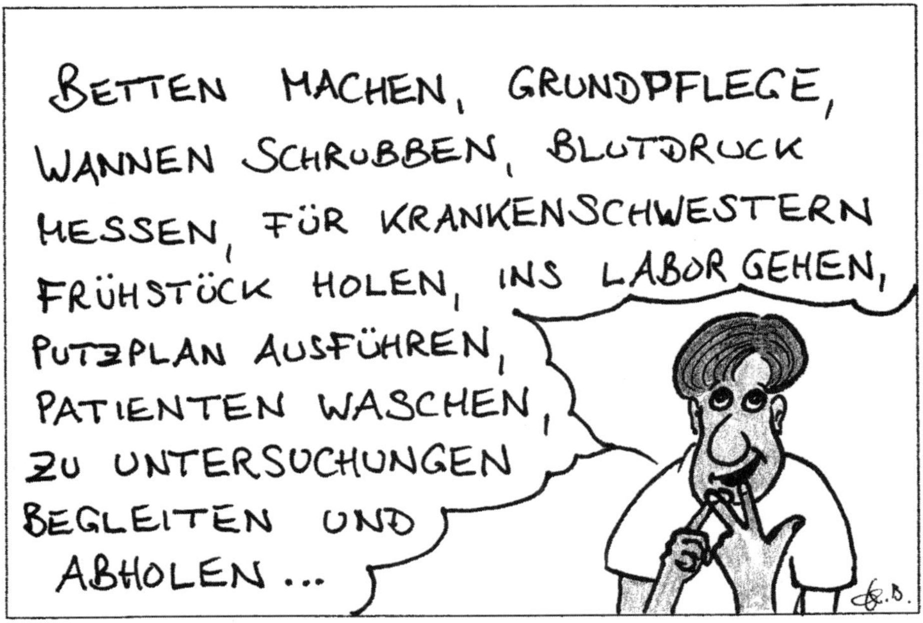
BETTEN MACHEN, GRUNDPFLEGE, WANNEN SCHRUBBEN, BLUTDRUCK MESSEN, FÜR KRANKENSCHWESTERN FRÜHSTÜCK HOLEN, INS LABOR GEHEN, PUTZPLAN AUSFÜHREN, PATIENTEN WASCHEN, ZU UNTERSUCHUNGEN BEGLEITEN UND ABHOLEN ...

Abb. 68

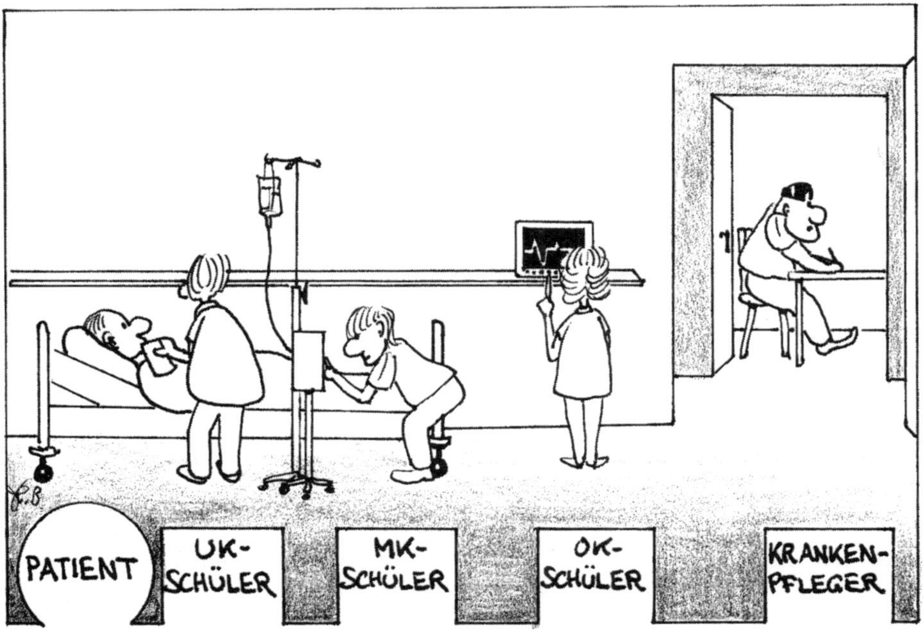
PATIENT
UK-SCHÜLER
MK-SCHÜLER
OK-SCHÜLER
KRANKEN-PFLEGER

Abb. 69

aminiertem Pflegepersonal bestätigt. Sie läßt sich weiter ergänzen:
„Je höher eine Krankenschwester bzw. ein -pfleger im Tarifgefüge aufsteigen will (z.B. KR. VIII–XIV), desto weiter muß sie/er sich vom Patienten entfernen."

> Im derzeitigem Vergütungssystem wird die Arbeit des Pflege**experten** (vergleiche Kap. 1.11.1) in der allgemeinen Pflege (Innere Medizin, Chirurgie etc.) nur unzureichend honoriert. Gegenüber technisierten Arbeitsfeldern wie OP-Bereich oder Intensivmedizin erhält er eine geringere Bezahlung, obwohl seine Leistung vergleichbar ist.

Schüler erfahren dies recht schnell. So entsteht für viele ein **heimlicher Lehrplan**. Sie wissen, daß sie im Unterkurs und Mittelkurs Patienten waschen *„müssen"*. Tagtäglich erleben die Lernenden, daß sie zu den „Pflegefällen" geschickt werden, die Krankenschwestern aber gemeinsam Betten machen oder administrative Aufgaben erledigen. Die Lernenden erhalten dadurch den Eindruck, daß die examinierten Pflegekräfte hauptsächlich patientenferne Arbeiten verrichten.
Ebenso ist das **Sozialprestige** der Tätigkeiten zu beachten. Thomas Elkeles schreibt dazu:
"...je arzt- oder verwaltungsnaher, desto höheres Sozialprestige, je patientennaher, desto geringeres Sozialprestige..." (23)
Welche Bedeutung diese Tatsache gerade für Schüler hat, dürfte klar sein. Oftmals erleben sie eine regelrechte Hierarchie. Beispiel: Nur die ranghöchste Krankenschwester darf den Arzt bei Visiten begleiten.

Zudem fragen Schüler mit Recht, warum sie drei Jahre lernen sollen, wenn doch Zivildienstleistende oder Praktikanten die gleichen *Tätigkeiten (Waschen, Lagern, Betten, Essen anreichen, Verordnungen etc.)* nach kurzer Einarbeitungsphase ausführen sollen und dürfen.
Darum ist es dringend erforderlich, daß **unsere Berufsgruppe** eine andere Wertigkeit von Pflege enwickelt und diese in der Öffentlichkeit transparent macht.
Wie wollen wir uns gegen kostengünstigere Laienpflege (von unausgebildetem Personal, Angehörigen oder Nachbarn, *die sich nebenbei etwas dazu verdienen wollen*) abgrenzen, wenn wir in der theoretischen wie praktischen Ausbildung keine professionellen Pflegeinhalte vermitteln? *„Waschen kann doch jeder"* – oder *„... dann wird die Haut pauschal mit irgend etwas nachgefettet..."* sind oftmals nicht nur Argumentationen von anderen Berufsgruppen (Ärzten, Krankengymnasten etc.), nein **manche Kollegen** neigen vereinzelt auch dazu. *(Diese dürfen sich dann allerdings nicht wundern, wenn ihre Arbeitsplätze wegrationalisiert werden, weil ein pflegerischer Laie eine reinigende GKW in gleicher Zeit, Qualität [?] und zu Dumpingpreisen vornimmt!)*
Schüler müssen auf den Stationen erfahren, welche **Pflegephilosophie** und welche **Pflegequalitäten** am jeweiligen Einsatzort angestrebt werden. Dies ist u.a. durch die Verwendung von Lernzielkatalogen zu erreichen. Sie machen die Lernchancen, die Ihre Abteilung Schülern bietet, transparent.
Woher soll auch ein Pflegeanfänger wissen, welche Tätigkeiten er bei Ihnen lernen kann?

Erstellung von einfachen Lernzielkatalogen

- Alle Kollegen Ihres Teams sollten an der Erstellung teilnehmen oder zumindest Einfluß darauf nehmen können.
  Je mehr unterschiedliche Interessen einfließen werden, desto größer ist die anschließende Akzeptanz des Projektes.
- Sprechen Sie Ihr Vorhaben mit der Pflegeschule ab.
  Vielleicht gibt es dort schon konkrete Vorstellungen, die Sie einbauen können (siehe Checkliste „Lernziele Unterkurs, Mittelkurs, Oberkurs").
- Überlegen Sie zunächst, welche wichtigen Tätigkeiten gerade für Ihre Fachdisziplin charakteristisch sind. Vorrang sollten die Lerninhalte haben, die Schüler nur bei Ihnen lernen können.
  Beispiele:
  - *Spezielle Verbände, die nur auf Chirurgie angelegt werden*
  - *Pflege nach Herzinfarkt auf internistischen Abteilungen*
  - *bei Harnröhrenbougierung auf der Urologie assistieren*
- Berücksichtigen Sie bitte auch die gesetzlichen Vorgaben des § 4 KrPflG (vergleiche Kap. 2.7.3).
- Legen Sie von Anfang an fest, wer für Führung und Eintragungen der Lernzielkataloge zuständig ist:
  - die Station, d. h. Sie und Ihre Kollegen Krankenschwestern und -pfleger,
  - der Praxisanleiter oder Lehrer für Pflege, oder *meine Empfehlung:*
  - **der Schüler**, weil er die **Hauptverantwortung für sein Lernen** trägt.
- Entwerfen Sie ein einfaches Formularblatt. Lassen Sie darauf genügend Freiraum für Bemerkungen und Notizen.

Das Muster eines einfachen Lernzielkataloges finden Sie in Tab. 35.
Haben Sie bisher noch keine Lernzielkataloge verwendet, sollten Sie eine **schrittweise** Einführung vornehmen. Beginnen Sie erst mit in Tab. 35 gezeigten einfachen Formularen. Planen Sie dagegen, direkt mit den folgenden Checklisten und Lernverlaufsbögen zu beginnen, besteht die Gefahr, daß Sie Schüler und Ihre Kollegen durch Umfang und Ausführlichkeit der Bögen *„erschlagen"*. Probieren Sie also zunächst die einfache Version einige Zeit aus, und überlegen Sie anschließend im Mentorenkreis oder auf Ihrer Station, welche Inhalte Sie von den nachfolgenden Formularen übernehmen können.

Checklisten „Lernziele Unterkurs/Mittelkurs/Oberkurs"

Der nächste Schritt ist die Erarbeitung und anschließende Einführung der Checklisten „Lernziele Unterkurs/Mittelkurs/Oberkurs" **auf allen Stationen Ihres Hauses,** wo Schüler ausgebildet werden. Deren Erstellung läßt sich zum Beispiel im Mentorenkreis unter Mitwirkung der Pflegeschule realisieren.
Schnell werden Sie und die Kollegen Ihrer Nachbarstationen feststellen, daß **viele Tätigkeiten auf allen Stationen gleich** sind. So lernen Schüler meist überall *Blutdruck messen, Essenspläne ausfüllen oder anfordern, Betten machen, Pflegeanamnesen erstellen können usw.*

Muster eines einfachen Lernzielkataloges
Name der Einrichtung: ____________________ **Lernziele der chirurgischen Station:** ________ *Notieren Sie nach dem Lernziel, welche Zielsetzung angestrebt wurde:* *Maßnahme* **nur gesehen, assistiert oder selbständig** *durchgeführt?*
1. Lernziel: Präoperative Vorbereitung eines Patienten vor Appendektomie: ____________________ ____________________ ____________________ ____________________ ____________________ *Datum und Handzeichen:*
2. Lernziel: Postoperative Überwachung: RR, Puls, Bewußtsein, Temperatur, Infusionen, Ableitungen: ____________________ ____________________ ____________________ ____________________ ____________________ *Datum und Handzeichen:*
3. Lernziel: Ernährungs- und Trinkschema nach Bauchoperationen: ____________________ ____________________ ____________________ ____________________ *Datum und Handzeichen:*
4. Lernziel: Tetanus-Immunisierung ____________________ ____________________ ____________________ ____________________ ____________________ *Datum und Handzeichen:*

Tab. 35

> Durch die Einführung eines Lernzielkataloges, der für alle Schüler in allen Einsatzgebieten Ihrer Einrichtung gilt, reduzieren Sie den Umfang Ihres stationsindividuellen Lernzielkataloges.

Sinnvollerweise läßt sich dazu noch die Aufteilung der Lernziele für Unterkurs, Mittelkurs und Oberkurs integrieren. Bei der Erarbeitung ist folgendermaßen vorzugehen:

- **Vergleichen** Sie die Lernziele der verschiedenen Stationen Ihrer Einrichtung.
  Beispiel: Im Mentorenkreis vergleichen zuerst alle chirurgischen Stationen ihre Lernziele.
- **Sortieren** Sie die Lernziele nach:
  a) Lerninhalten, die nur auf Ihrer bzw. Ihren Station(en) vermittelt werden können,
  b) Anleitungsinhalten, die dem Schüler auch bei Einsätzen in anderen Disziplinen vermittelt werden können.
  Beispiel: Die Lernziele der Chirurgie werden mit den Lernzielen der Inneren Abteilung verglichen.
- Fragen Sie die Schule, welche Lerninhalte in welchem Block unterrichtet werden und teilen Sie die Lernziele gemeinsam auf nach:
  - **Lernziele für Unterkursschüler,**
  - **Lernziele für Mittelkursschüler,**
  - **Lernziele für Oberkursschüler.**

  So ist es unsinnig, intramuskuläre Injektionen in die Checkliste „Lernziele Unterkurs" aufzunehmen, wenn die Thematik erst im Mittelkurs unterrichtet wird.
- Wählen Sie ein **Gliederungs- und Ordnungsschema,** in welches Sie die Lernziele einordnen. Wenn zum Beispiel in der Schule das ATL-Raster (Aktivitäten des täglichen Lebens) zur Anwendung kommt, bietet sich dieses auch für die Strukturierung der praktischen Lernziele an. Schulen und Pflegeeinrichtungen, die sich am Orem-Modell orientieren, verwenden das entsprechende Raster.
- Sie erleichtern sich die spätere Arbeit mit den Katalogen, wenn für jedes Ausbildungsjahr eine andere **Farbe** verwendet wird.
- *„Die Gebrauchsanweisung"* sollte in Kurzform auf den Formularen notiert sein.

Auszüge Checklisten „Unterkurs, Mittelkurs, Oberkurs"

Für das Ordnungsschema wurde das ATL-Raster abgewandelt.
Die vorgestellten Checklisten „Lernziele Unterkurs/Mittelkurs/Oberkurs" in den Tab. 36, 37 und 38 sind in Kombination mit Lernverlaufsbögen anwendbar. Auf diesen werden Erläuterungen und Anmerkungen zu den einzelnen Lernzielen eingetragen.

Lernverlaufsbögen

Diese sind stationsindividuell, das heißt, darin sind nur die Tätigkeiten als Lernziele enthalten, die speziell auf dieser Station anfallen.
Weil der überwiegende Anteil der Lernziele in den drei Checklisten integriert wurde, ist der Umfang der Lernverlaufsbögen geringer.

> Auf einem Lernverlaufsbogen wird der **individuelle Lernstand** des Schülers zu Einsatz**beginn** dokumentiert. Im Verlauf des Praxiseinsat-

(Fortsetzung Merksatz s. S. 159)

Checkliste Lernziele Unterkurs					
Der Schüler soll im Verlauf des 1. Ausbildungsjahres alle Lernziele dieser Checkliste erreichen. Schraffierte Lernziele sind Mittelkurs oder Oberkurs vorbehalten. Der Schüler zeichnet mit Datumsangabe die 1. und 2. Spalte ab – nur Krankenschwestern/-pfleger dürfen die selbständige Durchführung bestätigen.		*zugeschaut*	*assistiert*	*selbständig durchgeführt*	*Datum und Handzeichen Krsr./-pfl.*
Auszüge:					
1.	**Ruhen und Schlafen**				
1.1	Betten				
1.1.1	Umgang mit Patientenbett: Fahrtrichtung, Stellung Bremsen...				
1.1.2	Beziehen eines leeren Bettes				
1.1.3	Betten eines bettlägerigen Patienten bis Pflegestufe A2				
1.1.4	Betten eines schwerkranken Patienten der Stufe A3				
1.2	**Lagerung**				
1.2.1	Schiefe Ebene 20 Grad				
1.2.2	30-Grad-Seitenlagerung				
1.2.3	135-Grad-Lagerung				
1.2.4	Lagerung auf dem Bauch				
1.2.5	T-Lagerung				
2.	**Sich bewegen**				
2.1	Mobilisation des Patienten				
2.1.1	Aufrichten des Patienten				
2.1.1	Aufrichten des Patienten im Bett (Scherkräfte beachten)				
2.1.2	Prinzip des Be- und Entlastens anwenden (Kinästhetik)				
2.1.3	Patient vom Bett auf Sessel rollen				
3.	**Sich waschen und kleiden**				
3.1	Körperpflege				
3.1.1	Hilfestellung am Waschbecken				
3.1.2	Teilwaschung im Bett				
3.1.3	Reinigende Ganzkörperwaschung im Bett				
3.2	**Sich kleiden**				

Tab. 36

Checkliste Lernziele Mittelkurs					
Der Schüler soll im Verlauf des 2. Ausbildungsjahres alle Lernziele dieser Checkliste erreichen. Schraffierte Lernziele sind dem Oberkurs vorbehalten. Der Schüler zeichnet mit Datumsangabe die 1. und 2. Spalte ab – nur Krankenschwestern/-pfleger dürfen die selbständige Durchführung bestätigen.		*zugeschaut*	*assistiert*	*selbständig durchgeführt*	*Datum und Handzeichen Krsr./-pfl.*
Auszüge (incl. Übertrag aus Checkliste Unterkurs):					
1.	**Ruhen und Schlafen**				
1.1.4	Betten eines schwerkranken Patienten der Stufe A3				
1.2.4	Lagerung auf dem Bauch				
2.	**Sich bewegen**				
2.1.3	Patient vom Bett auf Sessel rollen				
7.	**Für Sicherheit sorgen**				
7.1	Einleitung lebensnotwendiger Maßnahmen				
7.2	Organisation				
7.2.1	Anforderung und Bestandskontrolle von medizinischem Bedarf, Einmalartikel etc.				
8.	**Kommunizieren**				
8.3	Gesundheitsberatung von Patient oder Angehörigen				
8.4	Übernahme von Aufgaben während der Dienstübergabe				
9.	**Sinn finden**				
9.3	Begleitung von sterbenden Patienten und deren Angehörigen				
9.4	Maßnahmen nach Eintritt des Todes				
10.	**Weitere spezielle Maßnahmen**				
10.1	Pflege und Überwachung eines zentralen Venenkatheters				
10.2	Bestimmung des ZVD durch Wassermanometrie				
10.3	Bestimmung des ZVD durch IVAC-Infusionspumpe Modell 560				
11.	**Lernziele in der Nachtwache**				
11.1	Verhalten bei nächtlichen Notfällen				
11.2	Setzen von Prioritäten: häufigere Kontrollen bei bestimmten Patienten				

Tab. 37

Checkliste Lernziele Oberkurs					
Der Schüler soll im Verlauf des 3. Ausbildungsjahres alle Lernziele dieser Checkliste erreichen. Der Schüler zeichnet mit Datumsangabe die 1. und 2. Spalte ab – nur Krankenschwestern/-pfleger dürfen die selbständige Durchführung bestätigen.		*zugeschaut*	*assistiert*	*selbständig durchgeführt*	*Datum und Handzeichen Krsr./-pfl.*
Auszüge (incl. Übertrag aus Checklisten Unter- und Mittelkurs):					
2.	**Sich bewegen**				
2.4	Planung eines Mobilisationskonzeptes nach den Prinzipen der Kinästhetik				
3.	**Sich waschen und kleiden**				
3.8	Stimulierende Ganzkörperwaschung				
3.9	Beruhigende Ganzkörperwaschung				
4.	**Essen und Trinken**				
4.9	Legen einer Magensonde				
5.	**Ausscheiden**				
5.4	Analyse der Inkontinenzformen				
5.4.1	Kontinenztraining				
6.	**Atmung und Kreislauf**				
6.4	Sauerstoffapplikation: Dosierung, Gefahren, Anwendung				
6.6.7	ASE: atemstimulierende Einreibung				
7.	**Für Sicherheit sorgen**				
7.5.2	Umgang mit BTM-Buch: Anforderung, Kontrollen, Besonderheiten				
7.5.3	Umgang mit Hypnotika (Anordnung, Kontrolle, Nebenwirkungen)				
7.6.8	Organisation Bereichspflege: Patienteneinteilung, Absprachen				
8.	**Kommunizieren**				
8.3	Gesundheitsberatung von Patient oder Angehörigen				
8.4.2	Nonverbale Kommunikation mit wahrnehmungsgestörten Patienten				
8.6.1	Gezielte Anleitung an UK-, MK-Schüler oder Praktikanten				
10.	**Weitere spezielle Maßnahmen**				
10.7	Transfusionen anfordern und vorbereiten				

Tab. 38

zes wird dieser durch Anleitungen ausgeweitet und **abschließend** wieder schriftlich festgehalten.

So läßt sich die **Effektivität** des Stationseinsatzes sehr deutlich **nachweisen.**
Bereits zum Termin des Erstgespäches soll der Schüler seinen Lernstand eintragen.

Beispiel:
Schüler Franz wird erstmals auf einer urologischen Station eingesetzt. Er markiert seinen Lernstand bezüglich spezieller urologischer Maßnahmen als **„unbekannt“.** Dagegen kreuzt er bei den Lernzielen postoperative Pflege: „13.1 Überwachung der Vitalzeichen“ den Bereich **„unsicher“** an, weil er bei einem chirurgischen Einsatz zur Thematik eine Anleitung erhielt.
Im achtwöchigen Einsatz werden ihm viele Lerninhalte vermittelt. So verändert sich sein **Lernstand** bei vielen Lernzielen in den Bereich **„sicher“.**

Auf den Stationen, auf denen Schüler während der dreijährigen Ausbildung mehrmals eingesetzt werden, empfiehlt sich eine Unterteilung des Lernverlaufsbogens in Unterkurs, Mittelkurs und Oberkurs.
Bei einmaligem Einsatz kann diese Aufgliederung unterbleiben.
Im Muster in Tab. 39 sehen Sie Auszüge aus dem Lernverlaufsbogen einer urologischen Station. Auf dem Blankoblatt in Tab. 40 können weitere Ergänzungen oder Anleitungsbemerkungen festgehalten werden.

Erstellung eines Stationsleitfadens

Kennen Sie das auch?
Im Moment ist für den Schüler Leerlauf, das heißt, er hat keine Aufgaben auf der Station zu erledigen. Doch Sie haben keine Zeit, um ihm etwas zu erklären, weil Sie noch einige Schreibtischarbeit erledigen müssen.
Hier können Sie entlastet werden:

Stationsleitfäden enthalten **die Informationen,** die Schüler oder neue Mitarbeiter benötigen.

Einmal erstellt, können sie für viele Schüler **und neue Kollegen** genutzt werden.
Folgende Beispiele sollen Anregungen darstellen:
- Als eigentlicher Leifaden ist ein Kunststoffringhefter/-ordner im DIN-A4-Format zu empfehlen. Alle darin abgehefteten Blätter sind durch Klarsichthüllen geschützt.
- Sie können die verschiedenen Inhalte handschriftlich, mit Schreibmaschine oder **besser** noch **mit EDV** erstellen (weil Aktualisierungen sehr leicht und schnell vorgenommen werden können).
- Je nach Interessenlage und Möglichkeiten kann die Mappe **im Team erarbeitet** werden *(jeder übernimmt den Anteil, der ihn am meisten interessiert);* oder in Pionierarbeit die Inhalte von einer oder zwei Pflegekräften entwickelt werden.
- Eine **regelmäßige Aktualisierung** ist von großer Bedeutung.

Inhalt

Auf einzelnen Blättern sollte Ihre **Station** kurz **vorgestellt** werden:

Lernverlaufsbogen Station Urologie							
sicher	unsicher	unbekannt	*Bitte den eigenen Lernstand zum Einsatzbeginn mit Bleistift ankreuzen und zum Erstgespräch mitbringen. Die examinierte Pflegekraft entscheidet gemeinsam mit dem Schüler, welche Lernziele dem Ausbildungsstand entsprechen und angeleitet werden sollen.*	zugeschaut	assistiert	durchgeführt	Datum/ Hdz./Ex.
			Auszüge:				
			11. Präoperative Pflege				
			11.1 Vorbereitung des Patienten				
			11.2 Rasur naß				
			11.3 Rasur trocken				
			11.4 Administration				
			11.5 Spülwagen vorbereiten				
			12. Übernahme des Patienten von der Anästhesie				
			12.1 Pflegerische Maßnahmen bei verschiedenen Narkosearten				
			12.2 Transport auf die Gruppe				
			12.3 Zimmervorbereitung				
			13. Postoperative Pflege				
			13.1 Überwachung der Vitalzeichen				
			13.2 Kontrolle von Verband, Drainagen etc.				
			13.3 Bilanzierung				
			13.4 Dokumentation auf spez. urologischem Überwachungsbogen				
			13.5 Überwachung einer Spülung				
			14. Überwachung Prostatektomie				
			14.1 Wundverbände				
			14.2 aseptische Wundverbände				
			14.3 SPF – Verband				
			14.4 Wechsel des Wunddrainagebeutels				
			14.5 Kürzen und Entfernen der Wunddrainage				
			14.6 Fäden entfernen				

Tab. 39

Blanko-Lernverlaufsbogen

Name des Schülers: ____

Einsatz auf Station: ______ vom: __________ bis: ___________

sicher	unsicher	unbekannt	*Dieses Blatt wird in Verbindung mit dem Lernverlaufsbogen der jeweiligen Station verwendet. Hier können weitere Lernziele eingetragen werden, die zum Beispiel aus den Checklisten Unterkurs, Mittelkurs oder Oberkurs übernommen wurden.*	zugeschaut	assistiert	durchgeführt	Datum/ Hdz./Ex.

Tab. 40

- Name der **Station**, *Fachdisziplin, Bettenzahl, durchschnittliche Belegung, typische Krankheitsbilder ihrer Patienten.*
- **Personal**: *Stationsleitung, Vertretung, Krankenschwestern, Krankenpfleger, Krankenpflegehelfer, Stationsärzte, weiteres Stationspersonal wie Stationshilfen, Stationssekretärin.* Regelrechte „Vollendung“ findet dieses Blatt, wenn Sie es mit einigen Fotos illustrieren. Merke: Einzelaufnahmen lassen sich leichter aktualisieren als Gruppenfotos.
- **Stationsbesonderheiten:** *Essenszeiten, Übergabezeiten, Pflegevisiten, Visitenzeiten des Stationsarztes oder des Chefarztes, Operationstage, besondere Untersuchungs- oder Labortage, sofern sie nicht vermeidbar sind: Liste mit allen Stationskürzeln, Pflegediagnosen.*
- **Organisationsablauf** einer Dienstschicht mit den verschiedenen Arbeitszeiten: *In welchem Zeitraum werden Patienten gewaschen? Wann sind mit Patienten oder Angehörigen besondere Gespräche notwendig? Wann werden bestimmte Verbände oder Verordnungen getätigt etc.*
- **Übersicht** über standardisierte **Pflegemaßnahmen** (sofern Sie noch keine geeigneten Pflegestandards verwenden): *Diagnostik- und Therapieprogramm bei bestimmten Krankheitsbildern (Routinelabor), prä- oder postoperative Pflegemaßnahmen, Ernährungsschemata, Rasurplan etc.*
- Liste aller **Dienstanweisungen, Infoschreiben** etc.

> **Pflegerelevante Fachartikel,** die Ihre Stationsarbeit betreffen (vgl. Kap. 2.1.4). *Aktuelle Artikel zu prophylaktischen Maßnahmen aus Zeitschriften.*

- Spezielle **Geräteeinweisungen:** *Bedienungsanleitung Telefon, Funk, medizinische Geräte.*

Einmal erstellt, nützt diese Mappe sehr vielen Schülern und Mitarbeitern, sich individuell auf Ihrer Station einzuarbeiten. Sie erleichtern sich das dauernde und regelmäßig wiederkehrende mündliche Erklären *(bei Schülerwechsel)*.
Ein sinnvolles Lernziel für Schüler ist das eigenständige Durcharbeiten des Stationsleitfadens. Nach einer gewissen zeitlichen Frist stellen Sie abschließend einige *Kontrollfragen (z.B. was gehört zu unserem Routinelaborprogramm?).* Abschließend dokumentieren Sie das tatsächliche Lernergebnis im Lernzielkatalog.

3.3 Impulslernen

Bei der gezielten Anleitung fungiert die Krankenschwester und der -pfleger als Lernmotor. Der Schüler kann aber auch durch bestimmte Impulse dazu gebracht werden, selbst die Initiative zu ergreifen. Er erhält einen speziellen Auftrag, den er erfüllen muß, um ein bestimmtes Lernziel zu erreichen.

3.3.1 Checklisten zur Beobachtung

Unter Kap. 1.11.1 wurde Ihnen eine Checkliste vorgestellt, die für Unterkursschüler während der ersten Einsätze auf der Station eine Hilfe ist. Sie erhalten damit ein grobes Raster, an dem Sie sich orientieren können.
In ähnlicher Weise können Checklisten zur Beobachtung eingesetzt werden, um die Wahrnehmung der Schüler zu trainieren. Erinnert sei an Kap. 1.10.3: *„Schüler beobachten häufig oberflächlich – wissen es aber nicht!"*

Mundpflege

An diesem Beispiel soll das Prinzip der Checklisten erläutert werden.
Nachdem Schüler in einer Maßnahme angeleitet wurden, haben sie in der Trainingsphase Zeit zum Üben. *Dabei schludern die Lernenden manchmal, ohne es zu merken.* In unserem Fallbeispiel beauftragt Pfleger Ulli Unterkursschüler Ali, bei einem Patienten die Mundpflege vorzunehmen. Die Thematik wurde laut Klassenbuchauszug im Unterricht vermittelt, Ali hat die Mundpflege mehrere Male bei verschiedenen Pflegekräften beobachten können und hat sie auch bereits zweimal unter Aufsicht von Anleiter Ulli selbst vorgenommen.
Nach kurzer Zeit kommt der Schüler zu Ulli und berichtet strahlend, daß er fertig sei. Der Pfleger fragt den Schüler, ob ihm bei der Maßnahme etwas Besonderes aufgefallen sei. Ali verneint. Daraufhin erhält er die Checkliste aus Tab. 41. Ohne ein weiteres Mal das Patientenzimmer betreten zu dürfen, soll Ali die Fragen beantworten.
Sollte Schüler Ali einige Fragen nicht

Checkliste Mundpflege
❑ Welche Rückschlüsse lassen Lippenfarbe, Zungenfarbe oder die Färbung der Mundschleimhaut auf das Krankheitsbild zu?
❑ An welchen Stellen beobachten Sie: *Soor, Aphthen, Rhagaden, Erosionen, Papeln, Karies, Herpes labialis, Parotitiden etc.?*
❑ Beschreiben Sie den Zustand der Zunge!
❑ Trägt der Patient zur Zeit eine Teil- oder Vollprothese?
❑ Wenn er eine Prothese hat – aber diese nicht trägt: *Wieviele Stunden, Tage oder Wochen wurde diese nicht mehr getragen?*
❑ Welche Rückschlüsse lassen die Schleimhäute auf den Flüssigkeitshaushalt des Patienten zu?
❑ Liegt eine Schluckstörung vor? Wie zeigt sich diese?
❑ Welche Mundpflegeprodukte möchte der Patient? Welche lehnt er ab?
❑ Wie wird die Mundpflege zu Hause durchgeführt?
❑ Bedürfen der Patient oder seine Angehörigen der Gesundheitsberatung?
❑ Sind die Speicheldrüsen geschwollen?

Tab. 41

oder nur unzureichend beantworten können, so verdeutlicht sein Anleiter, welche Auswirkungen das „Übersehen“ für den Patienten haben kann.
Je nach Ausbildungsstand kann diese Checkliste recht ausführlich und anspruchsvoll sein oder allgemein gehalten werden.
Im folgenden stelle ich eine Kurzform vor, die auch nur mündlich abgefragt werden kann.

Essen verteilen

Die folgende kurze Beobachtungsaufgabe bietet sich gerade an den Tagen an, wo Sie schon bei Dienstbeginn wissen, daß es für Sie im Verlauf der Schicht arbeitsreich und hektisch werden könnte und garantiert keine Zeit für **gezielte Anleitungen** haben.

Beispiel:
Bereits morgens zu Dienstbeginn teilt Ulli Schülerin Petra mit, daß sie heute **für das Essenverteilen und Einsammeln auf der Station zuständig** ist. Diese Ankündigung stellt für Petra keine neue oder besondere Herausforderung dar, denn sie hilft fast täglich dabei mit.
Interessant wird es für die Schülerin erst, als Pfleger Ulli sie bittet, bei **der Dienstübergabe mittags zu berichten, welche Patienten schlecht oder unzureichend essen.**

Was glauben Sie, mit welcher Konzentration die Schülerin die Frühstücktabletts verteilt – und wie umsichtig sie diese wieder einsammelt? Ebenso übernimmt sie den Auftrag beim Mittagessen und vergleicht ihre Beobachtungen mit dem Frühstücksergebnis. Bei der Dienstübergabe schließlich berichtet sie recht detailliert, welche Beobachtungen sie gemacht hat.
Die eigentliche *„Anleitungsleistung“* von Ulli bestand nur in der Auftragserteilung und der Ergebnisprüfung. Ohne sein weiteres Zutun nutzte hier die Unterkursschülerin einen Teil der Dienstzeit für das Trainieren ihrer Beobachtungsfähigkeit. So lernte sie an diesem Tag weitaus mehr *„als an Tagen passiven Mitlaufens.“*
Für Unterkursschüler, die obigen Auftrag mehrfach und korrekt ausgeführt haben, sowie für Mittelkurs- und Oberkursschüler kann das Thema ausgeweitet werden, wie in Tab. 42 gezeigt.

Beispiel:
Hier soll das Beispiel einer Oberkursschülerin erwähnt werden, der aufgefallen war, daß bei etwa 30% der Patienten ihrer Station mehrmals täglich Nahrung zurückgegeben wurde, ohne daß dies dem (ausgebildeten und nicht ausgebildeten) Pflegepersonal aufgefallen war. Seitdem mißt die Schülerin wie auch das übrige Stationsteam dem Einsammeln der Essenstabletts viel größere Beachtung bei.

Körperpflege

Das nächste Beobachtungstraining können Sie mit Schülern vornehmen, die unmittelbar vorher einen Patienten gewaschen haben. Nachdem die Lernenden den Pflegebericht ausgefüllt haben, in dem meist lapidar *„nichts Besonderes“* oder *„Maßnahme nach Plan“* verzeichnet wurde, überreichen Sie das in Tab. 43 dargestellte Aufgabenpapier.
Auch hier werden immer wieder bemerkenswerte Entdeckungen gemacht, die

Checkliste Essen verteilen
❑ Verteilen Sie während des Dienstes alle Haupt- und Zwischenmahlzeiten.
❑ Überprüfen Sie anschließend, bei welchen Patienten in diesem Bereich Probleme auftreten.
❑ Interviewen Sie die Patienten, warum Sie so wenig oder so viel essen.
❑ Welche typischen Beobachtungen oder Verhaltensweisen passen zum jeweiligen Krankheitsbild?
❑ Welche Konsequenzen haben die Wünsche des Patienten bezüglich weiterer Essensanforderungen? *(Bestellkarten abändern?)*
❑ Durch welche pflegerischen Maßnahmen kann die Essenseinnahme für den Patienten erleichtert werden? *(Nachttisch herrichten, Tischplatte ausklappen usw.)*

Tab. 42

Checkliste Körperpflege
❑ Wie häufig wäscht sich der Patient (bzw. waschen ihn seine Angehörigen) zu Hause?
❑ Welche Wünsche hat der Patient bezüglich der Wochenplanung seiner Körperpflege (7 × Ganzkörperwaschung, wie häufig Teilwaschungen, Bäder)?
❑ Welche Körperpflegeprodukte bevorzugt er – welche lehnt er ab?
❑ Möchte er/sie von weiblichem oder männlichem Pflegepersonal gewaschen werden?
❑ Welche Ressourcen können integriert werden?
❑ Zu welcher Tageszeit wünscht er die Körperpflege?
❑ Welche pflegerisch-therapeutische Zielsetzung läßt sich mit der Ganzkörperwaschung sinnvoll verbinden?
❑ Wie reagiert der Patient auf die pflegerischen Maßnahmen?
❑ Können spezielle Pflegemaßnahmen integriert werden: *Rasur, Nagelpflege, Zahn- bzw. Mundpflege, Hautpflege, Prothesenpflege?*
❑ Bedarf er der Gesundheitsberatung?

Tab. 43

oft durch die Krankenhausroutine eine zu geringe Bedeutung erhalten. Viele ältere Patienten sind es nicht gewohnt und sehen auch keine Notwendigkeit in der **täglichen** Ganzkörperwaschung. Viele finden es auch unmöglich, morgens um 6.00 Uhr gewaschen zu werden bzw. sich zu waschen.

Schüler ziehen aus diesen Beobachtungen interessante Rückschlüsse. Zum Beispiel ein rationeller Wochenplan für alle Patienten der Station, die der GKW bedürfen.

3.3.2 Wochenthemen

Diese Art des Impulslernen ist eine **Kombination** aus Beobachtungslernen und erteiltem Lernauftrag.
Der Anleiter übernimmt dabei nur die *„Starter- oder Zünderfunktion"*. Lernmotor ist auch hier wieder der Schüler. Er beschäftigt sich mit dem jeweiligen Thema autodidakt, d.h., er bildet sich durch **Selbstunterricht.**
Sie übergeben ihm am ersten Tag *(zum Beispiel Montag)* eine Kopie des Arbeitsblattes. An den folgenden drei, vier oder fünf Tagen erarbeitet sich der Schüler die Thematik alleine. Am letzten Tag *(Freitag)* ist die Thematik abgeschlossen, und der Schüler bestätigt den Lernerfolg.
Großer Vorteil dieser Lernart ist, daß der Schüler vorher **keine Informationen** benötigt.

> Getreu der Aussage im Kap. 2.4.2 wird Ihnen nun zunächst ein **fertiges** Wochenthema in Tab. 44 vorgestellt, so daß Sie wissen, um was es eigentlich geht. Danach erfahren Sie, was bei der Erstellung zu beachten ist.

Erstellen eines Wochenthemas

1. Überlegen Sie eine Thematik, die sich auf Ihrer Station **relativ häufig** wiederholt.
   Das Wochenthema „Schmerz" sollte beispielsweise dann umgesetzt werden, wenn auf Ihrer Station relativ viele Patienten mit Schmerzzuständen sind.
2. Erarbeiten Sie sich selbst theoretisches **Hintergrundwissen**. Nutzen Sie verschiedene Quellen aus mehreren Fachdisziplinen (vergleiche auch Kap. 2.1.4). *(Beipackzettel der gebräuchlichsten, auf Ihrer Station verwendeten Analgetika, Lehrbuchtext zur Wirkungsweise, Liste von disziplinüblichen Standardanordnungen/Bedarfsmedikationen, aktuelle Artikel aus Fachzeitschriften, usw.)*
   Vergleichen Sie abschließend Ihre Informationen mit dem **Lehrbuch,** welches dem **Schüler zur Verfügung** steht. *(Achten Sie auf die gleiche Auflage des Buches, ansonsten besteht die Gefahr, daß der Schüler die Literaturquelle nicht recherchieren kann .)*
3. Je nach Ausbildungsstand und Wissensgebiet können Sie das Thema zusammenstellen. Folgender Ablauf hat sich bewährt:
   - **Start:** Auftrag ohne vorherige Aufklärung erteilen, dabei möglichst viele Eigenerfahrungen integrieren.
   - **Reflexion**: Schüler soll seine Beobachtungen dokumentieren.
   - Auftrag mit **gezieltem** autodidaktischem **Quellenhinweis** wiederholen.
   - Erneute Reflexion, diesmal mit **Eingrenzung** auf einen Aspekt.
   - **Pflegeplanung** erstellen lassen.
   - Überprüfung auf Effektivität und **Umsetzungsmöglichkeiten**.
   - **Transfer** auf Patient bzw. Patienten.
4. **Probieren** Sie Ihr Wochenthema an sich **selbst** aus. Erledigen auch Sie alle formulierten Aufgaben. Überprüfen Sie:
   - *An welcher Stelle ist die Aufgabe zu aufwendig?*
   - *Wo könnte der Schüler alleine Probleme bekommen?*
   - *Was wird der Schüler für sich abschließend an neuen Informationen herausarbeiten?*

Wochenthema „Beobachtung Urin“
1. Tag Beobachte deine Urinausscheidung! ❑ Menge, Farbe, Geruch, spezifisches Gewicht, ❑ Lies bitte im Lehrbuch Seite _____ und überprüfe Abweichungen und Übereinstimmungen mit den angegebenen physiologischen Normwerten.
2. Tag Beobachte das Urinausscheidungsverhalten unserer Patienten. ❑ Wie viele Patienten können alleine urinieren? ❑ Welche Patienten benötigen Hilfeleistung? ❑ Welche Urinableitungssysteme kannst du auf unserer Station beobachten? *(Dauerkatheter, suprapubische Fistel, Urinflasche, Bettpfanne, Urinar)* ❑ Notiere deine Beobachtungen auf der Rückseite dieses Arbeitsblattes.
3. Tag Wähle dir einen Patienten, der Probleme mit der Urinausscheidung hat! ❑ Welche Gründe verursachen die Ausscheidungsprobleme? ❑ Welches Ableitungssystem liegt vor? ❑ Wie kommt der Patient damit zurecht? ❑ Lies im Lehrbuch den Abschnitt über das Urinableitungssystem deines Patienten und vergleiche, ob es Unterschiede zwischen der Theorie und Praxis gibt. (Notiere die Übereinstimmungen und Abweichungen)
4. Tag Geht die vorhandene Pflegeproblemformulierung und Zielsetzung auf die Patientenbedürfnisse ein? ❑ Notiere deine Vorschläge für eine Pflegeplanänderung. ❑ Begründe deine Entscheidungen! ❑ Wie wird nach deiner Einschätzung der Patient auf deine Pflegeplanung reagieren?
5. Tag Auswertung ❑ Stelle den Krankenschwestern und -pflegern das Ergebnis des Wochenthemas vor. ❑ Fasse deine Beobachtungen zusammen. ❑ Stelle deine Ergebnisse vor. ❑ Übertrage (nach Rücksprache, eventueller Verbesserung und Aufsicht der Krankenschwestern und -pfleger) deine Pflegeplanung auf den Patienten.

Tab. 44

5. Legen Sie erst **danach** den endgültigen Umfang (*Anzahl der Tage, Menge der Einzelaufgaben*) fest.

Wochenthema: „Umgang mit Schmerzen"

Die Aufgaben in Tab. 45 wurden für Oberkursschüler entwickelt.

Wochenthema „Schmerz“
1. Tag: Überdenke dein eigenes Schmerzverhalten ❑ Welche Schmerzen kannst du ertragen, welche sind dir unerträglich? ❑ Welche Analgetika hast du schon einmal verwendet? ❑ Welche Wirkungsweisen konntest du an dir beobachten?
2. Tag: Welche unserer Patienten klagen über Schmerzen? ❑ Wie beschreiben die Patienten ihren Schmerz? *(Stechend, ziehend, pochend, plötzlich auftretend, kontinuierlich etc.)*
3. Tag: Lies im Lehrbuch das Kapitel „Schmerztherapie und pflegerische Hilfestellungen“ ❑ Wähle anschließend einen Patienten unserer Station, der eine Schmerzbehandlung erhält! ❑ Führe mit ihm ein Gespäch über sein Schmerzempfinden, den Wirkungseintritt der Analgetika, Nebenwirkungen, Besonderheiten usw.
4. Tag: Erstelle eine Schmerzkurve ❑ Fasse deine Beobachtungen und die Auswertung der Pflegedokumentation in einer Skizze (siehe Beispiel) zusammen. ❑ Welche Zusammenhänge bestehen zwischen dem Auftreten von Schmerzen und den Pflegemaßnahmen?
5. Tag: Analysiere die Schmerzkurve ❑ Zu welchem Zeitpunkt ist die Applikation eines Analgetikums sinnvoll, damit Schmerzen prophylaktisch verhindert werden? ❑ Erstelle einen individuellen Pflegeplan. ❑ Stelle deine Ergebnisse den Krankenschwestern und -pflegern vor.

Tab. 45

3.3.3 Pflegequiz

Lernen mit Spaß

Im ersten Teil haben Sie die Bedeutung der rechten *Hirnhälfte (positive Emotionen)* kennengelernt. Für die Umsetzung gibt es zahllose Möglichkeiten:

- Ein **angenehmes** und kollegiales **Stationsklima** ist für Schüler von Bedeutung.
- Akzeptieren Sie die Lernenden als **Partner** (bedenken Sie Ihre eigene Ausbildungszeit).
- **Integrieren Sie Schüler** auch in Teambesprechungen.
  Einige Themen betreffen zwar ausschließlich die examinierten Pflegekräfte; ziehen Sie deshalb bewußt die Themen vor, die auch Bedeutung für Schüler haben. Beispiele: *neue Organisationsabläufe, neue Therapie- oder Diagnostikmethoden, Austausch über Möglichkeiten zur Verbesserung des Arbeitsklimas.*
- Nutzen Sie die **Ressourcen der Schüler**. Gerade die Lernenden, die sich

schon in einem fortgeschritteneren Ausbildungsabschnitt befinden, haben häufig konkrete Verbesserungsvorschläge für Ihre Station. Schüler erkennen Möglichkeiten zur Neugestaltung schneller und direkter als manche Teamkollegen, welche durch den Alltagstrott *„betriebsblind"* geworden sind. Durch die Umsetzung der Anregungen und deren Würdigung steigert sich die Schülermotivation und der Spaß an der Arbeit. *Idealerweise sollten Sie deshalb schon im Zwischengespräch nach Schülerideen fragen, damit der Lernende selbst an der Umsetzung seiner Vorschläge mitarbeiten kann.*

- **Motivationsfördernd** halte ich auch solch augenscheinlich nebensächliche Faktoren wie die **Schülerteilnahme** an *Betriebsfeiern, Mitarbeiterversammlungen, Ausflügen, Besichtigungen.*
- Schüler wissen sehr schnell, wie wichtig sie im täglichen Arbeitsprozeß der Einrichtung sind: *„Wenn wir nicht wären, bricht doch der ganze Laden zusammen!"*, sind typische Aussagen. Erfolgen hier (*wenn auch unausgesprochen, aber emotional spürbar*) **Anerkennung und Zuwendung**, zum Beispiel durch die Integration bei oben genannten Betriebsveranstaltungen, so wird die Motivation der Schüler den Ausbildungsansprüchen gerecht, und die Freude am gewählten zu erlernenden Beruf erfährt eine wesentliche Steigerung.

Corporate Identity gilt auch für Schüler in Pflegeberufen!

Kurvenquiz

Unterhaltungssendungen machen es uns im Fernsehen vor:
Wissensgebiete lassen sich gegenüber sturem Auswendiglernen viel leichter und mit mehr Freude erschließen, wenn spielerische **„Frage-Antwort-Situationen"** geschaffen werden. Probieren Sie dies an Ihrem Arbeitsplatz aus. Zunächst wieder im Eigenversuch und bei Ihren Kollegen:
Nehmen Sie eine Patientenkurve, ohne den jeweiligen Namen zu registrieren. Öffnen Sie das Blatt mit den Laborwerten. Decken Sie wieder den Patientennamen ab. Ermitteln Sie anhand der vorliegenden Werte das Krankheitsbild des Patienten.
Die verschärfte Version lautet: Ermitteln Sie anhand der Laborwerte den jeweiligen Patienten Ihrer Station.

Beispiel Ulli:
Er stellt Schüler Franz folgende Aufgabe:
Ich zeige dir nun einige Laborwerte eines Patienten unserer Station. Versuche herauszubekommen, welche pflegerischen Besonderheiten vorliegen. Welche Rückschlüsse erlauben diese Laborwerte bezüglich der Krankenbeobachtung. Vielleicht bekommst du sogar heraus, zu welchem Patienten diese Werte gehören?

pCO_2 (Kohlendioxidpartialdruck)	75 mmHg	Bili Bilirubin	3,4 mg/dl
Spezifisches Gewicht des Urins	1043	Hst Harnstoff	180 mg/dl

Obwohl Sie den konkreten, von Ulli ausgewählten Patienten nicht kennen, versuchen Sie bitte das Krankheitsbild oder Zeichen der Krankenbeobachtung zu ermitteln.

Die Lösung erfahren Sie am Ende dieses Kapitels.
Wenn Sie den Patientennamen abdecken können, bieten sich ähnliche Abfragemöglichkeiten auch bei folgenden Formularen an:
- Pflegeanamnesen,
- Operationsberichte,
- Untersuchungsberichte anderer diagnostischer Maßnahmen. Zum Beispiel: Röntgen, Endoskopien,
- Berichte der Krankengymnastik oder Ergotherapie,
- Berichte des Sozialarbeiters usw.,
- Konsilbefunde, welche eindeutig auf den Patienten schließen lassen.

Kreuzworträtsel

Eine weitere spielerische Variation ist das Lernen mit Kreuzworträtseln. Da die schriftliche Erstellung nicht ganz einfach ist, empfehle ich Ihnen die pflegespezifischen Rätsel von Walter Cremer. In seinem Buch zeigt er für die Themen: *Allgemeine Medizin, Terminologie, Physiologie und Anatomie, Allgemeine Krankheitslehre, Berufskunde, Krankenpflege und Hygiene* viele Facetten des **spielerischen,** aber zugleich **effektiven Lernens.**
In Tab. 46 finden Sie ein Rätsel aus dem Bereich „Krankenpflege I".

Lösung des Kurvenquiz:
Stark exsikkierte Patientin mit einer Pneumonie (respiratorische Azidose), einem Ikterus sowie Oligurie.

3.4 Vom Pflegestandard zur gezielten Anleitung

Bei der Erstellung von Anleitungen ist die Inhaltsanalyse eine wichtige, zugleich aber zeitaufwendige Vorbereitung. Wenn in Ihrer Einrichtung Pflegestandards eingeführt, überprüft und verbindlich angewendet werden, bieten sich zusätzliche **Möglichkeiten der Vereinfachung** an.
Nutzen Sie diese Maßstäbe zur Themenerstellung für gezielte Anleitungen. Standards enthalten in der Regel **Lerninhalte** *(die eigentlichen Pflegemaßnahmen)* und häufig auch Lernziele (*die übergeordneten Pflegeziele*); diese lassen sich für Anleitungen relativ leicht umformulieren.

Die verbindlichen Standardinhalte haben den Charakter von Dienstanweisungen, d.h., die Pflegedienstleitung haftet für die fachliche Richtigkeit. Darum sollten regelmäßige Überprüfungen und Aktualisierungen von seiten der Pflegeleitung vorgenommen werden. Sie als Anleiter greifen somit jeweils auf aktuelle Grundlagen zurück.

3.4.1 Bearbeitung des Pflegestandards

- Überprüfen Sie, ob der Standard für eine gezielte Anleitung geeignet ist.
- Reichen die darin enthaltenen Infor-

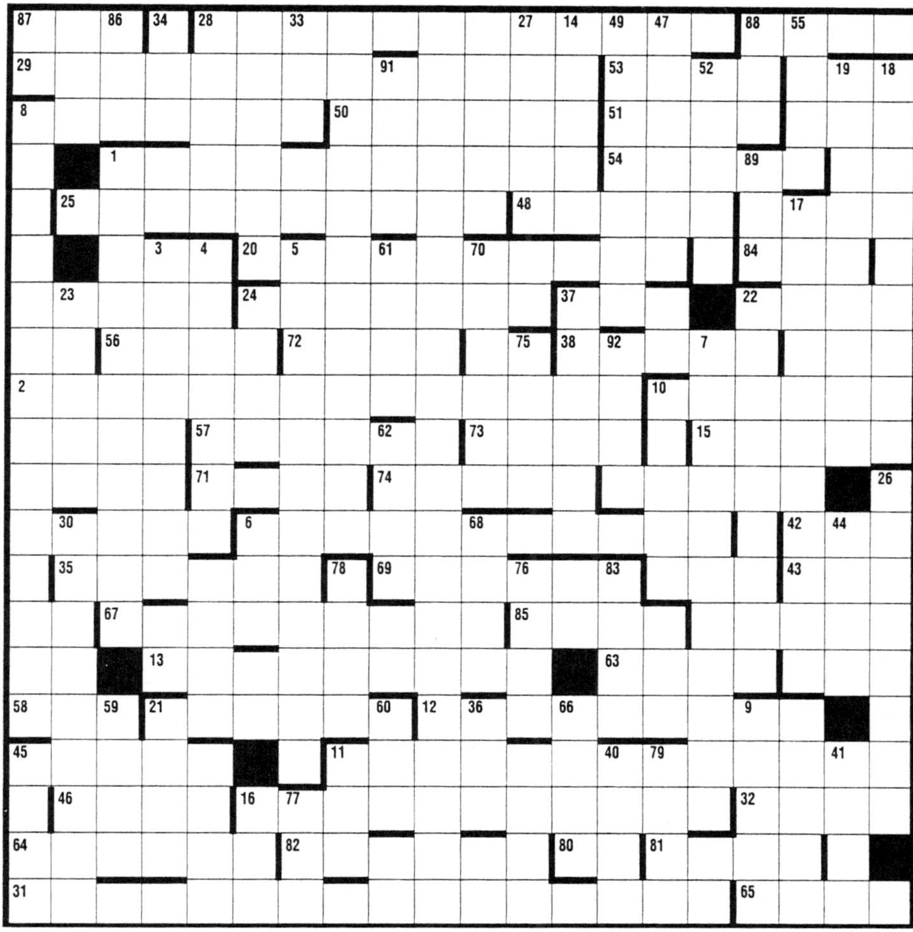

Senkrecht: **1** Vorbeugung **3** wieviele Grundbedürfnisse nach Henderson **4** Dekubitus-gefährdet sind **5** Dekubitus-gefährdet sind **6** engl.: Tasche **7** traditionelles Anti-Dekubitus-Kissen **8** wichtiger Krankenhausbereich **9** ausschweifendes Gelage **10** Dekubitusgefahr an der **11** Raum einer Wohnung **14** Stockwerk **17** Aktivität des täglichen Lebens (n. Roper) **18** Dekubitusgefahr am **19** Heparinprophylaxe bei Gefahr der **21** Teil des Gebisses **22** kompressiv-ischämische Hautläsion **23** wer entwickelte Pflegeplanmodell **24** Überbringer **26** Dekubitusgefahr am **27** Aktivität des täglichen Lebens (n. Roper) **30** subjektives Empfinden (Mz.) **33** Nutztier der Lappen **34** Scherz, Albernheit **36** franz.: Sommer **37** Ort, an dem Götter Weissagungen erteilen **40** Hast, Schnellebigkeit **41** Band, Riemen **44** Zahl ohne Wert **45** indisches Kleid **47** englischer Männername **49** Autor, Verfasser **52** Kobold **55** Bauernhof **59** Vorhaben, Projekt **60** Märchengestalt **61** besitzanzeigendes Fürwort **62** Zimmer **66** engl.: Informationen **68** Erzählung **70** Sitzmöbel **75** große Meeressäugetiere **76** Ächtung, Ausschluß **77** grundlegende Erfindung für alle Fortbewegungsmittel **78** Sektor, Stück **79** akustisches Zeichen **83** engl.: nehmen **86** Lebensgemeinschaft **87** Spielkarte **89** selten **91** Jägersprache: Haut am Geweih **92** Männerkurzname (Platz in Berlin)

Waagrecht: **1** Symptom der Thrombose **2** Teil des Funktionstraktes **6** Dekubitus-gefährdet sind **8** lat.: Beugung **11** Dekubitus-gefährdet sind **12** wer entwickelte Pflegeplanmodell? **13** Spezialkissen gegen Dekubitus **15** Aktivität des täglichen Lebens (n. Roper) **16** Zweck einer Imfpung **20** Dekubitusgefahr an der **21** wieviel Lebensaktivität nach Roper **24** Aktivität des täglichen Lebens (n. Roper) **25** Dekubitusgefahr am **28** Dekubitusgefahr an der **29** Dekubitusgefahr am **31** traditionelles Pflegesystem **32** Pferd **35** Tag der Woche **37** Platz, Stelle, Ansiedlung **38** Revanche, Vergeltung **42** engl.: Wirtshaus **43** Musikstück für zwei Instrumente **45** auf die Sonne bezogen **46** nicht fern **48** feiner Niederschlag **50** span.: Taube **51** Kindertagesstätte **53** Fortbewegung zu Pferde **54** riesig, gewaltig **56** Einspruch **57** Raubkatze **58** Hinweis **63** chic, selbstsicher **64** Wettbewerb **65** Balte **67** interessiert, wissensdurstig **69** Stadtteil von Berlin **71** wunderbar, irre **72** Futterpflanze **73** weiblicher Vorname **74** baumgesäumte Straße **80** chem. Zeichen für Aluminium **81** Mißgunst **82** Vorweihnachtszeit **84** alkoholisches Getränk **85** See in der UdSSR **87** englisches Bier **88** Kletterpflanze

Tab. 46

[87]A	L	[86]E	[34]J	[28]W	I	[33]R	B	E	L	S	[27]A	[14]E	[49]U	[47]L	E	[88]E	[55]F	E	U
[29]S	C	H	U	L	T	E	R	[91]B	L	A	T	T	[53]R	I	[52]T	T	A	[19]T	[18]K
[8]F	L	E	X	I	O	N	[50]P	A	L	O	M	A	[51]H	O	R	T	R	H	R
U		[1]P	U	L	S	A	N	S	T	I	E	G	[54]E	N	O	[89]R	M	R	E
N	[25]T	R	O	C	H	A	N	T	E	R	[48]N	E	B	E	L	A	[17]A	O	U
K		A	[3]V	[4]B	[20]O	[5]H	R	[61]M	U	[70]S	C	H	E	L	L	[84]R	U	M	Z
T	[23]R	E	I	E	[24]B	E	W	E	G	E	N	[37]O	R	T		[22]D	S	B	B
I	O	[56]V	E	T	O	[72]M	A	I	S	S	[75]W	[38]R	[92]A	C	[7]H	E	S	O	E
[2]O	P	E	R	A	T	I	O	N	S	S	A	A	L	[10]F	I	K	C	S	I
N	E	N	Z	[57]G	E	P	A	[62]R	D	[73]E	L	K	E	E	[15]R	U	H	E	N
S	R	T	E	[71]T	O	L	L	[74]A	L	L	E	E	X	R	S	B	E		[26]K
T	[30]E	I	H	E	[6]B	E	W	U	S	[68]S	T	L	O	S	E	I	[42]I	[44]N	N
R	[35]M	O	N	T	A	G	[78]T	[69]M	O	A	[76]B	I	[83]T	E	K	T	[43]D	U	O
A	O	[67]N	E	U	G	I	E	R	I	G	[85]A	R	A	L	I	U	E	L	E
K	T		[13]G	E	L	K	I	S	S	E	N		[63]K	E	S	S	N	L	C
[58]T	I	[59]P	[21]Z	W	O	E	L	[60]F	[12]H	[36]E	N	[66]D	E	R	S	[9]O	N		H
[45]S	O	L	A	R		R	[11]B	E	T	T	L	A	[40]E	[79]G	E	R	I	[41]G	E
A	[46]N	A	H	E	[16]P	[77]R	A	E	V	E	N	T	I	O	N	[32]G	A	U	L
[64]R	E	N	N	E	N	[82]A	D	V	E	N	T	[80]A	L	[81]N	E	I	D	R	
[31]I	N	D	I	V	I	D	U	A	L	P	F	L	E	G	E	[65]E	S	T	E

Tab. 46 a

mationen aus, um den Schüler **vollständig** und **entsprechend dem Ausbildungsstand** zu unterweisen?

- Sind Lern**ziele** und Lern**inhalte** integriert?

> Geeignete Pflegestandards werden pflegepädagogisch aufbereitet.

- Erscheint Ihnen die vorgegebene **Gliederung** geeignet?

Andernfalls ergänzen Sie den Standard mit einer neuen Gliederungsreihenfolge. Die numerischen Oberpunkte stellen gleichzeitig die Bezifferung des Anleitungsprotokolls dar.

Schwerpunkt dieser Bearbeitung ist **die Einreihung von methodischen Varianten**. Wie kann das Thema wirkungsvoll vermittelt werden?

Um Ihnen die Bearbeitung zu demonstrieren, wurde der modifizierte Standard der Firma Stösser gewählt (*etwaige Un-*

terschiede zu Ihren hauseigenen müßten entsprechend bearbeitet werden).

Hilfe bei der Nahrungsaufnahme

Im Original-Pflegestandard „Ern2" (siehe Tab. 47) werden einige anleitungsrelevante Ergänzungen vorgenommen. Zum Beispiel fehlen lediglich hygienische Aspekte und Komplikationen.
Für den Lernauftrag des Schülers wählen Sie bitte einen Literaturverweis aus einem Krankenpflegelehrbuch. Je nach Ausbildungsstand kann die Thematik erweitert werden *(zum Beispiel detaillierte Anatomie/Physiologie der Verdauung).*
Die Lernziele 1–10 in Tab. 48 beziehen sich auf das Vorgespräch, 11 und 12 auf das Nachgespräch. Im Pflegestandard sind die Anmerkungspunkte wie folgt gekennzeichnet: ❶ bis ❽.

3.5 Weitere Lernformen

3.5.1 Rollentausch

Diese Lernform ist bei Schülern sehr beliebt. Dabei können Sie in verschiedenen Schritten vorgehen:

Übergabeauftrag

Vor Beginn der Übergabe (*zum Beispiel: Früh- an Spätdienst*) teilen Sie dem Schüler mit, daß er in der **folgenden Dienstschicht für die Patienten** auf bestimmten Zimmern **verantwortlich** ist. Sie fordern ihn auf, die Übergabe bei Dienstende selbständig zu übernehmen. Bei ängstlichen Schülern stellen Sie Ihre Anwesenheit sicher, um bei Problemen eingreifen zu können.
Hierdurch realisieren Sie eine Art von **Zimmerpflege,** in der Ihr Schüler gewisse Verantwortungsbereiche übernimmt.
Ich schließe diese Lernform für **keine** Ausbildungsstufe aus. Das heißt, auch ein Unterkursschüler kann für einen gewissen Teil von Patienten (*die seinem Ausbildungsstand entsprechen)* Aufgaben übernehmen. Das heißt nicht, daß der Schüler alle Tätigkeiten alleine und ohne Aufsicht vornimmt. Im Bedarfsfalle kann der Anleiter eingreifen und korrigieren.

> Durch den Rollentausch bewirken Sie eine **Aufmerksamkeitssteigerung** des Schülers.

Erfahrungsgemäß konzentrieren sich die Lernenden schon während der ersten Übergabe weitaus stärker, da sie auf die Informationen angewiesen sind.
Zudem vermitteln Sie durch diese Lernform **wirkliche individuelle Pflege** einer kleinen Patientengruppe.

Ausdehnung der Schülerverantwortung

Für Oberkursschüler ist diese Lernform angebracht und sehr beliebt.
- Sprechen Sie Ihr Vorhaben **frühzeitig** mit Ihren Kollegen ab.
  „Nächste Woche Donnerstag plane ich den „Rollentausch" mit Schüler X. Spricht irgend etwas dagegen?"
- Wählen Sie **anfangs** Dienstschichten, in denen erfahrungsgemäß **eine weniger große Arbeitsbelastung** zu erwarten ist.

Ern2	Hilfe bei der Nahrungsaufnahme

Hilfe bei der Nahrungsaufnahme benötigen alle Patienten, die aufgrund körperlicher oder geistiger Schwächen nicht selbständig essen oder trinken können. Bei der Nahrungsaufnahme auf Hilfe angewiesen zu sein, bedeutet große bis existentielle Abhängigkeit von anderen. Viele Betroffene erleben neben der Hilflosigkeit Schamgefühle und damit verbunden mehr oder weniger große Einbußen des Selbstwertgefühls.

Pflegeziele: **1. Selbständigkeit und Eigenverantwortlich unterstützen**
2. angemessene Nahrungs- und Flüssigkeitsaufnahme gewährleisten
3. Essen und Trinken in angemessener Atmosphäre ermöglichen

❶ **Pflegerichtlinien:**

❷ 1. **Feste Bezugspersonen zuordnen.** Diese sind für die Beachtung aller nachfolgenden Punkte zuständig.

❸ 2. Alle Nahrungsmittel und Getränke **appetitlich servieren,** Portionsgröße dem Appetit des Patienten anpassen, dem Patienten das *Menü als Ganzes zeigen* (erst danach bei Bedarf zerkleinern oder vermischen, *passierte Kost* nur in Ausnahmesituationen).

❹ 3. Auf **geeignetes Eßbesteck und Geschirr** achten: z. B. Schnabelbecher, Löffel- und Gabelgröße (evtl. patienteneigenes Besteck benutzen).

❺ 4. **Störfaktoren ausschalten** (z. B. Schamgefühl oder Ablenkung vermeiden).

❻ 5. Die jeweils **günstigste Körperhaltung** ermöglichen: z. B. bequeme Oberkörperhochlage, so daß der Patient möglichst auf den Teller sehen kann (bei Patienten mit Schluckstörungen). Sofern er weitgehend selbst essen kann, alles griffbereit positionieren, Serviette vorlegen, Papiertücher zum Abwischen des Mundes bereitlegen.
6. Je nach Bedarf Brot schmieren, Kruste abschneiden, Fleisch schneiden. Sicherstellen, daß der Patient auch alleine zurechtkommt, anderenfalls weiteres Vorgehen nach Punkt 7 + 8.

❼ Bei Esseneingabe durch die Pflegeperson:
7. **Pflegeperson setzt sich neben den Patienten,** möglichst auf gleicher Höhe.
8. **Mundgerechte Portionen** anreichen, ausreichend **Zeit zum Kauen und Schlucken** lassen, auf gutes Kauen und vollständiges Schlucken achten, *nicht drängeln* (Geduld und Einfühlungsvermögen).

❽ Bei Eßunlust oder Eßverweigerung:
9. Zunächst nach den möglichen **Ursachen suchen** (Appetitmangel, Geschmack, Geruch, Anblick der angebotenen Speisen, Atmosphäre während des Essens, allgemeine Lebensunlust?) und diese möglichst beheben. Patienten auf die Bedeutung von ausreichender Nahrungsaufnahme hinweisen, Zuspruch und Ermunterung je nach Situation, Essen nicht aufzwingen. Bei Patienten, die nachhaltig die Nahrungsaufnahme verweigern, weiteres Vorgehen bei Standard Eßverweigerung.

Hinweis: Die Esseneingabe ist keine Frage von Zeit, sondern von Priorität. Nach Möglichkeit sollten auch Angehörige in diese Maßnahme einbezogen werden. Sprachlicher Umgang stets alters- und persönlichkeitsentsprechend. Nur so viel Hilfestellung, wie unbedingt erforderlich.

Tab. 47

Gezielte Anleitung		
Name des Schülers:		Name des Anleiters:
Name des Patienten:		Datum:
Thema:		
Anleitungsziel:	selbständig können assistieren können Ablauf gezielt beobachten	
Trainingsphase:	Nach ______ maligem Üben soll das Ziel erreicht werden.	
Nr.	**Lernziel** *siehe Pflegestandard „**Ern2**“* Lerninhalt *in Stichworten*	Methode
0	Vorbereitung des Schülers	Verweis auf Literatur
1	Allgemeine Zielsetzung Indikation des betreffenden Patienten	Schülererfahrungen ansprechen
2	Patienten feste Bezugsperson zuordnen	Pflegebericht und Pflegeplan zeigen
3	appetitlich servieren	Anleiter erläutert
4	geeignetes Eßbesteck und Geschirr	Welche Materialien kennt der Schüler? *Schnabelbecher etc. vorstellen*
5	Störfaktoren ausschalten, Schamgefühl respektieren	Wie würdest du dich fühlen, wenn dir Essen angereicht würde?
6	günstigste Körperhaltung bei Bedarf Brot/Fleisch schneiden	Zunächst nennt Schüler seine Ideen, anschl. korrigiert oder ergänzt der Anleiter
7	Essenseingabe durch Pflegeperson	Eigenversuch: Schüler liegt auf Trage, Anleiter reicht Essen an
7a)	Hygiene Vor- und Nachteile des Sitzens am Bettrand, Alternativen aufzeigen	Schüler soll Auswirkungen schildern
8	Eßunlust: Ursachen suchen Sprachverhalten	Schüler soll Ursachen ableiten, Anleiter ergänzt
9	Verhaltensabsprache Beobachtungsschwerpunkt	Anleiter reicht dem Patienten Essen an, Schüler beobachtet
10	Zusammenfassung	mentales Training durch Schüler
11	Komplikationen Husten, Aspirieren von Nahrung und Getränken Bei ungenügender Verabreichungsart kann die Indikation zum Legen einer Magensonde zu früh gegeben sein.	Anleiter erläutert
12	Dokumentation (siehe PPR-Zuordnung)	Schüler schreibt Pflegebericht

Tab. 48

Keine OP-Tage, keine größeren organisatorischen Abläufe (Chefarztvisiten).

- **Je kleiner** Ihre Station ist, **desto besser** läßt sich diese Lernform realisieren. *Bei größeren Stationen (mehr als 20 Patienten) ist die Aufteilung in überschaubarere Bereichsgruppen sinnvoll.*
- **Sie übernehmen** dabei den ***„Schülerpart"***, *d. h., Sie werden nur auf Anforderung tätig.*
- Der **Schüler übernimmt** den **„Examinierten-Part",** d. h., *er übernimmt die Patienten, organisiert die Station und übergibt gegen Ende die Patienten an den nachfolgenden Dienst.*
- Sie als **Anleiter** werden **nur nach Aufforderung aktiv** bzw. greifen ein, wenn die Gefahr schwerwiegender Fehler besteht oder Patienten, Angehörige und Ärzte diesen Rollentausch *„nicht mitspielen"* möchten.

  Während dieser Dienstschicht sollten Sie sich bei Bedarf Notizen machen.
- Zuweilen erfolgt die **Evaluation** (Bewertung) vor der Dienstübergabe. Der Anleiter bespricht mit dem Schüler (vormals Rolle der examinierten Pflegekraft) die vorgenommenen und vergessenen Maßnahmen und den geplanten Inhalt seiner Berichterstattung.

  Ebenso kann die Bewertung auch nach der Übergabe erfolgen. Damit dabei aber nicht „gehetzt wird" (weil die Arbeitszeit zu Ende ist), sollte vorher über den entsprechenden Zeitausgleich Einigung gefunden werden.

In der Regel **würdigen** die Schüler den **Rollentausch**. Sie geben an, dabei sehr vieles gelernt zu haben, weil sie sich erstmals verantwortlich fühlten. Interessanterweise gestehen sie ein, nun eine andere Sichtweise gegenüber den ausgebildeten Kollegen zu haben, weil sie erfahren haben, an wie viele verschiedene Dinge, Zeiten, Verordnungen etc. sie denken müssen.

Originalzitat einer Schülerin:

„Ich weiß jetzt, was es heißt, wenn der Krankenpfleger am Schreibtisch sitzt und die wichtigen Tätigkeiten für den nächsten Tag erledigt (Essensanforderung, Ausarbeitung der Visite, Medikament- und Einmalbedarfsbestellung usw.)."

Bevor Sie dieses Buch weglegen...

So, das war's. Jetzt sind Sie dran!
Sicherlich sind geeignete Umfeldbedingungen *(bestehender Mentorenkreis und Leitungspersonen in Schule und Pflegedienst, denen die Verbesserung der praktischen Ausbildung ein echtes Anliegen ist)* ideal. Aber was tun, wenn diese längst bekannten Forderungen in Ihrer Einrichtung nicht umgesetzt werden?
TIP:
Nicht warten, bis die anderen etwas unternehmen, sondern fangen Sie einfach bei sich an, in Ihrem Umfeld, mit Schülern in Ihrer Dienstschicht usw.
Ich denke, daß Ihnen vor allem der dritte Teil Möglichkeiten präsentiert, mit denen der Stationseinsatz für den Schüler **wirklich lerneffektiv** wird.
Darüber hinaus haben Sie durch das Lesen des ersten und zweiten Teiles soviel Hintergrundwissen erhalten, daß Sie schon bei Ihrer nächsten Anleitungssituation nicht mehr Ihre alten, bis dahin unbewußten pädagogischen Ungeschicktheiten machen werden.
Möglicherweise animiert Sie dieses Buch auch dazu, eine Fortbildung zur Schüleranleitung zu besuchen oder sogar eine Weiterbildung zu absolvieren.
Und vielleicht entdecken Sie sogar, daß Sie (mit gesunder Selbstkritik und einem unvoreingenommenen Umgang mit Schülern) mit der Zeit ein flexibleres Denken entwickeln.
Denn der große Bereich Pflege, wie auch die Anleitung wird in ihrer weiteren Entwicklung immer wieder Änderungen und Neuerungen unterworfen sein.
Der Stationseinsatz unserer Schüler nähert sich nun auch dem Ende →

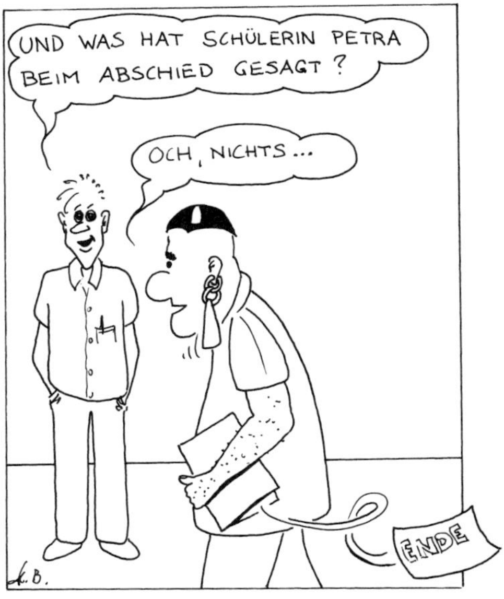
UND WAS HAT SCHÜLERIN PETRA BEIM ABSCHIED GESAGT ?
OCH, NICHTS ...
ENDE

Abb. 70

Literaturnachweis

Aebli, Hans: Zwölf Grundformen des Lehrens: Eine allgemeine Didaktik auf psychologischer Grundlage. Medien und Inhalte didaktischer Kommunikation, der Lernzyklus. 7. Auflage. Stuttgart: Klett-Cotta, 1993

Althoff, Ruth/Beate Groß: Patientenorientierte Reform der Krankenpflegeausbildung – Entwicklung und Implementation von pflegeorientierten Unterrichtseinheiten. Abschlußbericht des Forschungsprojektes. Berlin, 1993

Arbeitsgemeinschaft der Unterrichtsschwestern und Unterrichtspfleger im Regierungsbezirk Koblenz: „Beurteilungsbogen für Krankenpflegeschulen". o.J.

Autorengruppe (der) Gemeinschaft zur Förderung der Krankenpflege: Krankenpflege Mentoren Handbuch. Redaktion: Ekkehard Marschelke. 3. Auflage. Tieringen: W. Tietzsch Verlag, 1987

Benner, Patricia: Stufen zur Pflegekompetenz: From Novice to expert. Aus dem Engl. übers. von Matthias Wengenroth. Bern: Verlag Hans Huber, 1994

Bienstein, Christel: „Analyse zur praktischen Ausbildungssituation in der Bundesrepublik Deutschland", Deutsche Krankenpflegezeitschrift: Beilage 8/9, 1983

Bienstein, Christel/Andreas Fröhlich: Basale Stimulation in der Pflege: Pflegerische Möglichkeiten zur Förderung von wahrnehmungsbeeinträchtigten Menschen. 1. Auflage. „Verlag selbstbestimmtes Leben", 1991

Bienstein, Christel/Gerhard Schröder et al.: Dekubitus: Prophylaxe, Therapie. Frankfurt am Main: Deutscher Berufsverband für Pflegeberufe e.V., 1990

Bienstein, Christel/Renate Reimann: Schülerarbeitsbuch Pflegeberufe. 2. Auflage. Essen: Verlag Werner Wolff, 1981

Birkenbihl, Vera F.: Stroh im Kopf: Gebrauchsanleitung fürs Gehirn. 15. Auflage. München/Landsberg am Lech: mvg-Verlag, 1993

Bremhorst, Albert/Juliana Bremhorst-Czasch: Arbeits- und berufspädagogische Grundlagen. 4. aktualisierte Auflage. Ludwigshafen: Friedrich Kiehl Verlag, 1991

Cohn, Ruth C.: Es geht ums Anteilnehmen: Die Begründerin der TZI zur Persönlichkeitsentfaltung. Ergänzte Neuauflage. Freiburg: Herder, 1993

Cohn, Ruth C./Alfred Farau: Gelebte Geschichte der Psychotherapie: 2 Perspektiven. 2. Auflage. Stuttgart: Klett-Cotta, 1987

Cremer, Walter: Spielend durch die Krankenpflege: Kreuzworträtsel zur Prüfungsvorbereitung. München: Urban und Schwarzenberg, 1991

Deutsche Krankenhaus Gesellschaft (DKG): „Positionspapier zu Einsatz, Qualifikation und Personalbedarfsermittlung von Mentoren für die Ausbildung in Krankenpflegeberufen" in DAS KRANKENHAUS 12 (1992): 590 – 591

Ditfurth, Hoimar von: Innenansichten eines Artgenossen: Meine Bilanz. Düsseldorf: Claasen Verlag, 1989

Drerup, Elisabeth/Georg Wodraschke (Hrsg.): Modelle der Krankenpflege. Freiburg im Breisgau: Lambertus, 1990

Elkeles, Thomas: Arbeitsorganisation in der Krankenpflege: zur Kritik der Funktionspflege. Hochschulschriften 258. Köln: Pahl-Rugenstein Verlag, 1988

Fasel, Christof: „Kopfarbeit: Fitneß fürs Gehirn" in STERN 45 (1991): 76 – 86

Fiechter, Verena/Martha Meier: Pflegeplanung: Eine Anleitung für die Praxis. 2. Auflage. Basel: ROCOM, 1981

Füglister, Peter: Lehrzielberatung: Zur Reflexion didaktischen Handelns mit Schülern. München: Kösel, 1978

Geschäftsführer der Arbeitsrechtlichen Kommission des Deutschen Caritasverbandes, Hrsg.: Richtlinien für Arbeitsverträge in den Einrichtungen des Deutschen Caritasverbandes (AVR). Stand: 16. Juni 1994. Freiburg im Breisgau: Lambertus

Giesecke, Hermann: Einführung in die Pädagogik. 4. Auflage. München: Juventa Verlag, 1972

Girard-Hecht, Elisabeth: „Lernen in der Krankenpflegeausbildung". Die Schwester/Der Pfleger 6 (1991): 554–556

Gudjons, Herbert/Rita Teske/Rainer Winkel (Hrsg.): Didaktische Theorien: Mit Beiträgen von Klafki, Schulz, von Cube, Möller, Winkel, Blankertz. 7. Auflage. Hamburg: Bergmann und Helbig, 1993

Hatch, Frank/Lenny Maietta/Suzanne Schmidt: Kinästhetik: Interaktion durch Berührung und Bewegung in der Krankenpflege 1. Auflage. Frankfurt am Main: Deutscher Berufsverband für Pflegeberufe, 1992

Hinchliff, Susan M.: Teaching clinical nursing: Study and teaching. 1. Auflage. Edingburgh: Churchill Livingstone, 1979

Holder, Manfred: „Lernen durch Unterweisung" Die Schwester/Der Pfleger 6 (1988): 482–486

Karutz, Guido/Wolfgang Schulte: Hilfen für erste Deutschstunden: Planung, Durchführung, Analyse, Arbeitshilfen. 2. Auflage. Stuttgart: Ernst Klett, 1980

Kendall GmbH: Produktinformation: Antithrombosestrümpfe T.E.D. Neustadt/ Donau: 1995

Kron; Friedrich W.: Grundwissen Didaktik. 2. verbesserte Auflage. München, Basel: E. Reinhardt Verlag, 1994

Kron; Friedrich W.: Grundwissen Pädagogik. 4. verbesserte Auflage. München, Basel: E. Reinhardt Verlag, 1994

Kurtenbach, Hermann/Günter Golombek/Hedi Siebers: Krankenpflegegesetz: mit Ausbildungs- und Prüfungsverordnung für die Berufe in der Krankenpflege. 4. Auflage. Stuttgart: Kohlhammer, 1994

Meyer, Hilbert: Leitfaden zur Unterrichtsvorbereitung. 11. Auflage. Frankfurt am Main: Cornelsen Verlag Scriptor, Oktober 1991

Meyer, Hilbert: Unterrichtsmethoden: 1. Theorieband. 4. Auflage. Frankfurt am Main: Cornelsen Verlag Scriptor, 1991

Meyer, Hilbert: Unterrichtsmethoden: 2. Praxisband. 2. Auflage. Frankfurt am Main: Cornelsen Verlag Scriptor, 1989

Mulke-Geisler, Marianne: Erfahrungsbezogener Unterricht in der Krankenpflege: Neues und Wiederentdecktes für das gemeinsame Lernen. Berlin: Springer, 1990

Neander, Klaus-Dieter: „Beobachten – Beurteilen – Begreifen: Ein neuer Weg der Beobachtung. Die Schwester/Der Pfleger 5 (1995): 450–454.

Neander, Klaus-Dieter [u.a.]: „Hautpflegemittel zur Dekubitusprophylaxe". Deutsche Krankenpflegezeitschrift. 4 (1992): 264–268

o. Verf.: „Lernen, wie Geist funktioniert" DER SPIEGEL Heft 10 (1992): 218–236

o. Verf.: „Trimm-Trab für die grauen Zellen". TEST 4 (1991). Berlin: Stiftung Warentest: 103–106

Pack, Judith: „Pflegeforschung für Pflegepraxis". Deutsche Krankenpflegezeitschrift 10 (1993): 733–735

Peseschkian, Nossrat: Psychosomatik und Positive Psychotherapie. Frankfurt: Fischer Taschenbuch Verlag, 1993

Poenicke, Klaus: Die schriftliche Arbeit: Materialsammlung und Manuskriptgestaltung für Fach-, Seminar- und Abschlußarbeiten an Schule und Universität. Mit vielen Beispielen. 2. verbesserte Auflage. Mannheim/Wien/Zürich: Dudenverlag, 1989

Peterßen, Wilhelm H.: Handbuch Unterrichtsplanung: Grundlagen, Modelle, Stufen, Dimensionen. 6., überarbeitete Auflage. München: Ehrenwirth, 1994

Prognos: Wissenschaftliche Begleitung zum Modellvorhaben „Verbesserung der Arbeitssituation im Pflegedienst". Studie im Auftrag des Ministeriums für Arbeit,

Gesundheit, Soziales und Familie des Landes Rheinland-Pfalz. Köln, 1994

Quernheim, German: „Einflußfaktoren durch Schule und Pflegedienstleitung, um die praktische Krankenpflegeausbildung effektiver zu gestalten“ DIE SCHWESTER/DER PFLEGER 8/1994

Raapke, Hans-Dietrich/Wolfgang Schulenberg (Hrsg.): Didaktik der Erwachsenenbildung. Stuttgart: Kohlhammer, 1995

Rheinz, Hanna: „Zebrafisch und Dalai Lama: Aus der Werkstatt der Bewußtseinsforscher: ein Pariser Spaziergang“. DIE ZEIT 8 (17. Februar 1995): 49

Schönpflug, Wolfgang/Ute Schönpflug: Allgemeine Psychologie und ihre Verzweigungen in die Entwicklungs-, Persönlichkeits- und Sozialpsychologie. München: Urban und Schwarzenberg, 1983

Schraeder-Naef, Regula: Rationeller Lernen lernen. 17. Auflage. Weinheim: Beltz Verlag, 1992

Schulz von Thun, Friedemann: Miteinander Reden: Störungen und Klärungen. Psychologie der zwischenmenschlichen Kommunikation. Reinbek: Rowohlt Taschenbuch Verlag, 1981

Schulz von Thun, Friedemann: Miteinander Reden 2: Stile, Werte und Persönlichkeitsentwicklung. Differentielle Psychologie der Kommunikation. Reinbek: Rowohlt Taschenbuch Verlag, 1989

Seel, Margarethe: Die Pflege des Menschen. Hagen: Brigitte Kunz Verlag, 1992

Senat der Freien und Hansestadt Hamburg: „Ordnung zur Fortbildung zur/zum Praxisanleiterin/Praxisanleiter für die Ausbildung in der Krankenpflege, Kinderkrankenpflege und Entbindungspflege“. Amtlicher Anzeiger Nr: 95 vom 18. 05. 1993. S. 993–996

Senatsverwaltung für Gesundheit des Landes Berlin (Hrsg.): Gutachten zur praktischen Krankenpflegeausbildung in Berlin. Berlin, 1994

Speichert, Horst: Richtig üben macht den Meister: Das Erfolgs-Programm gegen Lernfehler, Verlernen und Vergessen. Reinbek: Rowohlt Taschenbuch Verlag, 1985

Stösser, Adelheid von: Pflegestandards: Erneuerung der Pflege durch Veränderung der Standards. Berlin: Springer-Verlag, 1992

Susen, Gerhard: „Gesundheit beginnt im Kopf: Psychohygiene und ganzheitliche Gesundheit“. Die Schwester/Der Pfleger: Artikelserie in Heft: 8, 9, 10, 11, 12/1992 sowie 1, 3/1993

Susen, Gerhard/Wolfgang Geißler: Erfolgreich entspannen. Aber Wie? Ein Grundkurs zur ganzheitlichen Gesundheit. Göttingen: Verlag für Medizinische Psychologie im Verlag Vandenhoeck & Ruprecht, 1988

Süß, Martina: Gestaltung der praktischen Ausbildung in den Pflegeberufen. Hagen: Brigitte Kunz Verlag, 1994

Tafelmeyer, Otto: „Die Beurteilung der Krankenpflegeschülerinnen und -schüler durch die Stationen“. Die Schwester/Der Pfleger 10 (1987): 891–893

Tepperwein, Kurt: Die Kunst des mühelosen Lernens: Neue Lernmethoden machen es Ihnen leicht. Genf: Ariston Verlag, 1983

Vester, Frederic: Denken, Lernen, Vergessen: Was geht in unserem Kopf vor, wie lernt das Gehirn, und wann läßt es uns im Stich? 18. Auflage. München: Deutscher Taschenbuchverlag, 1991

Wahrig, Gerhard: Deutsches Wörterbuch: Mit einem Lexikon der deutschen Sprachlehre. Jubiläumsausgabe. Gütersloh: Bertelsmann Lexikon Verlag GmbH, 1991

Werder, Lutz von: Lehrbuch des wissenschaftlichen Schreibens. Milow: Schibri-Verlag, 1993

Wilkins, Robert W./George Mixter Jr./Joseph R. Stanton/Julius Litter: „Elastische Strümpfe zur Verhütung der Lungenembolie: Ein vorläufiger Bericht“.

Boston: Robert Dawson Evans Memorial u. a. – o. J.

Winterswyl, Ricarda: „Der infantile Ruf nach Erziehung“. Süddeutsche Zeitung. 17./18. 04. 1993

Zehentbauer, Josef: Körpereigene Drogen: Die ungenützten Fähigkeiten unseres Gehirns. München: Artemis & Winkler Verlag, 1992

Verwendung von persönlichen Notizen aus:

Bildungszentrum Essen des DBfK: Berufspädagogisches Fachseminar. Leitung: Christel Bienstein. Essen 1988–1989.

Katholische Fachhochschule Norddeutschland: Studiengang Gesundheitspflege US 6. Osnabrück 1991–1995.

Zitate-Verzeichnis

Nr.	Autor unter Bezug des Literaturverzeichnisses	Fundstellen/ Seite
1	Winterswyl, Ricarda:	3
2	Vester, Frederic	9
3	Ditfurth, Hoimar	9
4	Fasel, Christof	16
5	Susen, Gerhard/Wolfgang Geißler (Zitat modifiziert)	24
6	Birkenbihl, Vera F.	26
7	Schraeder-Naef, Regula	29
8	Benner, Patricia	38
9	Gordon, Deborah R. in Benner, Patricia	40
10	Benner, Patricia	44
11	Benner, Patricia	44
12	DKG	46
13	Geschäftsführer der Arbeitsrechtlichen Kommission des Deutschen Caritasverbandes	47
14	Schönpflug, Wolfgang/Ute Schönpflug	61
15	Kurtenbach et al.	66
16	Kendall GmbH	67
17	Kurtenbach et al.	117
18	Kurtenbach et al.	119
19	Kurtenbach et al.	120
20	Kurtenbach et al.	120
21	Kurtenbach et al.	124
22	AG der Unterrichtsschwestern und Unterrichtspfleger im Regierungsbezirk Koblenz	128
23	Elkeles, Thomas	152

Register

A

B

T

U

V

W

Z